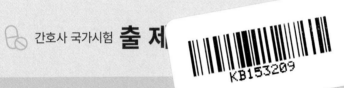
아동간호학	1. 아동 간호의 개념	1. 아동과 가족, 간호사
	2. 아동의 성장발달	1. 아동의 성장발달 특성
		2. 아동의 성장발달 사정
	3. 아동의 건강증진	1. 아동의 건강증진 간호
	4. 발달단계별 건강유지증진	1. 신생아 건강유지, 증진 간호
		2. 영아 건강유지, 증진 간호
		3. 유아와 학령전기 아동 건강유지, 증진 간호
		4. 학령기 아동과 청소년 건강유지, 증진 간호
	5. 아동의 건강회복	1. 입원아동 간호의 기본원리
		2. 고위험 신생아 간호
		3. 영양/대사문제를 가진 아동 간호
		4. 호흡/심혈관/혈액문제를 가진 아동 간호
		5. 면역/조절/배설문제를 가진 아동 간호
		6. 인지/감각/운동/신경문제를 가진 아동 간호
		7. 전염성 감염문제를 가진 아동 간호
		8. 종양을 가진 아동 간호

C O N T E N T S

목 차

CONTENTS

간결 간호사 **국가시험대비**
아 동 간 호 학

C O N T E N T S

목 차

C O N T E N T S

간결 간호사 **국가시험대비**
아 동 간 호 학

C O N T E N T S

목 차

아동간호의 개념

PART

1

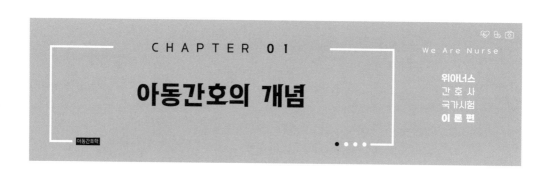

CHAPTER 01

아동간호의 개념

아동간호학

We Are Nurse

위아너스
간 호 사
국가시험
이 론 편

UNIT 01 아동간호

1. 아동간호의 대상
아동과 가족

2. 아동간호의 목적
아동이 가정과 지역사회 안에서 신체적, 정서적, 사회적, 인지적으로 건강하게 성장하고 발달하도록 촉진하는 것

3. 아동간호학의 정의
아동과 가족의 건강을 유지 및 증진하기 위해 출생 시부터 청소년기까지 성장발달과 건강문제를 포괄적으로 다루는 학문

4. 아동간호학의 목적 ★
① 태아, 신생아, 영유아, 학령기, 사춘기 아동을 포함한 간호
② 아동을 포함한 가족에게 간호를 제공
③ 아동을 가정과 지역사회 안에서 신체적, 인지적, 정서적, 사회적으로 건강하도록 성숙을 촉진
④ 아동의 건강을 최대한 유지·증진하고 질병으로부터 보호하고 질병을 예방하기 위해 가족 중심의 접근의 간호 제공
⑤ 아동이 최적의 성장·발달을 성취하여 건강 능력의 극대화를 도모하도록 함

5. 아동간호의 전망
① 치료중심 접근에서 예방과 건강증진 중심으로 변화
② 장기입원 중심에서 외래나 일일 수술 중심으로 변화
③ 병원 중심에서 지역사회 중심으로 변화
④ 만성질환 뿐 아니라 급성질환도 증가

⑤ 핵가족화, 여성의 사회 진출, 아동의 학업부담의 문제

⑥ 아동학대, 성폭력, 살해, 유기 등으로 사망하는 아동 증가

6. 아동간호의 철학

① 아동의 건강문제에 대한 간호 및 건강한 성장발달을 촉진

② 가족중심의 간호제공

③ 아동과 가족의 정신적, 신체적 스트레스를 감소시키는 비외상성 간호를 공급

7. 아동간호의 원리

1) 성장과 발달

아동의 연령과 발달 수준에 맞게 간호를 제공하는 것. 건강한 성장발달 촉진의 개념과 성숙의 개념을 포함

2) 건강증진

건강문제와 관련된 적절한 간호 정보를 제공하고 아동이 가진 현재의 기능을 최대한 발휘하여 건강증진이 촉진되도록 교육

3) 가족중심

① 가족중심 간호로 접근하여 가족에 대해 지지적이고 편견이 없는 태도로 임하며 대처 방법을 존중

② 가족의 요구를 사정하고, 가족이 스스로 적절한 의사결정을 할 수 있도록 다양한 정보를 제공

4) 아동옹호

발달단계가 미숙한 아동의 옹호자로서 아동의 이익을 최우선시 하고, 신중한 태도로 임하여 법적, 윤리적 책임감을 지님

5) 의사소통

아동 및 가족과 효과적으로 의사소통을 할 수 있는 다양한 기술을 사용

8. 아동 건강 관련 통계

1) 사망률

(1) 신생아사망률(neonatal mortality rate)

출생아 1,000명당 생후 28일 내에 사망한 수

(2) 영아사망률(infant mortality rate)

① 출생아 1,000명당 생후 12개월 내에 사망한 수

② 한 국가의 건강수준 및 보건상태를 나타내는 지표

(3) 아동기사망률

가. 특징

① 1세 미만의 사망률이 가장 높음

② 1세 이후 아동 사망원인 중 빈도가 높은 것 : 사고

③ 손상과 사고는 성장 발달과 관련이 깊고 나이와 성별에 따라 다름

④ 아동기 손상과 사고는 남아에게 빈도가 높음

나. 연령별 사망원인

① 1~4세 사망원인 : 암, 신경계 질환, 심장질환, 운수사고 순

② 5~9세 사망원인 : 암, 운수사고, 정신행동장애, 심장질환, 타살의 순

③ 10~14세 사망원인 : 암, 신경계 질환, 자살, 운수사고, 심장질환 순

④ 15~19세 사망원인 : 자살, 운수사고, 암, 신경계 질환, 심장질환의 순

2) 이환율(morbidity)

① 일정 기간 동안 질병에 이환된 사람의 비율로 인구 1,000명 당 질병을 가진 사람의 수

② 아동은 호흡기 질환, 손상, 감염과 기생충 질환으로 질병에 이환

③ 우리나라 아동 이환율의 1위인 급성질환은 호흡기계 질환

3) 유병율(prevalence rate)

어떤 시점에서 일정한 지역에 특정한 질환을 가진 병자 수의 비율

9. 아동의 건강관리에 영향을 미치는 사회적 요인

1) 빈곤

영아사망률, 영양부족, 위생결핍, 소아비만 및 제2형 당뇨, 또래관계에서 자신감 부족, 낮은 학업성취도에 영향을 미침

2) 아동학대 ★★★

(1) 신체적 학대

① 아동에게 신체적 손상을 입히는 의도적인 가혹 행위

② 직접적으로 신체에 가해지는 행위(때림, 꼬집는 행위 등)

> 흔들린 아기(영아) 증후군 (shaken baby(infant) syndrome)
> 영아나 어린아이를 심하게 흔들어 구토, 호흡곤란, 두개 내 출혈, 망막출혈 등의 증상이 나타나거나 혼수상태나 사망에 이르게 하는 것

(2) 정서적(심리적) 학대

① 부모나 양육자의 행동이나 소홀함으로 인해 심각한 행동적, 인지적, 감정적 혹은 정신장애를 유발할 수 있는 정신적 폭력이나 가혹 행위

② 원망적·적대적·경멸적인 언어폭력, 잠을 재우지 않는 것 등

(3) 성적 학대

① 성교, 강간, 노출증, 매춘이나 포르노 매체의 제작 등 성적 폭력이나 가혹 행위

② 성적학대를 받은 아동은 과도한 자위행위, 위축, 특이한 성적 행동을 보임

(4) 방임

① 부모나 양육자가 아동의 생명유지에 필요한 의식주, 보호, 의료서비스 및 교육요소를 박탈하거나 아동이 필요로 하는 애정이나 정서적인 요구를 충족시키지 못함

② 음식을 제공하지 않거나, 기후에 맞는 의복을 제공하지 않거나, 위험한 상황에 노출시킴

(5) 유기

① 스스로 독립할 수 없는 아동을 격리·방치하는 것

② 아동을 보호하지 않고 버리는 행위 등 병원에 입원시킨 후 사라지는 행위

※ 학대가 의심되는 아동은 아동을 학대의 가해자로부터 즉시 분리하여 보호하며 학대 예방교육을 실시

3) 가정폭력

가족구성원이나 친지를 통해 이루어지는 폭력

4) 학교폭력

학교 내외에서 학생을 대상으로 발생한 신체적, 정신적, 재산상의 피해를 일으키게 되는 행위

5) 인터넷, 스마트폰, 온라인 중독

10. 아동간호사의 역할 ★★★★

1) 간호제공자

① 아동의 발달단계에 대한 이해를 기초로 아동과 가족에게 직접 간호제공

② 간호과정에 근거한 간호수행

③ 간호 제공

- 비외상성 : 가족과 아동의 스트레스를 최소화하도록 중재, 프라이버시 보호
- 외상성 : 통증에 대한 중재로 약물 투여

2) 교육자

아동과 가족의 질병손상을 예방하고 건강증진을 위해 교육함

3) 협력자 ★

병원 내외의 간호현장에서 다른 건강관리 팀원과 협력

4) 연구자 ★

① 과학적인 간호연구를 통하여 지식체 형성

② 연구결과를 통해 근거기반의 실무, 환자중심의 실무제공

5) 옹호자 ★

① 아동과 가족에게 치료와 절차에 대해 적절하게 정보를 제공함
② 아동과 가족이 <u>스스로 간호 참여를 하도록 격려</u>하고, 의사결정을 할 수 있도록 지지함
③ 가족의 가치관·신념·관습에 민감함

6) 간호관리자

① 우선순위 결정, 계획, 조직, 조정, 직원 교육·관리
② 아동 및 가족과 병원사이에서 의사를 전달하고 갈등을 조절

11. 아동간호사의 법적·윤리적 책임

1) 법적 문제

① 간호표준과 보건기관의 정책에 따라 실무를 수행
② 간호 수행과 대상자의 간호에 최선을 다한다는 증거를 기록으로 남김
③ 간호사의 자질 향상과 전문성 유지를 위한 보수교육 이수

2) 윤리적 문제

① 인간의 생명 존중과 기본권을 옹호
② 4가지 윤리적 원칙 : 선행의 원칙, 악행금지의 원칙, 자율성 존중의 원칙, 정의의 원칙

12. 양육

1) 양육방식의 유형

① 독재형/지시형
　복종과 존경을 중요시하고, 자녀가 질문 없이 수용해주기를 기대
② 구속형
　부모가 모든 권한을 가지고 아동의 행동을 규제함
③ 허용형
　가정 내의 규칙은 일관적이지 않고, 자녀이 행동 을 통제하지 않음
④ 온정형
　비난이나 처벌을 하지 않으며 애정표현이 풍부
⑤ 민주형
　가장 바람직한 유형으로 일관되고 합리적인 규칙을 제공하고 아동이 옳은 행동을 하도록 유도함.

2) 부모의 역할 이행에 영향을 미치는 요인 ★

① 부모의 연령 : 적절한 연령은 18~35세
② 부모의 교육 : 부모로서의 준비
③ 지지체계 : 내적자원과 스트레스 대처
④ 아버지의 자녀 양육에 참여 정도

3) 부모 역할행위

① 규칙 : 행동을 위한 지침, 아동의 도덕적 발달에 필수요소
② 일관성 : 규칙의 일관성, 시행의 일관성, 부모역할 모델의 일관성
③ 강화 : 수용 가능한 행동을 격려하기 위해 사용
④ 역할모델 : 관찰에 의한 학습
⑤ 훈육 : 바람직하지 않은 행위를 감소시키기 위한 방법

4) 훈육방법 ★

(1) 타임아웃 ★

① 아이가 잘못된 행동을 했을 때, 정해 놓은 일정한 장소로 격리시켜 조용히 자신의 행동에 대해 반성을 할 일정한 시간을 갖게 하는 방법
② 잘못하고 있는 아동에게 관심을 주지 않는 것
③ 어린 아동일수록 더 효과적 : 3~13세

(2) 훈육

① 의지나 감정을 가지고 바람직한 인격 형성을 목적으로 하는 교육
② 일관성 있게 규칙을 적용하고 잘못된 행동은 즉시 훈육

(3) 행동수정

긍정적인 행동에는 보상하고, 부정적인 행동은 무시하는 방법

(4) 방향수정

문제행동을 없애기 위해 다른 활동이나 사물로 아동을 전환시킴

(5) 논리적 설득

① 행동이 허용되지 않는 이유를 설명
② 아동 후기에 적합

(6) 결과의 체험

잘못된 행동의 결과를 체험하도록 내버려 두는 것

(7) 체벌

부모의 통제력이 상실되거나 자녀가 상해를 입을 수 있고 심각한 부정적인 결과를 초래할 수 있음

단원별 문제

01 부모가 자녀가 길거리에서 구걸을 하고 있는데도, 의식주를 포함한 기본적인 제공을 하지 않고, 양육 및 치료를 소홀히 하는 경우 아동학대의 유형은?

① 신체적 학대　　　　　　　　② 정서적 학대
③ 성적 학대　　　　　　　　　④ 유기
⑤ 방임

> **해설** [방임]
> ① 부모나 양육자가 아동의 생명유지에 필요한 의식주, 보호, 의료서비스 및 교육요소를 박탈하거나 아동이 필요로 하는 애정이나 정서적인 요구를 충족시키지 못함
> ② 음식을 제공하지 않거나, 기후에 맞는 의복을 제공하지 않거나, 위험한 상황에 노출시킴

02 우리나라 아동 이환율에서 가장 흔한 급성 질환은?

① 면역계 질환　　　　　　　　② 소화기계 질환
③ 비뇨생식기계 질환　　　　　④ 혈액계 질환
⑤ 호흡기계 질환

> **해설** 우리나라 아동 이환율 1위 급성질환은 호흡기계 질환

03 아동에서 비외상성 간호의 의미는?

① 아동의 신체적·정신적 스트레스를 최소화
② 아동과 의사소통을 통한 치료적 간호 도모
③ 아동과 부모에게 정확한 정보 전달
④ 타 직종과 충분한 협력을 도모하는 간호
⑤ 아동의 성장 발달을 도모하는 간호

> **해설** [간호 제공]
> • 비외상성 : 가족과 아동의 스트레스를 최소화하도록 중재, 프라이버시 보호
> • 외상성 : 통증에 대한 중재로 약물 투여

04 양육 유형 중 규칙을 지키지 않는 자녀의 행동을 꾸짖고 규칙에 대해 이유를 강조함으로써 자녀의 행위와 태도를 이끄는 양육 유형은?

① 독재형   ② 온정형
③ 구속형   ④ 허용형
⑤ 민주형

> **해설** [양육방식의 유형]
> ① 독재형/지시형 : 복종과 존경을 중요시하고, 자녀가 질문 없이 수용해주기를 기대
> ② 구속형 : 부모가 모든 권한을 가지고 아동의 행동을 규제함
> ③ 허용형 : 가정 내의 규칙은 일관적이지 않고, 자녀의 행동을 통제하지 않음
> ④ 온정형 : 비난이나 처벌을 하지 않으며 애정표현이 풍부함
> ⑤ 민주형 : 가장 바람직한 유형으로 일관되고 합리적인 규칙을 제공하고 아동이 옳은 행동을 하도록 유도함

05 다음 중 아동간호의 목적에 대한 설명으로 옳은 것은?

① 아동간호의 주요 개념은 성장이다.
② 아동간호의 대상자는 아픈 아동만을 의미한다.
③ 아동간호는 신체적 장애를 예방하는 중재를 가장 우선으로 한다.
④ 아동간호는 아동중심의 간호를 제공하는 것이다.
⑤ 아동간호는 최적의 성장과 발달을 성취하도록 지지하는 것이다.

[아동간호의 목적]

① 태아, 신생아, 영유아, 학령기, 사춘기 아동을 포함한 간호

② 아동을 포함한 가족에게 간호를 제공

③ 아동을 가정과 지역사회 안에서 신체적, 인지적, 정서적, 사회적으로 건강하도록 성숙을 촉진

④ 아동의 건강을 최대한 유지·증진하고 질병으로부터 보호하고 질병을 예방하기 위해 가족중심의 접근의 간호 제공

⑤ 아동이 최적의 성장·발달을 성취하여 건강 능력의 극대화를 도모하도록 함

06 다음 아동간호의 원리 중 아동간호의 협력자인 가족의 요구를 사정하고, 가족이 적절한 의사결정을 할 수 있도록 정보를 제공하는 것은 무엇에 대한 설명인가?

① 성장과 발달　　　　　　② 건강증진

③ 가족초점　　　　　　　④ 아동옹호

⑤ 의사소통

가족초점 : 아동간호의 협력자인 가족의 요구를 사정하고, 가족이 적절한 의사결정을 할 수 있도록 정보를 제공하는 것

07 다음 중 아동간호의 전망에 대한 설명으로 옳은 것은 무엇인가?

① 질병치료 중심　　　　　② 병원 중심

③ 장기입원 중심　　　　　④ 만성질환의 감소

⑤ 아동학대, 성폭력, 살해, 유기 등으로 사망하는 아동 증가

[아동간호의 전망]

(1) 질병의 치료 중심에서 예방과 건강증진 중심

(2) 병원 중심에서 지역사회 중심

(3) 장기입원 중심에서 외래, 일일 수술 중심

(4) 만성질환과 급성질환의 증가

(5) 여성의 사회 진출, 핵가족화, 아동의 학업부담의 문제

(6) 아동학대, 성폭력, 살해, 유기 등으로 사망하는 아동 증가

08 뇌사 판정을 받은 환아의 치료를 중단하는 윤리적 딜레마 상황에서 간호사가 가족을 존중하고 그들이 의사결정을 할 수 있게 필요한 정보를 제공하는 것은 무엇을 적용한 것인가?

① 자율성의 원리
② 악행 금지의 원리
③ 선행의 원리
④ 선의의 간섭주의
⑤ 정의의 원리

> **해설** [자율성의 원리]
> 아동과 가족이 스스로 문제에 대해 결정하고 선택하는 것에 대한 행동을 이해하며 존중하고 사회생활을
> 방해받지 않고, 의사결정에 필요한 정보를 제공받는 것

09 다음 아동건강 통계 중 생후 첫 12개월 내에 발생하는 생존한 출생영아 1,000명당 사망자 수를 의미하는 것을 무엇이라 하는가?

① 신생아사망률
② 영아사망률
③ 아동기사망률
④ 이환율
⑤ 조기사망률

> **해설** [영아사망률(infant mortality rate)]
> ① 출생아 1,000명당 생후 12개월 내에 사망한 수
> ② 한 국가의 건강수준 및 보건상태를 나타내는 지표

10 다음 중 5~14세 아동의 가장 높은 사망 원인에 해당하는 것은 무엇인가?

① 자동차 사고로 인한 사망
② 자살로 인한 사망
③ 암으로 인한 사망
④ 호흡기계 질환으로 인한 사망
⑤ 심장질환으로 인한 사망

> **해설** [아동기 사망원인]
> ① 1~4세 사망원인 : 암, 신경계 질환, 심장질환, 운수사고 순
> ② 5~9세 사망원인 : 암, 운수사고, 정신행동장애, 심장질환, 타살 순
> ③ 10~14세 사망원인 : 암, 신경계 질환, 자살, 운수사고, 심장질환 순
> ④ 15~19세 사망원인 : 자살, 운수사고, 암, 신경계 질환, 심장질환 순
> ⑤ 1세 미만의 사망률이 가장 높음

11 학대받은 아동과의 상담 시 지침으로 옳은 것은?

① 아동에게 발생한 학대의 원인이 아동의 잘못이 아니라고 말한다.
② 아동의 불안을 경감하기 위해 학대에 대해 아무에게도 말하지 않겠다고 약속한다.
③ 동감을 표현하기 위해 학대한 사람을 비난한다.
④ 아동에게 자신이 받은 충격에 대해 가능한 자세하게 표현하도록 한다.
⑤ 정확한 내용을 알기 위해 유도질문을 한다.

> **해설** 가능한 아동에게 학대에 대해 반복적이며 자세한 설명을 되풀이 하지 않도록 하며, 학대 받은 아동에게 학대의 원인이 아동의 잘못이 아니라고 말한다.

12 아동학대의 유형 중 부모나 양육자의 행동이나 소홀함으로 인해 아동에게 심각한 행동적, 인지적, 감정적 혹은 정신장애를 유발하는 것은 어떠한 종류의 학대인가?

① 가족 학대   ② 양육자 학대
③ 성적 학대   ④ 신체적 학대
⑤ 정서적 학대

> **해설** [정서적 학대]
> ① 부모나 양육자의 행동이나 소홀함으로 인해 심각한 행동적, 인지적, 감정적 혹은 정신장애를 유발할 수 있는 정신적 폭력이나 가혹 행위
> ② 원망적·적대적·경멸적인 언어폭력, 잠을 재우지 않는 것 등

13 아동학대를 당하는 아동에게 흔히 나타나는 특징이 아닌 것은?

① 상지골절   ② 개인위생 불량
③ 신체 여러 부위의 멍   ④ 같은 시기에 생긴 멍
⑤ 뜨거운 물에 잠겨 생긴 화상

> **해설** 아동학대의 증상은 지속적인 학대가 이루어지므로 시기가 다른 다발성 골절이나 멍 등이 주로 나타난다.

14 아동간호사가 아동의 전반적인 간호 계획·조정, 직원의 교육·관리는 어떠한 역할에 해당하는가?

① 옹호자 ② 직접 간호제공자
③ 교육자 ④ 협력자
⑤ 간호관리자

해설 간호관리자 : 직원의 교육·관리, 아동의 전반적인 간호 계획·조정

15 금지된 행동을 한 경우 아동의 잘못에 대해 관심을 주지 않고 벽을 보고 서 있게 하므로 생각할 시간을 갖게 하였다. 훈육의 방법 중 무엇이라 하는가?

① 타임아웃 ② 결과의 체험
③ 논리적 설득 ④ 방향수정
⑤ 체벌

해설 [타임아웃]
① 아이가 잘못된 행동을 했을 때, 정해 놓은 일정한 장소로 격리시켜 조용히 자신의 행동에 대해 반성을 할 일정한 시간을 갖게 하는 방법
② 잘못하고 있는 아동에게 관심을 주지 않는 것
③ 어린 아동일수록 더 효과적 : 3~13세

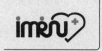

간결 간호사국가시험대비
아동간호학

아동의 성장발달

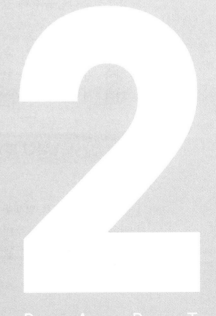

2

P A R T

CHAPTER 01

We Are Nurse

위아너스
간 호 사
국가시험
이 론 편

성장발달의 이해

아동간호학

UNIT 01   용어의 정의

1) 성장

① 신체 전체나 일부의 크기, 세포의 수와 크기의 증가
② 양적으로 측정 가능
③ 정확하고 쉽게 측정
예 체중(kg), 신장(cm)

2) 발달

① 전 생애를 통해 일어나는 더 복잡(복합적)하고 광범위한 개념
② 행동 양상을 일으키는 지속적이고 순서적으로 이루어지는 질적 변화
③ 성장·성숙·학습을 통해 일어나는 복합적 능력의 증가, 기능과 기술의 증가로 측정이 어려움
예 언어, 운동

cf. ① 분화 : 단순한 것에서 복잡한 활동과 기능을 습득하는 것
② 성숙 : 유전적으로 물려받은 것에 따른 변화
③ 기질 : 사고방식, 행동양상, 대응하는 방식의 특징

UNIT 02   성장 발달의 원리 ★★★★★★★★★

1) 복합성

① 연속적, 비가역적, 일생동안 지속하는 복합적인 과정
② 많은 요소가 영향을 주며 유전과 환경의 상호작용에 의해서 이루어짐
③ 여러 가지 측면이 상호 관련

2) 방향성이 존재

① 두미성 : 두부 → 미부 방향(머리 → 몸통 → 다리)
② 근원성 : 중심부 → 말초 방향
- 팔 → 손 → 손가락
- 중추신경계 → 말초신경계
③ 단순 → 복잡한 것으로 발달(옹알이 → 세련된 문장)
④ 일반적 → 구체적

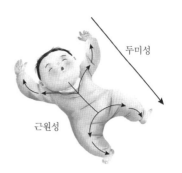

두미성

근원성

3) 순차적, 연속성, 예측적

① 발달 순서는 예측이 가능함
② 단계가 있어 보편적이고, 연속적으로 일어남
③ 발달단계의 순서를 따라 진행
   [예] 기기 → 서기 → 걷기
④ 성장속도는 일정하지 않음

4) 개인차

유전, 환경 등의 개인적 요인에 따라 정상 범위 내에서 다양한 속도와 비율로 발달

5) 결정적 시기 ★

① 성장발달이 최적으로 달성되는 시기
② 어떤 행동에 대한 학습이 이루어지기까지 며칠~몇주까지 지속되는 특별한 시기
③ 결정적 시기에 적절한 자극이 없으면 그 부분의 발달에 결함이 나타날 수 있음
   [예] 뇌의 성장은 2세까지 80%가 거의 완성되므로 두뇌성장의 결정적 시기는 2세까지임

6) 상호관련성

① 유전적 요인과 환경의 다양한 요인에 영향을 받음
② 성장과 발달은 상호 관련하여 발달

🔬 UNIT 03   성장발달에 영향을 미치는 요인

1) 유전

성, 종족

2) 문화와 생활양식

인구학적 특성, 부모직업, 가족구조

3) 가족환경

부모의 역할

4) 학교환경

교육, 친구

5) 사회경제적 수준

건강과 성장 발달에 직접적인 영향을 미침

6) 대중매체

컴퓨터와 TV

7) 물리적 환경

영양결핍, 모체의 대사 또는 내분비장애, 방사선조사, 흡연, 음주, 약물 사용 등

UNIT 04 　성장발달 속도 ★★

① 발달에는 일정한 순서가 있으나 속도가 일정하지는 않음
② 신체발달의 속도는 율동적(태아기, 영아기, 청소년기에 성장발달 급성장)
③ 시기별 신체 발달
　㉠ 체중 : 출생체중 2배(3~4개월), 3배(12개월), 4배(30개월)
　㉡ 신장 : 출생신장 1.5배(12개월), 2배(만 4세경)
　㉢ 뇌 : 출생 후 2년까지 성인의 80%에 이름, 학령전기(3~6세)까지 성장
　㉣ 림프 : 6~12세까지 급성장하여 성인 수준에 이름
　㉤ 생식기계 : 청소년기에 급성장

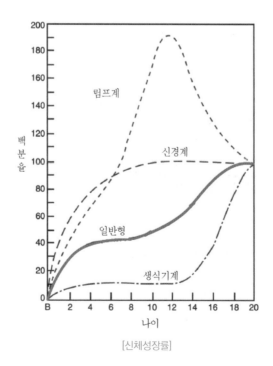

[신체성장률]

CHAPTER 02

성장발달 이론

아동간호학

※ 주요이론 ★★★★

연령대	프로이드 성심리 발달이론	에릭슨 사회심리 발달이론	피아제 인지발달이론
영아기(0~1세)	구강기	신뢰감 대 불신감	감각운동기(0~2세)
유아기(1~3세)	항문기	자율감 대 수치심	전조작기(2~7세) 전개념기(2~4세)
학령전기(3~6세)	남근기	솔선감 대 죄책감	직관적 사고기(4~7세)
학령기(6~12세)	잠복기	근면감 대 열등감	구체적 조작기(7~11세)
청소년기(12세~)	생식기	정체감 대 정체성 혼돈	형식적 조작기(11세 이후)

🔬 UNIT 01   Freud의 성심리 발달이론 ★★★★

① 생물학적 본능(삶과 죽음)이 행동의 동기
② 성적 본능이 성격발달에 중요한 역할을 함
③ 신체의 특정한 한 부분이 심리학적 중요성을 갖음

단계	연령대	특정 신체부위	특성
구강기(Oral)	출생~1세	입	양육자는 영아의 욕구를 채워주기 때문에 양육자와 애착(attachment)이 중요
항문기(Anal)	1~3세	항문	대소변 가리기와 같은 몸의 기능을 다스리는 법을 배움
남근기 (Phallic)	3~6세	성기	성기가 즐거움의 대상, 오이디푸스/엘렉트라 콤플렉스를 경험

잠복기 (Latency)	6~12세	–	성적인 욕구가 줄어듦, 적절한 성역할을 습득, 사회에 대해서 배움
생식기 (Genital)	12세 이상	–	이성에 대해 성적인 욕구, 사랑하는 관계를 형성하는 법과 사회적으로 납득될 만한 방법으로 성적 충동을 다루는 방법을 배움

1) 구강기

    ① 빠는 즐거움

    ② 만족되지 못하면 과음, 과도한 흡연, 의존적, 유아적 성격

2) 항문기

    ① 대소변 가리기를 통해 몸의 기능을 다스리는 훈련

    ② 만족되지 못하면 인색하거나 결벽증

3) 남근기

    ① 생식기에 흥미를 느낌

    ② 성에 대한 정체감 형성

    ③ 동성 부모와의 동일시로 동성의 역할 습득

    ④ 오이디푸스 콤플렉스(남아), 엘렉트라 콤플렉스(여아)가 나타남.

4) 잠복기

    ① 성적인 욕구 가라앉음

    ② 또래집단의 영향이 강함

5) 생식기

    ① 성에 관심, 사춘기의 시작

    ② 성문제에 대해 감정적 판단

🧬 UNIT 02　　Erikson의 사회심리 발달이론 ★★★★★

① 개인의 발달은 사회·문화적인 환경 내에서 일어나고 긍정적인 측면과 부정적인 측면을 내포함

② 각 개인은 단계마다 발달과제를 지님

③ 전 생애에 걸친 발달을 여덟 개의 연속적인 단계로 분류

④ 이 중 다섯 단계는 영아기부터 청소년기까지를 설명

발달 과제	연령대	주요 사건	특성
신뢰감 대 불신감	1개월~1.5세	수유	기본적 욕구가 충족되면서 세상은 좋고, 신뢰할 수 있다는 것을 배움
자율성 대 수치심 및 의심	1.5~3세	배변	대소변 가리기 훈련, 목욕하기, 밥 먹기, 옷입기 등의 독립적인 행동을 배움, 혼자 하려고 노력, 운동들을 선택
주도성 대 죄책감	3~6세	운동성	목표 지향적, 경쟁적, 모험적인 행동, 상상놀이
근면성 대 열등감	6~12세	학교생활	심리사회적, 생리적, 인지적 기술을 숙달하는 방법을 배움으로써 자기 자신의 가치에 대해서 배움
자아정체감 대 역할 혼돈	12~18세	동료관계	나 자신이 누구인가 하는 지각을 발달, 부모로부터 독립, 또래가 중요

1) 신뢰감 대 불신감

① 기본적인 욕구 충족으로 신뢰감 형성
② 신뢰감은 일관성 있는 어머니의 돌봄이 중요

2) 자율성 대 수치감

① 자기 신체, 자기 자신, 환경을 조절하는 능력을 통해 형성
② 독립적 행동을 배움
③ 자신이 할 수 있는 일을 남이 도울 때 수치심

3) 솔선감(주도성) 대 죄책감

① 목표 지향적, 행동 주도, 상상력 풍부
② 행동을 주도하지 못하면 죄책감

4) 근면성 대 열등감

① 어려운 일의 성취를 통해 자신의 가치를 배우게 됨
② 경쟁, 협동, 규칙을 배움
③ 자신에 대한 주변의 기대가 크거나, 스스로 기대에 못 미친다고 느끼면 열등감

5) 자아정체감 대 역할 혼돈

① 자신이 누구인가에 대한 고민
② 부모로부터 독립하고 싶어 함
③ 또래가 중요

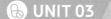 **UNIT 03** **Piaget 인지발달이론** ★★★★★

단계		발달시기	특성
감각운동기		출생~2세	반사반응, 사물영속성
전조작기	전개념기	2~4세	상징적 사고, 자기중심적 사고, 마술적 사고, 물활론적 사고, 비가역성
	직관적 사고기	4~7세	자기중심적 생각 감소, 현실중심적인 놀이
구체적 조작기		7~11세	현실과 가상 구분, 보존개념, 가역성, 탈중심화
형식적 조작기		11세~성인기	가설적 사고, 추상적 사고, 과학적 사고, 체계적 사고, 명제적 사고

1) **감각운동기(출생~2세)**

① 언어가 발달하기 이전의 단계, 시각·청각 등의 감각과 운동기술을 사용해 외부 환경과 상호작용
② 감각에 의한 반사적인 행동으로 사물을 이해(잡기, 빨기, 응시)
③ 대상영속성 : 대상이 눈 앞에서 사라져도 그 대상이 없어진 것이 아니라는 것을 알게 되는 것

2) **전조작기(2~7세)**

자기중심적 사고, 논리의 부족이 특징

(1) 전개념기(2~4세)

① 물활론적 사고 : 모든 사물에는 생명이 있다고 생각 ★
② 상징적 사고 : 눈앞에 없지만 있는 것처럼 생각(정신적 표상을 형성), 모방놀이
③ 자기중심적 사고 : 특정 상황에서 한 가지 핵심적 요소에 주목하고 다른 요소 무시, 남을 배려하지 못함. 내가 보는 것과 동일하게 다른 사람도 볼 것이라 생각
④ 마술적 사고 : 내 생각대로 사건이 일어날 것이라고 생각
⑤ 비가역성 : 사물의 이치를 한 면으로만 이해할 뿐 역전하여 반대로 이해하지 못하는 것
　　예 납작한 진흙공이 다시 원래의 둥근 공으로 변화될 수 있다는 것을 이해하지 못함
⑥ 인공론적 사고 : 모든 것을 사람이 만들었고 나를 위해 만들어졌다고 생각

(2) 직관적 사고기(4~7세)

한 가지 두드러진 지각적 속성에 의해 대상을 판단하는 사고, 현실중심적인 놀이

3) **구체적 조작기(7~11세)**

① 보존개념 : 대상의 외양이 달라져도 양적인 속성은 변하지 않고 유지된다고 생각

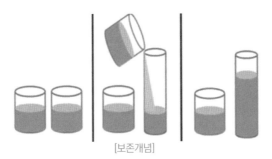

[보존개념]

② 가역성 : 사고의 진행과정을 거꾸로 생각할 수 있는 능력

③ 탈중심화 : 자신의 입장에서만 생각했던 자기중심적 사고에서 자신과 타인의 관점에서 생각하는 것

4) 형식적 조작기(11세 이후)

① 논리적 사고, 가설적·추상적인 것 이해, 타인 중심적 사고

② 과거, 현재, 미래 관점 사용

🔖 UNIT 04 Kohlberg의 도덕발달이론 ★★★

piaget의 인지발달이론을 도덕성 이론발달에 적용

수준	단계	연령	내용
전인습적 도덕성 수준 (0~7세)	0단계	0~2세	도덕 개념 없음
	1단계	2~3세	처벌과 복종에 대한 도덕
	2단계	4~7세	욕구 충족 수단으로서 도덕, 자기 위주의 규칙
인습적 도덕성 수준 (7~12세)	3단계	7~10세	대인관계 조화를 위한 도덕, 사회적 시선을 의식
	4단계	10~12세	법과 질서를 준수하는 도덕, 권위 존경
후인습적(원칙적) 도덕성 수준	5단계	청소년기	사회 계약 정신으로서의 도덕, 전체 이익에 가치를 두는 도덕
	6단계	성인기	보편적 도덕원리에 의한 도덕, 내면화된 신념에 의한 도덕

1) 전인습적 도덕기(0~7세)

① 0단계(0~2세) : 옳고 그른 것을 구별하지 못함

② 1단계(2~3세) : 상을 받기 위해, 벌을 피하기 위해 행동(벌과 복종의 단계)

③ 2단계(4~7세) : 자기중심으로 규칙을 따름, '눈에는 눈, 이에는 이'(도구적 목적과 교환의 단계)

2) 인습적 도덕기(7~12세) ★

    ① 착한 아동으로 인정받고 싶어 함

    ② 3단계(7~10세) : 사회 규칙에 맞는 행동, 다른 사람들의 반응에 따른 행동(개인간의 상 응적 기대단계, 동조의 단계)

    ③ 4단계(11~12세) : 권위를 존중, 법, 사회질서 인정(사회체제와 양심보존의 단계)

3) 후인습적 도덕기(청소년기~성인기)

    ① 개인의 가치에 의해 도덕적 행위를 결정

    ② 5단계(청소년기) : 최대다수의 최대이익 중시(유용성의 단계)

    ③ 6단계(성인기) : 도덕적으로 성숙한 개인에게 나타나며 자신의 양심에 따라 판단(보편윤 리적 원리의 단계)

🔖 UNIT 05 　죽음에 대한 개념의 발달

1) 영아기와 유아기

주술적 사고 : 죽음은 피할 수 있으며 되돌아 올 수 있다고 생각

2) 학령전기

떠나는 것, 잠자는 것 : 죽음은 일시적이고 가역적인 것

3) 학령기 ★

비가역적, 영구적인 것 : 죽음에 대해 이해, 잠과 죽음을 구별함, 보편적이고 피할 수 없는 것으로 인식

4) 청소년기

청소년의 슬픔은 정상적인 청소년기 발달과제 및 갈등과 관련

CHAPTER 03

아동의 성장발달 사정

아동간호학

UNIT 01　발달단계 구분

1) 출생 전 시기
　① 배아기 : 수정~8주
　② 태아기 : 8~40주

2) 신생아기
　출생~생후 4주

3) 영아기
　4주~1세(12개월)

4) 유아기
　1~3세(36개월)

5) 학령전기
　3~6세

6) 학령기
　6~12세

7) 청소년기
　12~18세

1) 영아

(1) 출생~6개월

① 검진대에 누이거나 부모가 안고 앉아 있는 자세

② 아기가 수유중이거나 잠든 경우에는 아기를 깨우지 않고 심음, 폐음, 복부 청진 실시

③ 우는 아기는 부드러운 목소리로 조용히 얘기하고 딸랑이, 노리개 젖꼭지로 달램

(2) 6개월~12개월 (낯가림이 심한 시기) ★

① 부모의 무릎에 안은 채로 검진

② 장난감으로 아기를 달램

③ 귀, 구강검진 같은 불편한 검사는 마지막에 시행

2) 유아 (저항이 심할 수 있는 시기) ★★

① 부모가 아동을 달래서 편안한 분위기를 조성하도록 함

② 만일 억제가 필요하면 부모의 도움을 받아서 시행

③ 아동에게 검진 동안 사용된 물체를 만지도록 허용

3) 학령전기 (자발적인 협조가 가능한 시기) ★

① 문진 : 편안한 분위기 조성을 위해 놀이 활용

② 협조하는 것을 칭찬함으로써 아동의 흥미를 유발

③ 스스로 검진에 참여하도록 유도

④ 머리끝에서 발끝까지 검진하고 침습적인 절차는 마지막에 수행

4) 학령기

① 아동과 신뢰감을 형성하기 위해 편안한 질문 유도(예) 학교생활)

② 수줍어하는 것에 민감해야 함. 속옷 위에 검진가운을 입힘

③ 머리에서 발끝으로 진행

④ 아동의 질문에는 개방적이고 단순한 용어로 대답

5) 청소년기

① 프라이버시를 존중하고 비밀 보장

② 부모가 없는 상태에서 검진

③ 솔직하고 정직한 접근

④ 머리에서 발끝으로 진행. 복부검진에서 생식기검진으로 진행

6) 아동과 가족을 면담 할 때 주의점 ★

① 신뢰관계를 형성

② 발달수준에 맞는 언어 사용

③ 단순하고 짧은 문장과 친숙한 단어를 사용

④ 차분하고 조용한 목소리로 서두르지 않음

⑤ 주기적으로 관심을 주고 면담에 참여시킴

⑥ 가능한 한 가족이 모두 참여할 수 있는 시간에 진행하고 면담의 목적을 분명하게 설명

⑦ 일상적인 대화를 유도함으로써 대상자에게 편안함 제공

UNIT 03 신체검진 기법

1) 전반적인 외모

① 연령, 성별, 인종 등을 파악

② 부모-자녀 상호작용과 부모가 아동의 요구와 행동에 반응하는 방식을 주시

③ 방임되거나 비위생적인 아동에게서 나는 체취, 감염을 나타내는 냄새, 구강의 악취 확인

2) 건강력 청취

① 정확한 병력 청취는 신체검진에서 가장 중요한 부분

② 총괄적인(초기) 건강력 : 태생부터 현재까지 정보 수집

③ 검진용(중간) 건강력 : 이전 방문부터 현재 방문까지 정보 수집

④ 문제중심(일시적) 건강력 사용 : 현재 문제에 대한 정보 수집

⑤ 과거력에 포함 될 내용 : 출생력, 식이력, 질병력, 상해, 수술력, 수유력, 예방접종, 성장발달, 알레르기, 약물복용 여부

⑥ 현병력 : 입원한 이유, 주호소, 질병과정, 발병에 대한 세부적인 내용

3) 자료 기록

① 구체적으로 기록

② 성장발달상의 이정표, 예방접종, 가족 상태가 포함

4) 활력징후

(1) 체온

① 고막 : 신속한 측정가능, 교차 감염이 덜 발생하나 정확도는 떨어짐

② 신체 부위별 체온 차이 (직장 〉 구강 〉 액와)

(2) 맥박

① 심첨 청진 : 2세 이하, 심장 질환

② 요골 촉진 : 2세 이상

③ 1분간 측정

(3) 호흡

① 영아 : 1분 동안 사정, 복부 움직임 관찰

② 유아, 큰 아동 : 흉곽팽창 관찰

(4) 혈압 ★

    ① 아동에 맞는 커프 사용 (좁은 커프는 높게 측정되고 넓은 커프는 낮게 측정됨)

       → 커프 안 공기주머니는 팔을 적어도 80% 이상 감고, 커프는 상박의 2/3을 덮음

    ② 3회 다른 시점에서 측정된 혈압이 비정상적일 때 정밀검사 요구

5) 통증사정

    ① 간호과정의 중요한 요소

    ② 통증을 확인 후 통증의 위치, 강도 및 질에 대한 모든 것을 기록

    ③ 아동의 나이와 발달단계에 적합한 통증사정 도구를 사용하는 것이 중요함

    ④ 통증관리(QUEST)

      • Q(question the child) : 질문

      • U(use pain rating scales) : 통증측정도구 사용

      • E(evaluation behavior) : 통증행동 및 반응평가

      • S(secure parents's involvement) : 부모참여 격려

      • T(take action) : 통증완화 행동 취함

    ⑤ 발달 단계별 통증에 대한 반응

      ㉠ 영아

        • 짧은 시간동안 큰 소리로 울고 전신적으로 몸을 움직이고 얼굴을 찡그림

        • 손바닥에 땀이 나고 심박동과 혈압이 증가하고 동맥혈 산소포화도가 감소

      ㉡ 유아

        • 아픈 부위를 가리킬 수 있음

        • 고통을 주는 치료 절차에 반응하는 것과 같이 고통이 없는 치료절차에도 심한 반응을 나타냄

        • 통증이 있을 때 영아보다 오래 울고 안절부절

      ㉢ 학령전기 ★

        • 신체절단에 대한 관심이 매우 높고, 입원이 그들의 행위나 생각에 대한 처벌이라는 죄의식을 느낌

        • 경구약이나 주사약을 피하기 위해 아프지 않다고 할 수 있음

        • 설명이나 전환요법과 같은 사전중재가 효과적

        예 반창고는 통증이 사라지고 출혈이 멈추게 하는 치료

      ㉣ 학령기

        • 통증의 위치, 강도, 형태에 대해 얘기할 수 있고, 질병이 신체에 미치는 영향과 잠재적인 유익성과 위험에 대한 관심이 있음

        • 신체 손상을 두려워하고 죽음에 대해 인식, 위축되거나 움직임 감소

        • 질병의 원인과 치료절차에 관한 과학적인 설명을 듣기 원함

      ㉤ 청소년기

        • 질병으로 인한 신체상 변화에 대한 불안감이 높고, 통증 표현을 잘 안함

UNIT 04 신체계측 및 사정

① 성장은 신체적 안녕의 좋은 지표
② 체중은 아동의 영양상태와 성장을 확인하는데 활용
③ 신체계측은 성장발달뿐 아니라 신체를 측정하고 영양상태를 사정하는 것을 포함
④ 체중, 신장, 머리둘레는 항상 측정
⑤ 영양 상태를 확인하는 정보 : 상완둘레, 피부두께, 체중

1) 신장

① 길이(length) : 평평한 측정대에 앙와위로 눕히고 측정 (생후 24~36개월까지)몸을 곧게 펴고 머리에서 발뒤꿈치까지 측정
② 키(height) : 신발 벗고 측정기 위에 똑바로 서서 측정

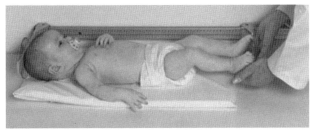

[영아 신장(length) 측정]

2) 체중

① 측정 전 저울이 균형과 영점을 이루는지 확인
② 영아는 옷을 벗긴 상태로 아기체중계에서 측정
③ 큰 아동은 속옷을 제외한 모든 옷을 벗도록 하여 체중계에 선 채로 측정

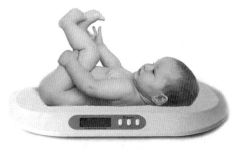

[영아 체중 측정]

3) 머리

① 두위 측정
　㉠ 출생부터 36개월까지 아동에서 측정
　㉡ 줄자로 눈썹 바로 위에서(안와상연) 후두부 중 가장 튀어나온 부분을 둘러서 측정

② 영아의 봉합선 촉진

③ 영양상태, 종양성장, 뇌척수액의 비정상적인 축적 유무 확인

④ 4개월까지는 머리가 약간 뒤로 처지는 것이 관찰

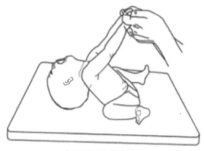

[영아의 머리떨굼]

⑤ 6개월이 지난 아기가 목을 가누지 못하면 근육발달의 취약을 의미

⑥ 천문 상태

 ㉠ 함몰된 천문 : 탈수, 영양장애

 ㉡ 융기된 천문 : 두개내압 증가, 경막하 혈종, 갑상선 기능저하증, 불완전한 골형성증, 구루병

⑦ 목 : 유연하고 유동적, 어릴수록 짧고 자라면서 길어짐

4) 흉부와 폐

① 흉위 측정

 • 유두선을 지나 흉곽을 둘러 줄자로 측정. 호기와 흡기 사이에 시행

 • 출생시 : 두위〉흉위(+1~3cm), 12개월 : 두위=흉위, 2세경 : 두위〈흉위

② 시진 : 흉벽은 호흡동안 대칭적으로 움직이며, 호흡은 편안하고 규칙적

③ 촉진 : 후면부터 시작

④ 청진 : 폐부위에서는 공명음이 들림

 • 잠잘 때, 지그재그 형태로 진행

 • 흉부후면-우측측면-좌측측면-전면흉 부 순서

⑤ 6~7세 이하 복식호흡 또는 횡격막호흡, 7세 이상 흉식호흡

5) 심장

① 제 3심음은 아동에게는 정상

② 심첨맥박은 좌측중앙쇄골선에서 4~5번째 늑간이 만나는 곳에서 촉진(큰 아동)

6) 복부

① 볼록한 모양 (∵ 생리적 척추전만증) (4~5세에 없어짐)

② 연동운동음 과잉 : 설사, 위장염, 장폐색

③ 연동운동음 없을 경우 : 마비성 장폐쇄, 초기 복막염

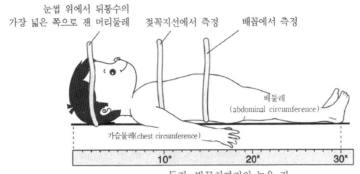

눈썹 위에서 뒤통수의
가장 넓은 쪽으로 잰 머리둘레　젖꼭지선에서 측정　배꼽에서 측정

배둘레
(abdominal circumference)

가슴둘레(chest circumference)

두정-발꿈치까지의 누운 키
(crown-to-heel recumbent length)

7) 상완둘레

① 근육량과 지방을 반영
② 줄자로 견봉돌기와 주두돌기 사이의 중간지점 측정

8) 삼두근 두께 ★

① 금속 캘리퍼를 이용하여 팔의 후면 중간지점에서 피부를 집고 측정
② 피부 주름 두께 : 저장된 지방의 양을 반영해 줌 ★
③ 장기간의 영양부족과 영양장애가 있으면 지방이 감소

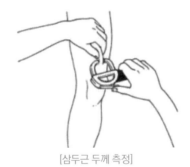

[삼두근 두께 측정]

9) 성장 차트 이용

(1) WHO 성장표준

① 0~2세의 영유아 모니터
② 생후 1년 동안 모유수유를 시행한 영아와 아동의 자료

(2) 질병관리본부 성장표

① 2세 이상의 아동 모니터
② 연령별 신장과 체중, BMI 측정치 기재

(3) 체질량 지수(BMI, Body mass index) ★

① 과체중아 선별을 위해 사용 (BMI=체중÷(신장)^2)

② 연령별 체질량 지수표

  ㉠ 과체중 : 85~95 백분위수

  ㉡ 비만 : 95 백분위수 초과 시

(4) 성장장애 ★

① 성장도표에서 97 백분위수를 초과하거나 3 백분위수 미만의 체중과 신장을 가진 경우

  ※ 정상범위 : 3~97%

② 식이력 조사 필요

10) 림프절

① 손가락 끝으로 부드럽게 원을 그리며 촉진

② 건강한 아기와 12세까지의 아동은 작고 단단하며 미세한 결절들이 만져짐

③ 작고 둥글며 움직이고 차고 압통이 없는 것이 정상

④ 비대되고 온기가 있고, 누르면 단단하며 움직임이 있는 경우 림프절 감염

⑤ 편도선 크기 : 학령기에는 성인보다 크다가 청소년기에 성인의 크기와 같아짐

11) 눈

(1) 시력

① 시력차트

  • 연령과 발달 정도에 따라 결정

  • 늦어도 3세 이하에 검사

  • 48~60개월 숫자시력표로 검사 가능

  • 소아용 시력카드 : 그림을 보여주고, 익숙해지면 가리개로 가리고 뒤로 가서 시행, 4.5~6m 거리 뒤에서 측정(3~5세)

  • 스넬렌 E 시력차트 : 표준 문자를 읽히기 전 아동 (책상 다리 모양이 어디를 향하는지 확인)

  • 스넬렌 시력차트 : 읽기, 쓰기 능력이 있는 아동

[Snellen 시력차트, 소아용 시력표]

스넬렌 시력표	소아용 시력표

(2) 차폐검사 (가림/안가림검사)

① 사시, 사위를 진단하기 위한 검사

- 사위가 의심된다면 가린 쪽 눈이 편위되고 손이나 가리개를 치웠을 때 제자리로 돌아옴

[차폐검사]

사시(tropia)진단을 위한 가림-안가림 검사	사위(phoria)진단을 위한 가림-안가림 검사

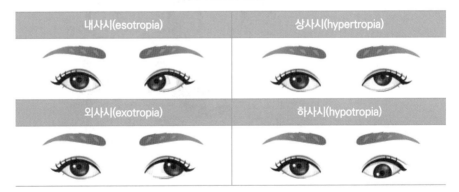

(3) 주변시 검사

한쪽 눈을 가리고 바깥쪽부터 안쪽으로 사물을 움직여서 보이기 시작하는 위치

(4) 각막 빛 반사 검사

약 40cm 정도의 거리에서 홍채에 직접적으로 빛을 비추어서 검사. 사시 진단 가능

[각막 빛 반사 검사]

내사시(esotropia)	상사시(hypertropia)
외사시(exotropia)	하사시(hypotropia)

(5) 외안근 검사

물체를 6가지 기본 주시방향으로 움직이면 그 방향으로 움직이고 그 자리에 머문 후 다시 중앙으로 돌아오는지 확인

(6) 색각검사

X염색체 열성으로 유전. 남성의 8~10%

12) 귀

① 머리의 양면에서 같은 높이

② 외이는 외안각과 수직선상에서 10° 각도 이상 기울어지지 않아야 함

(1) 이경 검사

고막을 시진할 때 이개를 잡아당기는 방향

- 3세 미만 : 후하방
- 3세 이상 : 후상방

(2) 음차 검사

① Weber 검사

- 음차를 이마 중앙에 대고 양쪽 귀에서 어떻게 들리는지 확인
- 골전도로 아동이 들을 수 있는 능력이 있는지 평가
- 전도성 난청일 경우 손상된 쪽 귀에서 더 크게 들리며, 감각신경성 난청일 경우 정상인 귀에서 더 크게 들림

② Rinne 검사

- 음차를 진동시켜 유양돌기에 대고 소리가 들리지 않을 때 음차를 외이도로 옮겨 소리가 들리는지 확인
- 공기전도가 골전도보다 더 길게 들리는지 확인하기 위해 시행
- 정상인 경우 공기전도가 골전도보다 2배가량 더 오래 들을 수 있으나 전도성 난청인 경우 골전도가 더 오래 들림

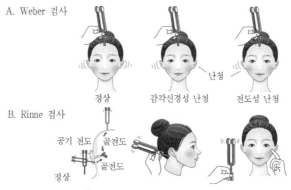

[Weber 검사, Rinne 검사]

(3) 압력

고실계측검사 : 압력 변화에 따른 고막의 탄력성 변화를 측정

13) 생식기

(1) 남성 생식기

① 영아와 어린 아동은 음낭의 근위부가 넓고 원위부는 좁음(청소년은 근위부가 좁음)

② 비대칭 음낭은 정상

③ 거고근 반사를 막기 위해 영아와 어린 아동은 한손으로 서혜부관을 막음(큰 아동은 양반다리로 앉음)

(2) 여성 생식기

① 사생활보호, 불안감을 감소시킴
② 신생아는 소음순이 더 두드러짐
③ 질경을 이용하지 않음

14) 유방

영아의 유방은 울혈 되어 보일 수 있음

15) 신경계

(1) 신경학적 연성징후(neurological soft sign)

① 아동의 연령과 관련되어 특정 활동을 수행할 수 없는 것
② 중추신경계 문제나 신경학적 성숙지연을 나타내기도 함
③ 지연 아동 : 협응 부족, 주의력이 부족, 운동조절이 취약함, 어색함, 빈번하게 넘어짐

(2) 대뇌

인지기능, 의식수준, 지남력, 사고과정, 언어능력 등

(3) 소뇌

① 위치 감각과 평형 감각
② Finger to nose test, Heel to toe test
③ Romberg test : 소뇌의 균형과 조절을 사정하는 검사
  • 똑바로 서서 옆으로 넘어지는지 확인
  • 눈을 감은 채, 눈을 뜬 채 두 번 검사

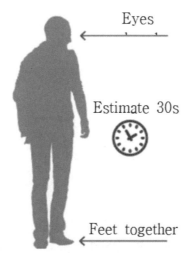

Eyes

Estimate 30s

Feet together

[Romberg balance test]

16) 운동계

근육의 크기, 근긴장도, 불수의적 운동, 근육강도 사정

17) 근골격계

(1) 영아

① 다리 길이 측정 : 선천성 고관절 탈구(고관절 이형성증) 확인

② Allis 검사 : 아동을 눕히고 무릎을 구부려 세워서 무릎 높이 확인

③ Ortolani 검사 : 탈구된 다리를 제 위치에 넣었을 때 느껴지는 마찰음 확인

※ 방법 : 고관절, 무릎관절 90도로 굴곡-중지는 큰돌기(대전자부위), 엄지는 작은 돌기(소전자부위)-대전자 부위를 내측으로 밀면 환측에서 '뚝' 마찰음과 함께 고관절이 정복되는 느낌이 듦

④ Barlow 검사 : 엉덩이 관절을 중립 또는 약간 바깥쪽으로 밀어 탈구를 유도하는 검사

※ 방법 : 고관절, 무릎관절 90도로 굴곡-엄지는 작은 돌기(소전자부위)-후외방으로 밀면 고관절이 탈구되는 느낌이 들고 '뚝' 하는 마찰음

(2) 유아, 학령전기 아동, 학령기 아동

가. 내반슬, 외반슬 확인

① 내반슬 : 선 자세에서 발목의 복사뼈를 붙인 상태에서 무릎 사이의 거리가 5㎝ 이상 떨어져 있는 경우, 걷기 시작한 후 1년 유아는 정상

→ 2세, 적어도 학령기 전까지 저절로 교정되나 지속될 경우 전문적 평가 필요

② 외반슬 : 양 무릎을 함께 모았을 때 무릎은 가까이 붙는데 발목이 7.5cm 이상 떨어진 경우. 2~7세, 아동에서는 정상적으로 볼 수 있고, 8세 이후까지 지속되면 검사

나. 전만증 확인

복부가 돌출되나 복근이 충분히 발달되지 않아 요추가 앞으로 만곡되는 경우, 유아는 정상

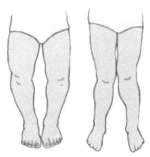

[내반슬, 외반슬]

(3) 청소년

① 척추측만증 검사 : 앞으로 굽히도록 해서 어깨와 팔을 자유롭게 내려뜨려 하부 흉늑골과 옆구리 부분이 상승되지 않는지 검진

18) 감각계

① 일차성 감각과 피질 및 식별감각기능을 사정함

② 자극에 대한 아동의 지각과 해석, 아동의 연령과 발달수준에 관련이 있음

19) 반사

심부건 반사(이두근, 삼두근, 상완요골, 슬개건, 아킬레스 등)와 표재성 반사(복부, 거고근, 족저)

20) Denver Ⅱ 발달검사(DDST) ★★

① 출생 ~ 6세 아동의 잠재적 발달지연이나 위험성 평가 ★

② 각 항목 검사집단의 25%, 50%, 75%, 90%가 특정 항목을 수행할 수 있었던 연령들을 나타내는 막대로 표시

③ 지능검사가 아니라는 사실을 부모에게 설명

④ 수행점수 기록 : 통과(pass, P), 실패(failure, F), 기회 없음(no opportunity, NO), 거절(refusal, R)

⑤ 미숙아는 교정연령으로 평가

　　※ 검사 연월일-생년월일-조산된 달, 날 (단, 2주 이하 조산아나 3세 이상 아동은 교정 하지 않음)

⑥ '지연(delay)항목이 없고 '주의'항목이 1개까지 정상, 2개 이상이면 1~2주내 재검사 권유

⑦ 평가 영역(4가지)

　　㉠ 개인-사회성(다른 사람과 어울리는가, 개인적 요구의 관리)

　　㉡ 미세 운동(눈-손놀림의 조화, 문제해결 능력)

　　㉢ 언어(언어를 듣고 사용하고 이해하는 능력)

　　㉣ 운동 발달(앉거나 뛰는 능력)

단원별 문제

01 외래에 방문한 11개월 된 영아의 부모가 "지지해 주지 않으면 혼자 앉지 못해요"라고 걱정을 하고 있다. 답변으로 적절한 것은?

① "정상소견입니다."
② "성장발달은 개인차가 있으니 기다려 보죠."
③ "혼자 앉도록 연습을 시켜보세요."
④ "기어 다니는 것을 먼저 할 수 있습니다."
⑤ "신경학적 검사와 발달 검사를 받아보세요."

> **해설** [Denver II 발달검사 (DDST)]
> 출생 ~ 6세 아동의 잠재적 발달지연이나 위험성 평가
> 혼자 앉기 : 8~9개월

02 아동과의 의사소통 방법 중에 아동에게 선택의 기회를 제공하여 절차 시행 1~3시간 전 절차준비교육을 시행한다면 아동의 어떠한 시기의 의사소통에 해당하는가?

① 영아기   ② 유아기
③ 학령전기   ④ 학령기
⑤ 청소년기

> **해설** 학령전기 : 아동에게 선택의 기회 제공, 절차에 대한 교육은 놀이, 그림책, 인형을 사용하여 간단하게 대화, 절차 시행 전 1~3시간 전 절차준비교육 시행

03 아동의 영양상태와 단기간의 성장지표를 확인하는 데 가장 많이 활용하는 성장지표로 옳은 것은?

① 치아 ② 체중
③ 두위 ④ 신장
⑤ 흉위

> **해설** 성장은 신체적 안녕의 좋은 지표
> 체중은 아동의 영양상태와 성장을 확인하는데 활용

04 아동의 생물학적 성장발달의 원리로 옳은 것은?

① 말초 부분에서 중심부로 발달한다.
② 발달은 개인차가 있어 예측할 수 없다.
③ 다리 쪽에서 머리 쪽 방향으로 성장한다.
④ 성장은 신체 부분의 크기와 기술의 증가이다.
⑤ 신체 각 부위는 나름대로의 성장 속도가 있다.

> **해설** [성장발달의 원리]
> 순차적, 연속성, 예측적, 개인차, 결정적 시기, 상호관련성, 방향성이 존재
> ① 두미성 : 두부 → 미부 방향 (머리 → 몸통 → 다리)
> ② 근원성 : 중심부 → 말초 방향
> • 팔 → 손 → 손가락
> • 중추신경계 → 말초신경계
> ③ 단순 → 복잡한 것으로 발달 (옹알이 → 세련된 문장)
> ④ 일반적 → 구체적

05 영희는 서랍에 스티커, 조개껍데기, 동전, 우표 등을 수집하고 잘 분류하는 취미가 있다. 이 아동의 인지발달 수준으로 옳은 것은?

① 대상영속성 ② 추상적 상징화
③ 전조작기 사고 ④ 자기중심적 사고
⑤ 구체적 조작기 사고

> **해설** 구체적 조작기에 있는 학령기 아동은 분류, 유목화 개념을 가짐

06 성장의 개념으로 옳은 것은?

① 신체 크기가 증가하는 것을 의미하며 측정할 수 있다.
② 기술, 기능의 증가를 의미한다.
③ 성장의 개인차는 유전에 의한다.
④ 유전자적으로 물려받은 것에 따른 변화를 의미한다.
⑤ 정신적·정서적·신체적·사회적 변화를 포괄한다.

해설 [성장]
① 신체 전체나 일부의 크기, 세포의 수와 크기의 증가
② 양적으로 측정 가능

07 아동의 심음을 청진하던 중 흡기 시 박동수가 증가하고 호기 시 감소하는 것을 관찰했다. 적절한 대처 방법은?

① 주치의에게 보고한다.
② 10분 후에 다시 측정해본다.
③ 정상적으로 있을 수 있으므로 조치를 취할 필요가 없다.
④ 2~3회 다시 측정해 본다.
⑤ 아동에게 일시적으로 숨을 멈추도록 하고 측정해 본다.

해설 동성부정맥 : 흡기 시 박동수 증가, 호기 시 감소, 숨을 멈추면 심박동수 일정

08 아동의 폐를 청진하던 중에 좁아진 기도를 공기가 통과할 때 나는 '쌕쌕' 소리가 들린다. 이 호흡음의 종류는?

① 수포음   ② 천명음
③ 기관지 호흡음   ④ 폐포 호흡음
⑤ 기관지 폐포음

해설 천명음 : 기관지 분비물, 견축, 종양 등으로 좁아진 기도를 통과할 때 나는 소리, 천식, 세기관지염에서 발생

09 다음 중 Denver Ⅱ 발달선별검사에서 측정할 수 없는 영역은?

① 언어발달　　　　　　　② 사회성발달

③ 정서적 발달　　　　　　④ 전체운동발달

⑤ 미세운동 – 적응발달

> **해설** 평가 영역 (4가지)
> 1. 개인–사회성(다른 사람과 어울리는가, 개인적 요구의 관리)
> 2. 미세 운동(눈–손놀림의 조화, 문제해결 능력)
> 3. 언어(언어를 듣고 사용하고 이해하는 능력)
> 4. 운동 발달(앉거나 뛰는 능력)

10 5세 여아에게 나타날 수 있는 정상 소견은?

① 대천문이 촉진　　　　　② 서혜인대 대퇴부 앞쪽의 작은 덩어리

③ 둥글고 C자형 등　　　　④ 유방의 발달

⑤ 외반슬

> **해설** 외반슬 : 양 무릎을 함께 모았을 때 무릎은 가까이 붙는데 발목이 7.5cm 이상 떨어진 경우. 2~7세 아동
> 에서는 정상적으로 볼 수 있고, 8세 이후 지속되면 검사

11 다음 중 성장과 발달에 대한 설명으로 옳은 것은?

① 성장은 행동 양상을 일으키는 지속적·순서적으로 이루어지는 질적 과정이다.

② 성장은 질적 변화이다.

③ 발달은 양적 변화이다.

④ 발달은 정확하고 쉽게 측정된다.

⑤ 성장은 신체부분의 크기 증가이다.

> **해설** ① 성장
> 신체 전체나 일부의 크기, 세포의 수와 크기의 증가, 양적 증가, 정확하고 쉽게 측정
> ② 발달
> 더 복잡(복합적)하고 어려운 개념, 행동 양상을 일으키는 지속적·순서적으로 이루어지는 질적 과정,
> 성장·성숙·학습을 통해 일어나는 복합적 능력의 증가

12 다음 중 아동의 생물학적 성장발달의 원리로 옳은 것은?

① 연속적, 비가역적, 복합적인 과정을 따른다.
② 발달은 개인차가 있어 예측할 수 없다.
③ 말초 부분에서 중심부로 발달한다.
④ 발끝에서 머리 방향으로 발달이 이루어진다.
⑤ 발달단계의 순서를 따라 진행되지는 않는다.

> **해설** [성장 발달의 원리]
> 1) 복합성
> 2) 방향성
> 3) 순차적, 연속성
> 4) 개인차
> 5) 결정적 시기
> 6) 상호관련성

13 다음 중 신체적, 인격적으로 급성장이 일어나는 시기는?

① 영아기   ② 유아기
③ 학령전기   ④ 학령기
⑤ 청소년기

> **해설** 청소년기는 제2차 성징이 나타나며 정체감과 역할혼돈이 나타나는 시기로 신체적, 인격적으로 급성장하는 시기

14 4세의 아동이 장난감에 넘어졌다고 장난감을 꾸중하고 있다. 이것은 어떤 사고의 특성인가?

① 마술적   ② 물활론
③ 비가역성   ④ 보존개념결여
⑤ 전체적 조직화

> **해설** 물활론적 사고는 생명이 없는 대상에게 있어 생명의 의미를 부여하는 Piaget 인지발달이론 중 전조작기에 나타나는 특징

15 아동이 개인적인 가치에 의해 도덕적 행위의 결정이 이루어진다면 Kohlberg의 도덕발달 수준 중 무엇에 해당하는가?

① 관념적 도덕수준　　　　　　② 현실적 도덕수준
③ 인습적 도덕수준　　　　　　④ 전인습적 도덕수준
⑤ 후인습적 도덕수준

> **해설**　[후인습적 도덕기(청소년기~성인기)]
> 　　　　개인의 가치에 의해 도덕적 행위를 결정
> 　　　　5단계(청소년기) : 최대다수의 최대이익 중시

16 죽음에 대해 비가역적이며 잠과 죽음을 구별할 수 있는 시기는 언제부터인가?

① 유아기　　　　　　　　　　② 학령전기
③ 학령기　　　　　　　　　　④ 청소년기
⑤ 성인기

> **해설**　죽음에 대한 개념 중 학령기에는 비가역적, 영구적인 것 : 죽음에 대해 이해, 잠과 죽음을 구별함

17 Erikson의 심리사회성에 대한 설명으로 옳은 것은?

① 영아기 – 자율성　　　　　　② 유아기 – 신뢰감
③ 학령전기 – 근면감　　　　　④ 학령기 – 솔선감
⑤ 청소년기 – 정체감

> **해설**　영아기 : 신뢰감 대 불신감, 유아기 : 자율성 대 수치심, 학령전기 : 주도성 대 죄책감, 학령기 : 근면감 대
> 　　　　열등감, 청소년기 : 자아정체성 대 역할혼미

18 아동발달 단계 중 현실과 가상을 구분하여 보존의 개념과 탈중심화의 특성이 나타나는 시기는?

① 감각운동기　　　　　　　　② 전조작기
③ 직관적 사고기　　　　　　　④ 구체적 조작기
⑤ 형식적 조작기

[Piaget 인지발달이론]

구체적 조작기(7~11세) : 현실과 가상 구분, 보존개념, 가역성, 탈중심화
- 보존개념 : 대상의 외양이 달라져도 양적인 속성은 변하지 않고 유지된다고 생각
- 가역성 : 사고의 진행과정을 거꾸로 생각할 수 있는 능력
- 탈중심화 : 자신의 입장에서만 생각했던 자기중심적 사고에서 자신과 타인의 관점에서 생각하는 것
  (11세 이후)

19 착한 아동으로 인정받고 싶어 하며, 권위를 존중하고 법과 사회질서를 인정하는 도덕성이 발달되는 수준은?

① 원칙적 수준   ② 인습적 수준
③ 자율적 수준   ④ 후인습적 수준
⑤ 전인습적 수준

[Kohlberg의 도덕 발달 이론]

인습적 도덕기(7~12세)
- 착한 아동으로 인정받고 싶어 함
- 3단계(7~10세) : 사회 규칙에 맞는 행동, 다른 사람들의 반응에 따른 행동
- 4단계(11~12세) : 권위를 존중, 법, 사회질서 인정

20 다음 중 보드게임, 수수께끼, 줄넘기, 두발자전거 타기, 스케이트, 축구, 수집, 만들기의 놀이를 주로하며 협동 놀이를 즐기는 연령은?

① 영아기   ② 유아기
③ 학령전기   ④ 학령기
⑤ 청소년기

[학령기]
- 협동놀이 : 목표와 성취를 달성하는 놀이. 숨바꼭질, 술래잡기, 줄넘기
- 보드게임, 수수께끼, 줄넘기, 두발자전거 타기, 스케이트, 축구, 수집, 만들기

21 아동의 활력징후 측정에 대한 설명으로 옳은 것은 무엇인가?

① 직장체온 측정은 측정이 신속하나 정확도가 떨어진다.
② 2세 이하의 아동의 맥박은 요골동맥에서 측정한다.
③ 영아의 호흡은 흉곽팽창을 관찰하여 측정한다.
④ 아동의 혈압 측정 시 커프가 좁으면 높게 측정된다.
⑤ 신체 부위 중 체온이 가장 높은 곳은 액와체온이다.

[아동의 혈압 측정]
- 아동에 맞는 커프 사용 (좁은 커프는 높게 측정되고 넓은 커프는 낮게 측정됨)
  → 커프 안 공기주머니는 팔을 적어도 80% 이상 감고, 커프는 상박의 2/3을 덮음
- 영아 호흡 : 복식호흡
- 체온 측정 시 가장 높은 신체 부위 : 직장체온

22 아동의 신체계측 중 귀의 사정에 대한 설명으로 옳은 것은?

① 영아에게는 이경 검사를 실시하지 않는다.
② 3세 미만 아동의 이경 검사 시 이개 후하방으로 한다.
③ 7세 아동의 이경 검사 시 이개 후하방으로 한다.
④ 고막을 시진하기 위해서 Rinne 검사를 실시한다.
⑤ Weber 검사는 공기전도가 골전도보다 더 길게 들리는지 확인하기 위해 시행한다.

해설 [귀]
- 이경 검사 : 고막 시진 시
  - 3세 미만 : 이개 후하방
  - 3세 이상 : 후상방으로 잡아당김
- 음차 : 전도성 청력장애, 신경감각성 청력상실 확인
  - Rinne 검사 : 공기전도가 골전도보다 더 길게 들리는지 확인하기 위해 시행
  - Weber 검사 : 골전도로 아동이 들을 수 있는 능력이 있는지 평가

23 다음은 아동의 청력 상태 사정에 대한 설명이다. 옳은 것은?

① 청력검사는 보통 40~45dB의 강도로 검사한다.
② 중이의 압력 측정은 고실계측 검사를 이용한다.
③ Weber test는 음차를 통해 소리의 전도를 검사한다.
④ Rinne test는 음차를 머리 중앙에 놓고 양측 귀를 사정한다.
⑤ 고막의 운동성 상실 시 내이에 체액이 찼는지를 알 수 있다.

해설 청력검사는 보통 20~25dB의 강도로 검사하며 중이의 압력 측정은 고실계측 검사를 이용

24 간호사는 출생 직후 신생아를 눕힌 상태에서 무릎을 구부린 후 세워보니 양쪽 무릎의 높이가 다른 것을 확인하였다. 올바르게 기록한 것은?

① Allis sign(+) ② Kernig sign(+)
③ Barlow sign(+) ④ Ortolani sign(+)
⑤ Trendelenburg sign(+)

해설 [영아]
- 다리 길이 : 선천성 고관절 탈구 확인
- Allis 검사 : 아동을 눕히고 무릎을 구부려 세워서 무릎 높이 확인

25 다음 중 학령기 아동의 심첨부위로 옳은 것은?

① 좌측중앙쇄골선과 5번째 늑간이 만나는 지점
② 우측중앙쇄골선과 5번째 늑간이 만나는 지점
③ 좌측중앙쇄골선과 2,3번째 늑간이 만나는 지점
④ 우측중앙쇄골선과 3,4번째 늑간이 만나는 지점
⑤ 좌측중앙쇄골선과 4,5번째 늑간이 만나는 지점

해설 [심장]
- 제 3심음은 아동에게는 정상
- 심첨맥박은 좌측중앙쇄골선과 4~5번째 늑간(큰 아동)이 만나는 지점에서 청진

26 신생아 신체사정 시 음낭수종에 대한 설명으로 옳은 것은?

① 응급상황이다.
② 정밀진단이 요구된다.
③ 음낭에 빛을 통과했을 때 빛이 통과하는 반응이 나타난다.
④ 치료가 불가능하므로 부모에게 질병에 대해 설명하고 불안을 감소하게 한다.
⑤ 수술을 요할지 모르니 입원시킨다.

해설 [남성 생식기]
- 음낭수종 : 빛이 통과, 탈장이나 덩어리가 있는 경우에는 불빛이 통과하지 않음
- 신생아의 음낭수종은 대부분 자연 흡수됨

27 다음 중 영아의 사시를 확인할 수 있는 방법은 무엇인가?

① 안압검사　　　　　　　② 차폐검사
③ 시력검사　　　　　　　④ Rinne 검사
⑤ Allen 검사

해설 영아의 사시를 조기에 확인할 수 있는 검사는 차폐검사이다.

28 다음 중 아동의 신체사정 시 복부 검사를 위한 적절한 체위는 무엇인가?

① 측위   ② 복와위
③ 앙와위   ④ 슬흉위
⑤ 배횡와위

> **해설** 아동의 복부 검사 시 배횡와위 자세를 취하게 한다.

29 다음 중 아동의 소뇌의 균형과 조절을 사정하는 검사로 똑바로 서서 눈을 뜬 채, 눈을 감은 채 옆으로 넘어지는 지를 확인하는 검사는 무엇인가?

① Romberg 검사   ② Weber 검사
③ Allis 검사   ④ Rinne 검사
⑤ Allen 검사

> **해설** Romberg test : 소뇌의 균형과 조절을 사정하는 검사
> • 똑바로 서서 옆으로 넘어지는지 확인
> • 눈을 감은 채, 눈을 뜬 채 두 번 검사

30 다음 중 Denver Ⅱ 발달선별검사에서 측정할 수 있는 영역은?

① 정신적 발달   ② 지적 발달
③ 정서적 발달   ④ 심리적 발달
⑤ 사회성 발달

> **해설** [DenverⅡ 검사 평가 영역]
> 1. 개인-사회성(다른 사람과 어울리는가, 개인적 요구의 관리)
> 2. 미세 운동(눈-손놀림의 조화, 문제해결 능력)
> 3. 언어(언어를 듣고 사용하고 이해하는 능력)
> 4. 운동 발달(앉거나 뛰는 능력)

31 DDST(Denver Development Screening Test) 검사는 무엇을 확인하기 위한 검사인가?

① 지능검사   ② 심리발달검사
③ 신체기능 사정 검사   ④ 부모와의 애착을 확인하는 검사
⑤ 아동의 잠재적 발달지연이나 위험성을 확인하는 검사

해설 [Denver II 발달검사(DDST)]
  • 출생 ~ 6세 아동의 잠재적 발달지연이나 위험성 평가
  • 미숙아는 교정연령으로 평가

32 다음 중 척추측만검사는 주로 어느 시기에 시행되는가?

① 영아
② 유아
③ 학령전기
④ 학령기
⑤ 청소년기

해설 [청소년기]
  • 척추측만증 검사 : 앞으로 굽히도록 해서 어깨와 팔을 자유롭게 내려뜨려 하부 흉늑골과 옆구리 부분이
    상승되지 않는지 검진

33 5세 아동의 성장지연을 확인하기 위해 방사선 검사를 통해 골연령을 측정하려고 한다. 주로 사용되는 부위는 어디인가?

① 장골
② 두개골
③ 척추
④ 손과 발목
⑤ 대퇴골

해설 골연령의 측정은 방사선 검사를 통해 주로 손목이나 발목 부위에서 시행한다.

34 유아의 건강검진을 할 때 적절한 접근법은?

① 검진 절차에 대해 상세히 설명한다.
② 스스로 옷을 벗을 때까지 기다려 준다.
③ 기구를 사용하는 검진을 먼저 시작한다.
④ 검진을 시작해도 되는지 유아에게 물어본다.
⑤ 억제가 필요하면 부모의 도움을 받는다.

해설 유아 (저항이 심할 수 있는 시기)
  ① 부모가 아동을 달래서 편안한 분위기를 조성하도록 함
  ② 만일 억제가 필요하면 부모의 도움을 받아서 시행
  ③ 아동에게 검진 동안 사용된 물체를 만지도록 허용

정답 🔒   32. ⑤   33. ④   34. ⑤

아동간호의 기본 원리

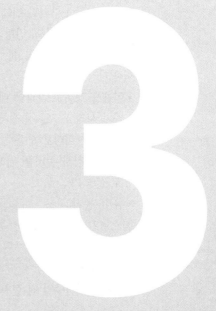

PART

CHAPTER 01

We Are Nurse

위아너스
간 호 사
국가시험
이 론 편

아동간호의 기본원리

아동간호학

UNIT 01 아동의 건강검진

1) 아동의 인지발달 수준에 따른 의사소통 ★★★★

① 영아기
- 아동에게 부드럽고 침착한 목소리
- 아기가 시간을 갖고 간호사를 알게 짧게 자주 관계 형성(∵ 낯가림)
- 낯가림으로 불안한 모습을 보일 때, 영아와 거리를 둔 채 어머니와 먼저 이야기 함 ★

② 유아기
- 유아적 언어 사용
- 절차 직전에 절차 준비 교육 시행

③ 학령전기
- 선택의 기회제공
- 절차 시작 1~3시간 전에 간결하게 절차준비교육
- 놀이 이용, 그림책, 인형 사용 ★
- 아동과 신뢰관계 형성(예 "주사 맞을 때 따끔할 거야") ★

④ 학령기
- 한계를 정하고 결과에 대해 설명
- 절차 시작 1~5일 전 절차준비교육
- 사진, 책, 비디오 사용
- 치료나 검사 준비를 위해 자신의 느낌을 표현하도록 하고 수술이나 절차를 구체적으로 설명 가능
- 유머, 농담 사용

⑤ 청소년기
- 관심분야 대화
- 개인적 욕구 존중
- 절차 시작 1주일 전 절차준비교육

2) 처치준비

① 치료실은 아동 병실에서 떨어진 독립된 공간이며, 다양한 처치를 위해 필요한 장비를 갖추고 있음

② 신뢰하는 사람이 정서적 지지를 위해 함께 있도록 함

③ 발달수준에 적합한 용어를 사용함

④ 적절하면 아동에게 선택권을 줌

⑤ 아동과 가족에게 처치 동안 협조할 수 있는 방법에 대해 말해줌

⑥ 처치 동안 부모의 참여를 격려함

3) 처치에 대한 동의

① 모든 외과적, 침습적 처치 수행 전에 정보제공동의서 확인

② 처치나 치료의 장점과 위험 가능성을 설명

③ 정맥주사 삽입, 검사물 수집, 투약, 산소투여와 같은 처치는 입원 시 서명한 처치에 대한 일반적인 동의로 대체 가능

④ 처치를 수행하는 사람이 동의서를 받고, 담당 간호사는 동의서에 서명이 되어 있는지 점검하고, 처치와 관련된 질문에 대답

UNIT 02　아동의 입원

분리불안, 낯선 간호제공자, 달라진 일상생활, 공포, 익숙한 사람과 장소로부터 분리, 신체적 손상과 통증에 대한 자신의 무력감, 자율성 상실 등을 경험

1) 입원으로 인한 아동의 부정적 심리

① 영아기 : 일관성 없는 돌봄과 일상생활의 이탈로 인한 신뢰감 형성의 문제 발생 가능, 분리 불안

② 유아기 : 자율성의 상실로 인해 퇴행, 분노발작 가능

③ 학령전기 : 지은 죄에 대한 처벌로 인식하여 수치감, 죄책감을 경험할 수 있음

④ 학령기 : 신체적 불구, 손상에 대한 공포, 친구와 분리로 인한 상실감, 좌절, 우울, 적대감을 경험할 수 있음

⑤ 청소년기 : 입원으로 인해 발생되는 의존성과 비인격화에 대한 거부감, 협조적이지 못하고 위축, 좌절, 자기주장, 분노로 대응

UNIT 03　아동의 안기와 이송

① 예측되는 갑작스러운 움직임에 대비하여 영아를 안전하게 안기

② 영아의 이송방법
- 2~3개월 영아는 수평자세로 등을 받치고 허벅지를 잡아서 안음(요람 안기)
- 세워서 운반할 때, 자신의 흉부에 의지해 어깨 위로 안음(어깨 위로 안기)
- 4개월 미만의 영아는 머리를 조절할 수 없어서 머리를 받쳐주어야 함
- 아기띠를 사용할 때 영아의 머리가 항상 띠 안에서 지지되도록 해야 함
- 유아용 침대나 요람으로 이동할 경우 난간을 항상 올려야 함
- 영아 후기와 유아의 이동시 유모차를 사용함. 안전벨트를 채우고 유모차의 난간을 올림

🩺 UNIT 04 　 안전문제

1) 신체보호대(억제대) 적용 ★

(1) 신체보호대 적용 이유

진단검사나 치료적 과정을 수행하는데 아동의 안전과 편안함을 확보하기 위한 중재

(2) 신체보호대 적용 방법

① 병원 규정을 확인
② 매일 의사처방이 있어야 함
③ 최소한으로 억제, 함부로 억제하지 않음
④ 부모도 억제를 결정하는데 동참하도록 하고 충분한 설명을 함
⑤ 침상 난간에 고정하지 않고 침상 틀 또는 요람 틀에 고정
⑥ 억제 부위의 순환, 피부, 신경계 문제가 발생되는지 수시 감시(1~2시간마다)

(3) 신체보호대의 종류

① 전신 신체보호대(미라억제법) : 머리나 목 부위의 치료나 검사 시 시행(정맥천자, 인후검사, 위관영양)
② 팔꿈치 신체보호대 : 손이 얼굴이나 머리에 가지 않기 위해 시행
(구순, 구개열 수술, 피부를 긁지 못하게 해야 하는 경우, 두피 정맥주사 시)
③ 요람 덮개 : 영아나 어린 아동이 침상에서 떨어지거나 침대 밖으로 올라가는 것을 예방

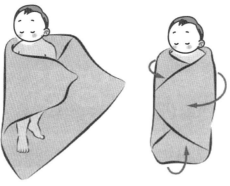

[전신 신체보호대]

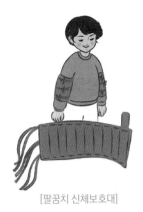

[팔꿈치 신체보호대]

(4) 아동과 가족의 준비

　① 덜 조이는 억제대를 사용(요람 덮개), 엄지손 빨기와 같은 아동의 발달요구를 고려함
　② 큰 아동은 호출 버튼을 이용하도록 함

2) 낙상예방

　① 낙상 원인 : 환경의 변화, 아동의 연령, 부모의 부주의
　② 혼자 아동을 두지 않기
　③ 침상난간 올리기, 바닥에 액체나 넘어질 수 있는 물건을 없앰. 적절한 조명을 제공함. 미
　　끄럼 방지 신발 같은 보조기구 사용
　④ 침대나 휠체어는 잠금장치를 함
　⑤ 아동용 보행기는 사용하지 않음

🔬 UNIT 05　검사물 채취

1) 혈액 검사물

　① 국소 마취제는 바늘 삽입 30~60분 전에 바름
　② 중심 정맥도관 혹은 포트를 통해 혈액 채취 가능
　③ 나비모양 카테터는 정맥천자 시 가장 많이 사용
　④ 경정맥·대퇴정맥 천자 : 정맥천자 후 출혈이 멈출 때까지 3~5분 천자부위를 압박함
　⑤ 모세혈관 혈액 채취 : 소량의 혈액 샘플이 필요할 때, 일회용 아동용 란셋으로 손가락이
　　나 발꿈치에서 천자함

2) 소변 검사물

　① 소변을 가리지 못하는 아동 : 아동용 소변 수집백
　　→ 손을 씻고 회음을 깨끗이 씻은 후 소변백을 부착
　② 배양검사를 위한 소변 검사물 : 빠른 세균의 증식 때문에 즉시 검사실로 옮겨 검사
　③ 도뇨관에 의한 소변 검사물 : 요로폐색이나 신부전에 의한 무뇨 시, 라텍스 알레르기 확인

3) 대변 검사물

대변에서 지방, 혈액, 세균, 기생충, 감염된 물질을 검사하기 위해 수집

4) 객담 검사물

① 호흡기 감염 확인과 진단을 위해 실시
② 비강세척은 RSV(respiratory syncytial virus, 호흡기 세포융합바이러스), 독감, 백일해 확인 시 사용함

5) 뇌척수액 검사물

① 세균이나 비정상세포의 확인, 뇌척수내압 측정, 약물 주입을 위해 시행
② 요추 3~4번 사이 지주막 하강에 삽입한 후 척수액을 뽑아 수집함
③ 처치 동안 움직이면 안 되므로 어린 아동은 진정시킴

6) 골수흡인

아동은 후장골능, 영아는 전장골능과 경골을 가장 많이 이용 ★

🔖 UNIT 06   투약

1) 경구 투여 ★★

① 아동에게 쓴 약을 달다고 하지 않으며 약의 맛을 솔직하게 설명하고 협박하지 않음
② 9세 이하 아동은 정제를 삼키지 못함(액상으로 제공)
③ 상체를 상승시키고 투약

(1) 영아

① 우유나 이유식과 함께 투약 금지
② 약 용량을 확인 할 수 있는 숟가락이나 바늘을 뺀 주사기, 점적기 이용
③ 준비된 약물을 혀의 뒤편 한쪽으로 넣어 소량씩 투여
④ 앙와위나 복위로 있을 때 구강투약 금지
⑤ 입 밖으로 흘러나온 약은 다시 먹일 수 있음

(2) 유아 ★

① 주사기를 사용할 경우 입 안쪽을 향해 한 번에 삼킬 수 있는 양만큼 나누어 투여
② 보통 2세가 되면 정제를 잘게 부수어서 용액과 섞어줄 수 있음
③ 자율성이 발달되는 시기로 선택권을 제공, 협박하거나 거짓말 하지 않음 ★
　　예 약을 먹을 시간인데, 식탁에서 먹을까? 방에 앉아서 먹을까?

(3) 학령전기

약을 먹일 때 적절한 보상 제공

2) 안약 투여

① 투약 시 아동의 머리와 팔을 잘 붙잡거나 미라억제법 적용

② 약물을 실온에 보관하며 아동에게 설명한 후 신속히 투약

③ 점적제 투약 → 안연고 투약

④ 안연고는 눈의 내안각에서 외안각 방향으로 하부 결막낭을 따라 투약

3) 귀약 투여 ★★

① 3세 미만은 이개를 후하방으로, 3세 이상은 후상방으로 당김

② 약물 투여 전 외이를 닦아주며 투약 후 약물이 잘 흡수될 때까지 이개를 잡아 줌

4) 호흡기 약물흡입 치료

① 편안하고 조용한 환경에서 정량식 분무기(MDI) 이용, 보통 10~15분간 투여

② 식사 직후 투약 금지(흡인 위험), 스테로이드 마지막 투약

3~4회 흔들어 줌

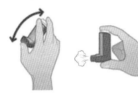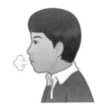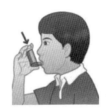

5) 직장 내 투약

① 왼편으로 누이고 오른쪽 다리를 구부리게 하여 항문근을 이완한 후 투약(좌측 심스위)

② 투약 후 10~15분 후 배변

6) 주사

(1) 근육 주사

구별	특징
영아	• 주사 부위 : 외측광근 • 용량 : 0.5cc
유아와 학령전기 아동	• 3세 전 : 외측광근, 복측 둔근(외측광근 보다 통증 덜함) • 3세 이상 : 삼각근 가능 • 주사 전 설명하고 주사 투여 후 반창고를 붙여 줌
학령기 아동	• 주사 부위 : 복측 둔근 • 주사 시 프라이버시, 주사 후 칭찬
청소년	• 주사 부위 : 배측 둔근, 삼각근, 복측 둔근 • 주사 전 투약의 목적과 자세한 설명 필요

(2) 정맥 주사

① 주사 부위 : 손, 손목, 머리(영아)

② 주의
　㉠ 주사의 주입속도에 유의(∵ 체표면적이 성인보다 커서 빠르게 흡수하여 심부종, 폐부종 발생
　㉡ 주입속도가 너무 빠르면 → 심부전이나 폐부종, 너무 느리면 → 탈수
　㉢ 주사 부위가 빠지지 않게 주의
　㉣ 정맥주사부위의 발적, 부종, 알레르기 반응, 아나필락시스 쇼크 증상이나 징후 사정
　㉤ TPN(완전비경구영양요법) 공급 : 주입 펌프 이용, 특수 필터 부착된 수액튜브 사용, 적어도 24시간마다 수액세트, 필터, 용액 교환, 굵은 혈관으로 제공
③ 용량계산 : 시간당 주입량=총 주입량/총 주입시간
　점적수의 조절 : 용액의 양×점적계수(gtt)/주입시간(min)=분당 방울 수
　(점적계수 : 1cc=20gtt)

(3) 피하 주사

① 주사 부위 : 부위를 돌려가며 상박 후면 바깥쪽, 대퇴부 전면, 복부
② 주사 종류 : 인슐린, 호르몬, 헤파린
③ 주의 : 투약 후 주사부위를 마사지하지 않음

(4) 피내 주사

① 주사 부위 : 피부 밑 전박 안쪽, 상부 바깥쪽
② 주사 종류 : 알레르기 검사, PPD 검사

🫁 UNIT 07　위관영양

1) 비위관

① 종류 : 비위관, 구위관
　㉠ 비위관을 주로 사용
　㉡ 4개월 이선의 영아(비강호흡을 하는 영아)는 구위관 삽입 → 빨기 자극, 고통 경감
② 튜브 길이 : 코~귀~검상돌기~배꼽 중간 ★
③ 튜브 선택 : 영아 5~10 프렌치
④ 튜브 삽입 확인
　㉠ 공기 주입, 위내용물 흡인
　㉡ 삽입 후 방사선 사진으로 위치 확인
⑤ 금기 : 비강폐색, 식도기관루, 식도협착 등 튜브 삽입을 방해하는 기형

2) 위장관영양 ★

① 위내용물을 흡인하며 마지막 영양주입의 잔류량을 확인 후 시행 → 잔류량은 다시 주입
② 호흡부전, 청색증, 복부팽만, 구토가 발생하면 의사에게 알리고 영양을 중지함
③ 영아에게 노리개 젖꼭지를 물려줌

④ 영양액 주입 후 두부를 30° 올리고 우측위를 취함
⑤ 큰 아동은 영양공급 동안 앉아 있도록 격려함

UNIT 08   관장/장루

1. 관장

1) 방법

① 윤활제를 발라 직장손상과 천공을 방지
② 연령과 크기를 고려하여 팁을 삽입(2.5~10cm)

2) 용액과 양

① 등장성 용액
② 관장액 주입시간, 용액의 종류와 양, 대변의 양과 특성, 특이적 양상, 아동의 반응 확인

2. 장루

1) 종류

① 직장루 : 밀폐성 직장, 선천성 거대결장, 괴사성 장염, 장폐색, 장중첩, 크론병과 궤양성 장염
② 요로전환술 : 폐쇄성 요로질환, 선천성 기형, 신경성 방광일 경우

2) 간호

발달단계별로 장루간호와 절차에 대해 설명

UNIT 09   산소치료

1) 종류

① 비강 캐뉼라 : 저속/중등도의 산소 제공, 고리가 귀에서 빠지지 않게 주의
② 단순 안면 마스크
③ 벤트리 마스크 : 특정 산소농도 공급, 중등도의 산소 공급
④ 부분·완전 비재호흡 마스크 : 호기가스가 백에 잔류하여 산소와 혼합되는 저장소가 부착
⑤ 냉각 수분텐트 : 가습화 된 공간

2) 주의

화재 예방 및 흡연금지

3) 산소화 사정

(1) 맥박산소측정법(pulse oxymetry)

① 산소포화도는 완전 포화된 산소분자를 운반하는 헤모글로빈의 비율(%)
② 동맥혈내의 산소분자들이 신체부분을 관류할 때 발생하는 빛의 파장으로 측정

(2) 동맥혈 가스분석

　　① 상완동맥, 요골동맥 채혈

　　② 천자 후 5분간 압박

　　③ 검사물은 아이스박스에 넣어 검사실로 옮김

🫁 UNIT 10　　흉부물리요법/기관절개관 간호

1. 흉부물리요법(CPT, chest physiotherapy)

　　① 종류 : 체위배액, 흉곽의 타진과 진동, 기침, 심호흡

　　② 목적 : 무기폐와 폐렴 예방

　　③ 금기 : 두부손상, 급성 천식, 흉곽 외상, 골형성 부전증, 폐종양 아동

　　④ 체위배액 : 흡인 위험을 줄이기 위해 식전이나 식후 1시간 반 정도에 수행(20~30분간)

　　⑤ 타진

　　　• 손을 컵 모양으로 오므려 배액이 필요한 부위 위의 가슴을 두드림

　　　• 영아의 가슴이 작은 경우 2~3손가락을 이용하거나 마취용 마스크, 타진컵을 이용

　　　• 1회 30~60초, 하루 여러 번 시행, 기관지 분비물 점도가 높으면 3~5분

2. 기관절개관 간호

1) 흡인

　　① 영아와 아동 흡인 : 작은 카테터(5~14Fr, 흡인경로 직경의 1/2정도)와 낮은 흡인압
　　　(60~80mmHg)을 이용

　　② 가습화된 환경 : 분비물을 묽게 함

　　③ 저산소증 예방 : 1회 흡인시간은 15초 이내, 총 흡인시간은 5분을 넘지 않음

2) 기관절개부위 간호

　　① 기관절개부위 감염 확인, 튜브는 매일 교체

　　② 여분의 기관절개관 튜브를 침상 옆에 두어 위험에 대비

　　③ 아동에게 파우더나 분무용품 사용 금지

🫁 UNIT 11　　발열

1) 기전

전 시상하부 : 외부물질에 대항한 내인성 발열인자 → 전 시상하부에 순환되어 prostaglandin 의 생성을 촉진 → 체온 상승

2) 간호

(1) 사정

　　① 체온은 오전 2~4시에 가장 낮고, 오후 6~10시에 가장 높음

② 발열 기준 : 아동의 경우 구강체온이 37.5℃ 이상이나 직장체온이 38.8℃ 이상

(2) 치료 및 간호

① 해열제

ㄱ 해열, 불편감 해소

ㄴ Acetaminophen(5회 미만/24시간), ibuprofen

ㄷ 미온수 마사지 30분 이전에 해열제 투여

② 미온수 마사지, 수액

③ 탈의 : 오한이 날 때는 벗기지 않음

(3) 금기

아스피린 : 라이 증후군(Reye syndrome) 발생

UNIT 12 소아, 영아 응급처치법

① 기도확보 : 머리를 뒤로 기울이고 턱을 올려줌

② 머리나 목의 손상이 의심되면 턱 밀어 올리기만으로 기도 개방

③ 영아 : 1세 미만 맥박 촉지-상완동맥, 가슴 압박-양쪽 유두선 바로 아래의 흉골을 두 손 가락으로 압박

[소아, 영아 심폐소생술]

		소아	영아
심정지의 확인		무반응	
		무호흡 혹은 심정지 호흡 10초 이내 확인 된 무맥박(의료인)	
심폐소생술 순서		가슴압박-기도유지-인공호흡	
가슴압박 속도		분당 100~120회	
가슴압박 깊이		가슴 두께의 최소 1/3 이상 (4~5cm)	가슴 두께의 최소 1/3 이상 (4cm)
가슴이완		가슴압박 사이에는 완전한 가슴이완	
압박의 중단		가슴압박의 중단은 최소화(불가피 중단은 10초 이내)	
기도유지		머리기울기-턱들어올리기(head tilt-chin lift)	
가슴압박 : 인공호흡 비율	전문기도 확보 이전	30:2(1인 일반인) 15:2(2인 일반인, 의료인)	
	전문기도 확보 이후	가슴압박과 상관없이 6초마다	

단원별 문제

01 영아가 불규칙 호흡에서 무호흡으로 변화되어 응급실을 방문하였다. 우선적인 간호는?

① 제세동기를 작동한다.
② 기도확보-인공호흡-가슴압박 순으로 응급처치를 한다.
③ 경동맥으로 맥박을 확인한다.
④ 머리기울기-턱들어 올리기로 기도를 열고 인공호흡부터 시작한다.
⑤ 안전한 곳에 눕히고 신속하게 가슴압박을 실시한다.

해설 [영아 응급처치]
① 기도확보 : 머리를 뒤로 기울이고 턱을 올려줌
② 머리나 목의 손상이 의심되면 턱 밀어 올리기만으로 기도 개방
③ 영아 : 1세 미만 맥박 촉지 : 상완동맥, 가슴 압박 : 양쪽 유두선 바로 아래의 흉골을 두 손가락으로 압박
④ 심폐소생술 순서 : 가슴압박 → 기도유지 → 인공호흡

02 폐렴으로 입원한 7개월 아동의 분비물을 더욱 쉽게 뱉어 낼 수 있는 타진법을 시행하려고 한다. 방법으로 옳은 것은?

① 30분간 등을 두드린다.
② 하루에 세 번씩 두드린다.
③ 환의를 벗기고 두드린다.
④ 손바닥을 이용하여 골고루 두드린다.
⑤ 작은 타진컵을 이용하여 두드린다.

해설 [타진법]
① 손을 컵 모양으로 오므려 배액이 필요한 부위 위의 가슴을 두드림
② 영아의 가슴이 작은 경우 2~3손가락을 이용하거나 마취용 마스크, 타진컵을 이용
③ 1회 30~60초, 하루 여러 번 시행, 기관지 분비물 점도가 높으면 3~5분

03 머리 손상이 의심되는 경우 반응이 없는 아동의 기도유지 방법으로 맞는 것은?

① 머리를 15도 상승시킨 상태에서 턱 들어올리기를 시행
② 머리를 10도 상승시킨다.
③ 턱 밀어 올리기만 시행한다.
④ 머리를 뒤로 기울이고 턱을 밀어 올린다.
④ 고개를 옆으로 돌린다.

> **해설** [아동의 기도유지 방법]
> ① 기도확보 : 머리를 뒤로 기울이고 턱을 올려줌
> ② 머리나 목의 손상이 의심되면 턱 밀어 올리기만으로 기도 개방
> ③ 1세 미만 맥박 촉지 : 상완동맥

04 분리불안이 나타나는 입원 아동을 위한 간호중재로 옳은 것은?

① 좋아하는 인형, 장난감을 준다.
② 부모에 대한 이야기를 금한다.
③ 아동이 보지 않을 때 부모를 떠나게 한다.
④ 돌아오는 시간을 언급하지 않는다.
⑤ 부모가 가능한 한 아동과 함께 있도록 격려한다.

> **해설** [분리불안 아동의 간호중재]
> 부모에 대해 자주 이야기를 하고, 상기하게 도와주며, 되도록 부모와 접하도록 함. 아동이 잠들어 있을 때
> 부모가 자리를 떠나게 하는 것은 신뢰를 잃게 됨

05 위관영양을 받는 6주된 아동을 위한 간호로 옳은 것은?

① 영양액은 따뜻하게 전자레인지에 데워서 제공한다.
② 영양액은 체온보다 4~5℃ 높게 하여 제공한다.
③ 잔류량을 확인하였다면 다시 주입하지 않아야 한다.
④ 구강을 통한 삽입은 빨기 반사에 방해가 되므로 시행하지 않는다.
⑤ 영양액 주입이 끝난 후 아동의 두부를 약간 상승시키고 오른쪽 측위로 눕힌다.

> **해설** [위관영양]
> ① 위내용물을 흡인하며 마지막 영양주입의 잔류량을 확인 후 시행 → 잔류량은 다시 주입
> ② 호흡부전, 청색증, 복부팽만, 구토가 발생하면 의사에게 알리고 영양을 중지함
> ③ 영아에게 노리개 젖꼭지를 물려줌
> ④ 영양액 주입 후 두부를 30° 올리고 우측위
> ⑤ 큰 아동은 영양공급 동안 앉아 있도록 격려함

06 완전 비경구 영양요법(TPN)을 시행하는 아동에게 필요한 간호중재로 옳은 것은?

① 내경이 좁은 혈관을 이용하여 주입한다.
② 주입부위가 바뀔 때만 수액셋트를 교환한다.
③ 소변에서 단백뇨와 혈뇨가 나타나는지 자주 확인한다.
④ 주입 펌프를 이용한 정맥주입장치에 특수한 여과장치를 부착시킨다.
⑤ 변질의 우려로 가능한 한 빠른 속도로 주입한다.

해설 [TPN(완전비경구영양요법) 공급]
주입 펌프 이용, 특수 필터 부착된 수액튜브 사용, 적어도 24시간마다 수액세트, 필터, 용액 교환, 굵은 혈관으로 제공

07 5세 영희는 수두로 입원하였다. 심한 소양감으로 인해 얼굴 부위를 긁으려고 하는데, 이 때 사용할 억제대의 종류는?

① 전신 억제대   ② 팔꿈치 억제대
③ 요람덮개   ④ 미라 억제법
⑤ 상지 억제법

해설 팔꿈치 억제대 : 손이 얼굴이나 머리에 가지 않기 위해 시행

08 학령전기 아동의 입원 시 가장 큰 스트레스 요인은?

① 자신의 질병에 대한 두려움   ② 신체적 손상 공포
③ 친구들과 분리불안   ④ 부모와의 분리불안
⑤ 죽음에 대한 공포

해설 학령전기의 아동은 입원 시 신체적 손상에 대해 가장 큰 공포를 가지고 있다.

09 병원에 입원한 아동이 자신의 질병과 병원에서의 침습적 시술이 자신의 행위에 대한 처벌이라는 죄의식이 높은 시기는?

① 영아기   ② 유아기
③ 학령전기   ④ 학령기
⑤ 청소년기

해설 학령전기에는 질병에 대한 처벌이라는 죄의식이 높으며 신체절단에 대한 관심과 두려움이 높다.

10 정맥천자를 시행하는 영아에게 적용될 수 있는 억제법은?

① 팔목 억제법　　　　　　　　② 머리 억제법
③ 미라 억제법　　　　　　　　④ 사지 억제법
⑤ 팔꿈치 억제법

> **해설** 전신 억제대(미라 억제법) : 머리나 목부위의 치료나 검사 시 시행(정맥천자, 인후검사, 위관영양)

11 환아의 흡인 시 주의사항으로 옳은 것은?

① 1회 흡인시간은 30초를 넘지 않는다.
② 카테터의 굵기는 흡인경로 직경의 1/2 정도가 좋다.
③ 흡인의 빈도는 줄이고 한 번 흡인 시 기간을 더 길게 한다.
④ 카테터 끝에 바셀린으로 윤활제를 발라 부드럽게 삽입한다.
⑤ 흡인 시 압력을 충분히 주어 한 번에 분비물을 제거함으로 저산소증을 예방한다.

> **해설** [흡인간호]
> ① 영아와 아동 흡인 : 작은 카테터(5~14Fr, 흡인경로 직경의 1/2정도)와 낮은 흡인압(60~80mmHg)을 이용
> ② 저산소증 예방 : 1회 흡인시간은 15초 이내, 총 흡인시간은 5분을 넘지 않음

12 2세 중이염 아동에게 귀약을 점적하는 방법으로 옳은 것은?

① 귓바퀴를 아래로 잡아당긴다.
② 귓바퀴를 위쪽으로 잡아당긴다.
③ 귓바퀴를 위로 잡고 앞쪽으로 당긴다.
④ 귓바퀴를 위로 잡고 뒤쪽으로 당긴다.
⑤ 귓바퀴를 아래로 잡고 약간 뒤쪽으로 당긴다.

> **해설** 3세 미만은 이개를 후하방으로, 3세 이상은 후상방으로 당김

13 다음 중 아동에게 약물을 투약 시 적절한 방법은 무엇인가?

① 앙와위를 취한 후 투약한다.
② 영아인 경우 우유와 함께 약을 투약한다.
③ 약을 먹지 않으면 대신 주사를 맞게 된다고 알려준다.
④ 씹기가 가능한 경우 알약은 씹어서 삼키도록 한다.
⑤ 영아인 경우 바늘을 제거한 주사기로 준비된 약물을 혀의 뒤편 한쪽으로 넣어 소량씩
투여한다.

> 해설 [구강 투여]
> • 우유와 함께 약 투약 금지
> • 바늘을 제거한 주사기로 준비된 약물을 혀의 뒤편 한쪽으로 넣어 소량씩 투여
> • 앙와위나 복위로 있을 때 구강투약 금지

14 다음 중 아동에게 안약을 투여하는 방법으로 옳은 것은?

① 약물은 냉장고에 보관한다.
② 투약 시 아동의 머리와 팔을 잘 붙잡거나 미라억제법을 적용한다.
③ 안연고를 투약한 후 점적제를 투약한다.
④ 안약 투약에 대해서 아동에게 설명한 후 가능한 천천히 투약한다.
⑤ 안연고는 눈의 외안각에서 내안각 방향으로 투약한다.

> 해설 [안약 투여]
> • 투약 시 아동의 머리와 팔을 잘 붙잡거나 미라억제법 적용
> • 약물을 실온에 보관하며 아동에게 설명한 후 신속히 투약
> • 점적제 투약 → 안연고 투약
> • 안연고는 눈의 내안각에서 외안각 방향으로 하결막낭을 따라 투약

15 호흡기 약물흡입 치료를 위한 적절한 간호는 무엇인가?

① 식사 직후에 실시한다.
② 스테로이드는 가장 먼저 투약한다.
③ 치료 시간은 보통 1시간 정도 소요된다.
④ 정량식 흡인기를 이용한다.
⑤ 아이들이 놀이나 활동을 하면서 흡인하도록 한다.

> 해설 [호흡기 약물흡입 치료]
> • 편안하고 조용한 환경에서 정량식 흡인기(MDI)를 이용, 보통 10~15분간 투여
> • 식사 직후 투약 금지(흡인 위험), 스테로이드 마지막 투약

16 고열 아동의 간호중재로 옳은 것은?

① 아스피린은 가장 많이 사용하는 해열제이다.
② 해열제는 미온수 마사지 30분 전에 투여한다.
③ Acetaminophen은 Reye 증후군과 연관이 있어 유의한다.
④ 체온은 오전 2~4시에 가장 높고, 오후 6~10시에 가장 낮다.
⑤ 아동의 경우 구강체온이 38.8℃ 이상일 때 열이 있다고 간주한다.

> **해설** [발열 간호]
> (1) 사정
>   ① 체온은 오전 2~4시에 가장 낮고, 오후 6~10시에 가장 높음
>   ② 발열 기준 : 아동의 경우 구강체온이 37.5℃ 이상이나 직장체온이 38.8℃ 이상
> (2) 치료 및 간호
>   ① 해열제
>   ㉠ 해열, 불편감 해소
>   ㉡ Acetaminophen(5회 미만/24시간), ibuprofen
>   ㉢ 미온수 마사지 30분 이전에 해열제 투여
>   ② 미온수 마사지, 수액
>   ③ 탈의 : 오한이 날 때는 벗기지 않음
> (3) 금기
>   아스피린 : 라이 증후군(Reye syndrome)발생

17 아동에게 흉부물리요법을 시행하려고 한다. 이에 대한 설명으로 옳은 것은?

① 식전에는 식욕을 저하하므로 실시하지 않는다.
② 급성 천식인 아동에게 실시된다.
③ 골형성 부전증 아동은 타진과 진동을 함께 실시한다.
④ 체위배액, 흉곽의 타진과 진동, 기침, 심호흡 훈련을 포함한다.
⑤ 결핵이나 폐렴을 예방하고 치료하는 효과가 있다.

> **해설** [흉부물리요법]
>   ① CPT(chest physiotherapy) : 체위배액, 흉곽의 타진과 진동, 기침, 심호흡 훈련을 포함
>   ② 목적 : 무기폐와 폐렴 예방
>   ③ 금기 : 두부손상, 급성 천식, 흉곽 외상, 골형성 부전증, 폐종양 아동
>   ④ 체위배액은 흡인 위험을 줄이기 위해 식전이나 식후 1시간 반 정도에 수행(20~30분간)

16. ② 　 17. ④ 　 Ⓡ

18 다음 중 아동의 위관영양에 대한 설명으로 옳은 것은?

① 구강호흡을 하는 영아는 구위관 삽입을 주로 실시한다.
② 아동에게는 주로 구위관을 사용한다.
③ 위관삽입 후 곧바로 우유를 준다.
④ 위관의 튜브의 길이는 코~귀~검상돌기~배꼽 중간이다.
⑤ 튜브의 크기는 영아의 경우 10~15프렌치를 주로 사용한다.

해설 [위관영양]
- 종류 : 비위관, 구위관
  - 비위관을 주로 사용
  - 4개월 이전의 영아(비강호흡을 하는 영아)는 구위관 삽입(빠는 반사)
- 튜브 길이 : 코~귀~검상돌기~배꼽 중간
- 튜브 선택 : 영아 5~10 프렌치
- 튜브 삽입 확인
  - 공기 주입, 위내용물 흡인
  - 삽입 후 방사선 사진으로 위치 확인
- 금기 : 비강폐색, 식도기관루, 식도협착 등 튜브 삽입을 방해하는 기형

19 아동의 근육 주사 부위 시 외측광근을 사용하는 시기는 언제인가?

① 영아기   ② 유아기
③ 학령전기   ④ 학령기
⑤ 청소년기

해설 [아동의 근육주사]

구별	특징
영아	• 주사 부위 : 외측광근 • 용량 : 0.5cc
유아와 학령전기 아동	• 3세 전 : 외측광근, 복측 둔근(외측광근 보다 통증 덜함) • 3세 이상 : 삼각근 가능 • 주사 전 설명하고 주사 투여 후 반창고를 붙여 줌
학령기 아동	• 주사 부위 : 복측 둔근 • 주사 시 프라이버시, 주사 후 칭찬
청소년	• 주사 부위 : 배측 둔근, 삼각근, 복측 둔근 • 주사 전 투약의 목적과 자세한 설명 필요

20 아동에게 주사를 투약할 때에 대한 내용으로 알맞은 것은?

① 유아의 경우 정맥주사는 머리를 사용한다.
② 정맥주사의 주입속도가 빠르면 빈맥이나 고열이 나타난다.
③ 피하주사 투약 후에는 주사부위를 잘 마사지 한다.
④ 피내주사의 종류에는 알레르기 검사가 있다.
⑤ 피하주사의 위치는 피부 밑 전박 안쪽, 상부 바깥쪽이다.

> **해설** [피내 주사]
> • 주사 부위 : 피부 밑 전박 안쪽, 상부 바깥쪽
> • 주사 종류 : 알레르기 검사, PPD 검사

21 아동의 통증에 대한 신체의 생리적인 변화는 무엇인가?

① 호흡수 증가   ② 산소포화도 증가
③ 심박동수 감소   ④ 발한 감소
⑤ cortisone 감소

> **해설** 통증이 있는 아동의 생리적 반응으로는 호흡수·심박수 증가, 발한, steroid/glucagon/insulin 증가, 산소포화도 감소이다.

22 아동의 약물투여에 대한 설명으로 옳은 것은?

① 직장약 투여 시 오른쪽으로 눕힌다.
② 귀약은 3세 미만은 후하방으로 이개를 잡는다.
③ 영아는 근육주사 시 삼각근을 가장 많이 사용한다.
④ 안약은 외안각에서 내안각으로 하결막낭을 따라 투여한다.
⑤ 6개월 이하 영아의 근육주사 시 1cc 이상 투여하지 않는다.

> **해설** [귀약 투여]
> • 3세 미만은 이개를 후하방으로, 3세 이상은 후상방으로 당김

23 아동의 소변 검사물 수집에 대한 설명으로 옳은 것은?

① 영아의 경우 foley를 삽입하여 소변을 채취한다.
② 배양검사는 상온에 2~3시간 보관한 후 검사실로 보낸다.
③ 요로폐색인 아동의 경우 방광천자를 통해 소변을 채취한다.
④ 도뇨관을 통한 소변 검사물의 채취는 신부전에 의한 무뇨 시 실시한다.
⑤ 학령전기 전까지는 소변 수집백을 이용한다.

> **해설** [소변 검사물]
> ① 소변을 가리지 못하는 아동 : 아동용 소변 수집백 → 손을 씻고 회음을 깨끗이 씻은 후 소변백을 부착
> ② 배양검사를 위한 소변 검사물 : 빠른 세균의 증식 때문에 즉시 검사실로 옮겨 검사
> ③ 도뇨관에 의한 소변 검사물 : 요로폐색이나 신부전에 의한 무뇨 시. 라텍스 알레르기 확인

24 환아의 흡인 시 주의사항으로 옳은 것은?

① 아동에게 흡인 시 분무용품을 사용한다.
② 분비물을 묽게 하기 위해서 수분을 공급해 준다.
③ 영아에게는 15~20Fr 튜브로 사용한다.
④ 카테터 끝에 지용성 윤활제를 발라 부드럽게 삽입한다.
⑤ 여분의 기관절개관 튜브를 침상 옆에 두어 위험에 대비한다.

> **해설** [기관절개부위 간호]
> • 기관절개부위 감염 확인, 튜브는 매일 교체
> • 여분의 기관절개관 튜브를 침상 옆에 두어 위험에 대비
> • 아동에게 파우더나 분무용품 사용 금지

25 학령전기 아동을 문진을 통해 건강력을 수집하고자 할 때 효과적인 방법은?

① 면담을 위해 아동의 언어를 사용한다.
② 시선을 떼지 않으면서 큰 웃음으로 면담을 시작한다.
③ 프라이버시를 지켜주기 위해 부모와 분리시킨다.
④ 대부분의 건강정보는 부모에게 수집한다.
⑤ 놀이를 통해서 편안한 분위기를 조성하며 진행한다.

> **해설** [학령전기(자발적인 협조가 가능한 시기)]
> ① 문진 : 편안한 분위기 조성을 위해 놀이 활용
> ② 협조하는 것을 칭찬함으로써 아동의 흥미를 유발
> ③ 스스로 검진에 참여하도록 유도
> ④ 머리끝에서 발끝까지 검진하고 침습적인 절차는 마지막에 수행

아동의 건강 증진

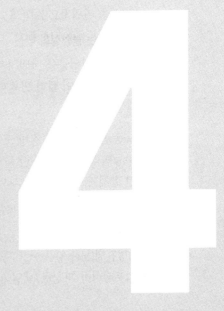

PART

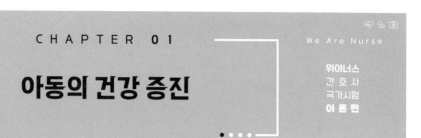

CHAPTER 01

We Are Nurse

위아너스
간 호 사
국가시험
이 론 편

아동의 건강 증진

아동간호학

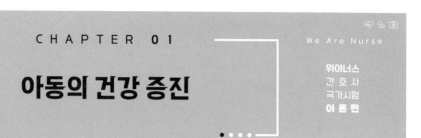 UNIT 01   **예방접종**

1) 예방접종의 정의 및 필요성

① 세균이나 바이러스와 같은 병원체로부터 추출한 항원에 대한 능동면역을 유도하여 감염으로부터 인간을 보호하는 수단

② 예방접종은 약간의 부작용이 있으나 감염병으로 면역력이 약한 영유아의 건강을 지키는데 필수

③ 비용 효과가 높은 대표적인 감염병 관리 방법

④ 아동 예방접종은 아동 사망률 감소 및 건강증진을 위한 최적의 비용 효과적인 방법

2) 예방접종의 종류

(1) 생백신 또는 약독화 백신

독성을 인위적으로 약화

(2) 사균 또는 불활성화 백신

① 병원 미생물을 사멸시켜 만든 백신

② 면역기간이 짧아 반복해서 추가 접종이 필요

3) 면역

① 능동면역 : 인체가 질병 또는 예방접종에 의해 항원에 노출되었을 때 항체를 직접 생산

② 수동면역 : 질병에 대한 특정 항체가 포함된 혈청의 비경구적인 투여나 모체에서 만들어진 항체가 태반을 통해 태아에게 전달되어 면역을 얻음

4) 국가 예방접종의 종류(질병관리청 예방접종도우미 참고, 19가지)

① 결핵(BCG, 피내용)

② B형간염(HepB)

③ 디프테리아/파상풍/백일해(DTaP)

④ 파상풍/디프테리아(Td)

⑤ 파상풍/디프테리아/백일해 (Tdap)

⑥ 폴리오(IPV)

⑦ 디프테리아/파상풍/백일해/폴리오(DTaP-IPV)

⑧ 디프테리아/파상풍/백일해/폴리오/b형헤모필루스인플루엔자 (DTaP-IPV/Hib)

⑨ b형헤모필루스인플루엔자(Hib)

⑩ 폐렴구균(PCV,PPSV)

⑪ 홍역/유행성이하선염/풍진(MMR)

⑫ 수두(VAR)

⑬ A형간염(HepA)

⑭ 일본뇌염 불활성화 백신(IJEV)

⑮ 일본뇌염 약독화 생백신(LJEV)

⑯ 사람유두종바이러스(HPV)

⑰ 인플루엔자(IIV)

⑱ 장티푸스(VICPS , 고위험군 대상)

⑲ 신증후군출혈열(HFRS ,고위험군 대상)

5) 월령별 표준예방접종 일정표(2021년) ★★★★

구분	연령	내용
국가 예방 접종	출생~ 1개월 이내	B형 간염(HepB) 1차 BCG(결핵)
	1개월	B형 간염 2차
	2개월	DTaP(디프테리아, 파상풍, 백일해) & 폴리오(IPV, 소아마비) 1차 Hib(b형 헤모필루스 인플루엔자, 뇌수막염) 1차 폐렴구균(PCV) 1차
	4개월	DTaP(디프테리아,파상풍, 백일해) & 폴리오(IPV, 소아마비) 2차 Hib(b형 헤모필루스 인플루엔자, 뇌수막염) 2차 폐렴구균(PCV) 2차
	6개월	B형간염 3차 DTaP(디프테리아, 파상풍, 백일해) & 폴리오(IPV, 소아마비, 18개월까지 가능) 3차 Hib(b형 헤모필루스 인플루엔자, 뇌수막염) 3차 폐렴구균(PCV) 3차
	6개월~ 만12세	인플루엔자(IIV, 불활성화백신) 첫 해 4주간격 2회, 매년 접종 국가예방접종 관리지침에 따라 년 2회접종 가능(6개월~만9세)
	12~15개월	MMR(홍역, 유행성이하선염, 풍진) 1차, 수두 Hib 4차 폐렴구균(PCV) 4차

	12~23개월	A형간염(HepA, 1~2차(1차 접종 후 6~12(제조사에 따라 또는 6~18)개월 후 2차 일본뇌염(IJEV, 불활성화 백신) 1~2차(1차 접종 후 7~30일후 2차, 12개월 후 3차) 일본뇌염(LJEV, 약독화 생백신) 1차(1차 접종 후 12개월 후 2차) ※ 참고 : 일본뇌염 둘 중 선택
	15~18개월	DTaP 4차
	24~35개월	일본뇌염(IJEV, 불활성화 백신) 3차 일본뇌염(LJEV, 약독화 생백신) 2차
	만4~6세	MMR(홍역, 유행성이하선염, 풍진) 2차 DTaP 5차 & IPV 4차(혼합백신 가능)
	만6세	일본뇌염(IJEV, 불활성화 백신) 4차
	11~12세	Td/Tdap 6차
	만12세	사람유두종바이러스(HPV) 1~2차(6개월 간격) 일본뇌염(IJEV, 불활성화 백신) 5차
기타 예방 접종	2개월	로타바이러스 감염증 백신(RV1 또는 RV5) 1차
	4개월	로타바이러스 감염증 백신(RV1 또는 RV5) 2차
	6개월	로타바이러스 감염증 백신(RV5) 3차

※ 백신 구분

• 생백신 : 결핵, MMR, 수두, 폴리오(OPV 경구용)
• 사백신 : B형간염, Hib, 폐렴구균, A형간염, 폴리오(IPV 주사용)
• 생백신, 사백신 둘 다 : 일본뇌염, 인플루엔자
• 독소 백신 : 디프테리아, 파상풍

※ 참고

• 홍역 유행 시 생후 6~11개월 MMR접종이 가능하나 12개월 이후, 만 4~6세 원래대로 재접종 ★
• 임산부 B형 간염 항원 양성인 경우 출생 후 12시간 내 백신과 면역글로블린 동시에 접종
  이후의 접종은 출생 후 1개월 및 6개월 각각 2차, 3차 접종 실시
• DTaP-IPV, DTaP-IPV/Hib 혼합백신 접종 가능, 기본 3차는 동일 제조사 백신 접종

백신 종류별 주사부위 ★

① 근육주사 : 디프테리아/파상풍/백일해(DTaP, Td, Tdap), A형간염, B형간염, 사람유두종바이러스
  (HPV), b형 헤모필루스 인플루엔자(Hib)
  • 12개월 미만(영아) : 대퇴부 외측광근(전외측) ★
  • 1~2세 : 대퇴부 외측광근, 삼각근(적당한 근육량의 경우)
  • 소아, 성인 : 삼각근 부위
② 피하주사 : MMR, 일본뇌염(생백신, 사백신), 수두
  • 12개월 미만(영아) : 대퇴부 외측광근(필요한 경우 삼두근 부위에 시행 가능)

- 12개월 이상 : 상완 외측의 삼두근(triceps) 부위
③ 근육 또는 피하주사 : 폴리오(IPV), 폐렴구균
④ 피내주사 : BCG
- 상완의 삼각근 부위

자료 출처 : 질병관리청 예방접종 도우미

6) 예방접종 시 주의 사항 ★

(1) 접종 전 주의 사항
① 아이의 건강상태를 가장 잘 알고 있는 사람이 데리고 옴
② 집에서 아이의 체온을 측정하여 열이 없는 것을 확인하고 방문
③ 모자 보건수첩(아기수첩)을 지참
④ 접종 전날 목욕을 시키고, 깨끗한 옷을 입혀서 데리고 옴
⑤ 가능하면 예방접종 하지 않을 아이는 데리고 오지 않음
⑥ 접종은 가능하면 오전에 실시(오후에는 아이의 상태 관찰)
⑦ 경미한 질환은 접종 가능
⑧ 발생가능한 부작용을 미리 설명(DTaP : 발열, 국소적 자극)

(2) 예방접종 후 주의사항
① 접종 후 20~30분간 접종기관에 머물러 아이의 상태를 관찰, 특히 갑작스러운 고열, 경련 등 이상반응이 나타나면 즉시 진찰을 받도록 함
② 귀가 후 적어도 3시간은 이상 아이의 상태를 주의 깊게 관찰
③ 접종 당일과 다음날은 목욕 삼가
④ 접종 부위는 청결하게 함
⑤ 접종 후 최소 3일간은 특별한 관심을 가지고 관찰
⑥ 아이는 반드시 똑바로 눕혀 재움
⑦ 열이 나는 경우 타이레놀 적용(아스피린은 라이 증후군과 관련이 있어 금기)

(3) 예방주사 종류별 주의점
① DTaP : 발열이나 국소적 자극이 흔히 발생
② 홍역 생백신 : 1~2주 후에는 열이나 전신홍반
③ 경구 폴리오 백신 : 마비성 폴리오를 유발 → 현재 주사용 폴리오 백신 사용
④ MMR 백신 : 달걀 알레르기 유무에 상관없이 과민반응 유발가능
⑤ B형 간염 : 예방접종은 둔부 접종 금지, 면역성이 감소됨
⑥ 접종부위 : 근육주사(외측광근, 복측둔근), 삼각근(18개월 이상 아동)

(4) 예방접종 금기
① 열이 있는 급성 질환자
② 현재 병을 앓고 있거나 병후 쇠약자 및 영양 장애자

③ 결핵, 심장병, 당뇨병, 간장 질환, 각기병 및 설사 환자

④ 알레르기성 체질자 및 과민성 호발자

⑤ 임신부 및 산후 6개월 미만의 부인들

⑥ 스테로이드 계통의 면역억제 치료약품을 현재 복용중인 자 및 최근에 복용하였던 자

⑦ 홍역, 볼거리, 수두 등은 이환 후에 뇌염을 일으킬 가능성이 있는 병이기 때문에 1개월 이상 지난 후 예방접종

🦠 UNIT 02 　아동의 영양 ★★★

1) 영양상태 사정

① 체중, 신장, 체질량 지수, 두위, 상완 둘레, 피부 두께

② 식이력 : 24시간 식사 일기

③ 임상검사 : 영양 결핍 상태 확인

2) 영양 교육

영양 결핍 교정, 비만예방, 편식 교정

🦠 UNIT 03 　아동의 구강 건강 ★

1) 치아상태 사정

① 맹출 : 치아가 잇몸 밖으로 나오는 것

② 정상적인 현상이나 허약한 아동은 식욕부진, 불쾌감, 설사, 변비가 나타날 수 있음

(1) 유치

① 4~6개월부터 맹출 (치아 개수=월령-6)

② 가장 먼저 맹출 : 하악 유중절치

③ 유치 개수 : 총 20개 (30개월 정도 모두 맹출)

④ 유치의 탈락 : 6세부터 시작

(2) 영구치

① 유치에서 영구치로 교환 : 6~7세경

② 가장 먼저 맹출 되는 영구치 : 하악 제1대구치(아래턱 첫 번째 큰 어금니) → 유치와 혼동하여 관리 소홀 시 충치가 생기기 쉬움

③ 32개 (만 14~15세, 사랑니를 제외하면 28개)

2) 치아관리 ★★

① 유치 맹출 전 : 젖은 면 수건으로 잇몸 닦아 줌 (잇몸 자극 완화를 위해)

② 유치 맹출 후 : 물에 적신 부드러운 수건이나 거즈 → 아동용 칫솔 사용, 수유 후와 취침 전에 실시

③ 이가 날 때 거즈로 싼 얼음 조각을 잇몸에 대주거나 차가운 음료나 딱딱한 음식(얼린 베이글, 마른 빵) 제공

④ 젖병 충치 발생 예방 위해 밤중 수유를 하지 않고 젖병에 주스를 담아주지 않음

　※ 젖병충치증후군 : 18개월~3세에 앞니에 호발하는 특이한 충치

⑤ 구강 위생, 올바른 칫솔질, 치실 사용, 불소치약 사용, 식이조절(사탕, 끈적한 음식 섭취 제한)

⑥ 치아에 좋은 음식 : 육류, 유제품과 같은 단백질과 인 함유식품(∵ 보호효과), 신선한 과일, 야채(∵ 구강 자정효과, 타액분비촉진으로 점성 저하)

3) 치과 방문

① 구강검진 18~29개월, 늦어도 유치가 모두 나는 30개월 이내에 방문

② 6개월 마다 정기적인 방문

UNIT 04　아동의 놀이 ★★★★★

1) 놀이의 효과

① 감각운동 발달

② 지적발달

③ 창조성 증진

④ 자아-인식 형성

⑤ 치료적 가치

⑥ 사회화 형성과 발달

⑦ 도덕적 가치

2) 연령별 놀이

(1) 영아기

① 단독놀이 : 주위의 다른 아동과 다른 장난감으로 혼자 놀이, 영아기에 시작, 유아기 흔함

② 자신의 신체부위를 가지고 탐색놀이

(2) 유아기

① 평행놀이 ★ : 주위 아동과 비슷한 장난감을 가지고 독립적으로 놀이, 어느연령에도 있으나 유아기 흔함

② 방관놀이 : 다른 아동들의 놀이를 참여하지 않고 지켜보기만 함, 어느연령에도 있으나 유아기 흔함

③ 밀고 당기는 장난감, 모래놀이, 비누거품, 큰 공, 큰 퍼즐, 자동차

(3) 학령전기

① 연합놀이 : 같은 목표 없이 함께 놀이에 참여, 장난감을 빌려주기도 함, 유아기에 시작하여 <u>학령전기</u> 지속

② 모방놀이 : 소꿉놀이, 인형의 집, 역할놀이

③ 세발자전거, 인형, 자동차, 그리기, 자르기, 붙이기

(4) 학령기

① 협동놀이 : 목표와 성취를 달성하는 놀이, 숨바꼭질, 술래잡기, 줄넘기, 학령전기 후반에 시작하여 <u>학령기</u> 지속

② 보드게임, 수수께끼, 줄넘기, 두발자전거 타기, 스케이트, 축구, 수집, 만들기

단원별 문제

♡ ♋ ◎ We Are Nurse 아동간호학

01 예방접종 중에서 가장 먼저 시행하는 것은?

① BCG
② 홍역
③ 디프테리아
④ B형간염
⑤ 백일해

> 해설 [B형간염]
> • 출생 후 첫 접종
> • 임산부 B형 간염 항원 양성인 경우 출생 후 12시간 내 백신과 면역글로블린 동시에 접종
>   (출생체중 2kg 이상인 경우, 2kg 미만인 경우 몸무게가 늘 때까지 1개월 기다린 후 접종)

02 12~15개월 유아에게 실시해야 하는 국가 예방접종으로 적절한 것은?

① 홍역, 유행성이하선염, 풍진
② 결핵
③ 소아마비
④ 디프테리아, 백일해, 파상풍
⑤ B형 간염

> 해설 12~15개월 국가 접종 : MMR(홍역, 유행성이하선염, 풍진) 1차, 수두
> 12~15개월 추가 접종 : Hib 4차, 폐렴구균 4차

03 6개월 된 영희가 며칠 전부터 보채면서 인공 젖꼭지를 물어 뜯는다. 잇몸이 부어있고, 침을 흘린다. 어머니에게 교육할 내용은?

① 수유방법
② 칫솔질방법
③ 치과 방문 시기
④ 잇몸 마사지 방법
⑤ 인공젖꼭지 사용방법

해설 5~6개월 이후 첫 유치 맹출
① 유치 맹출 전 : 젖은 면 수건으로 잇몸 닦아 줌 (잇몸 자극 완화를 위해)
② 유치 맹출 후 : 물에 적신 부드러운 수건이나 거즈 → 아동용 칫솔 사용, 수유 후와 취침 전에 실시

04 6개월 된 영아에게 시행될 예방접종 종류, 주사 방법, 주사 위치로 맞는 것은?

① DTaP-피하주사-삼각근　　　② DTaP-근육주사-외측광근
③ MMR-근육주사-삼각근　　　④ 폴리오-경구
⑤ BCG-근육주사-삼각근

해설 [접종방법 및 부위]
• DTaP-근육주사-외측광근
• MMR-피하주사-삼각근
• 폴리오-근육주사-외측광근
• BCG-피내주사-삼각근

05 학령전기 아동의 영양 섭취의 특성으로 맞는 것은?

① 야채와 과일은 많이 섭취할수록 좋다.
② 영양요구량이 유아기에 비해 증가한다.
③ 미각 선호도가 아직 없어서 편식을 하지 않는다.
④ 근육 성장이 활발한 시기이므로 지방이 필수적이다.
⑤ 이 시기에는 양보다 질이 더 중요하다.

해설 [학령전기 영양]
• 근육성장 : 단백질, 탄수화물요구도 증가
• 영양요구량은 유아와 비슷
• 과일 쥬스 섭취량은 1일 120~180cc 정도가 적당
• 맛의 선호도가 분명하여 편식을 하게 됨

06 7개월 된 영희의 어머니는 영희의 오빠가 홍역에 걸렸다고 걱정하였다. 홍역 예방접종은 12~15 개월에 실시되는데 지금 맞아도 되는지 물을 때 적당한 대답은?

① "예정된 날에 주사를 맞아야 하고, 영희 오빠와 철저히 격리하세요."
② "6개월이 지났으므로 접종해도 되고, 정기접종은 하지 않아도 됩니다."
③ "면역글로블린을 주사하면 접종은 필요 없습니다."
④ "지금 접종을 하여도 항체가 형성되지 않습니다."
⑤ "접종을 시행하고 12~15개월과 4~6세에도 재접종합니다."

> **해설** [홍역 유행 시]
> 생후 6~11개월 MMR접종 가능하나 12개월 이후, 만 4~6세 원래대로 재접종

07 예방접종에 의해서 생성되는 면역의 종류는?

① 인공수동면역   ② 자연수동면역
③ 인공능동면역   ④ 선천면역
⑤ 자연능동면역

> **해설** [면역의 종류]
> ① 예방접종 : 인공능동면역
> ② 면역글로불린 주사 : 인공수동면역
> ③ 초유 : 자연수동면역
> ④ 질병 이환 후 획득 : 자연능동면역

08 학령기 아동의 놀이의 특성에 대해 옳은 것은?

① 사람이나 장난감 등에 흥미가 없다.
② 어슬렁거리다가 관심을 보이는 장난감에 잠시 눈을 돌린다.
③ 또래와 어울려 놀 때 규칙이 없고 역할 공동의 목표가 없다.
④ 같은 공간에 있지만 대개 다른 장난감으로 따로 논다.
⑤ 리더가 있고 목표를 가지고 함께 놀기를 좋아한다.

> **해설** [놀이]
> 유아 : 평행놀이, 학령전기 : 연합놀이, 학령기 : 협동놀이

09 다음 면역의 종류 중 항원 침범 시 종류를 구별하지 않고 항원을 공격하며 항원에 대한 기억이 없는 면역을 무엇이라 하는가?

① 자연면역   ② 획득면역
③ 수동면역   ④ 능동면역
⑤ 후천적 면역

> **해설** [자연면역]
> • 항원 침범 시 종류 구별하지 않고 전투
> • 항원에 대한 기억이 없음

10 다음 중 예방접종에 관한 설명 중 옳은 것은?

① B형 간염 1차는 생후 1개월 후에 접종한다.
② BCG는 생후 4주 이내에 접종한다.
③ 생후 2개월에 DTaP 2차, polio 2차, Hib 2차를 접종한다.
④ 일본뇌염은 생후 1주 이내에 접종한다.
⑤ 홍역유행 시 홍역단독접종은 생후 2개월에도 가능하다.

> **해설** ① B형 간염 : 출생 시
> ② BCG : 4주이내
> ③ 생후 2개월 DTaP 1차, polio 1차, Hib 1차
> ④ 일본뇌염 12개월 이후
> ⑤ 홍역유행시 6~11개월 접종 가능

11 다음 중 예방접종에 대한 설명으로 옳은 것은?

① 예방접종은 수동면역의 방법이다.
② 예방접종의 부작용이 높다는 단점이 있다.
③ 아동 예방접종은 아동 사망률 감소 및 건강증진을 위한 최적의 비용 효과적인 방법이다.
④ 주사용 소아마비는 생백신의 종류이다.
⑤ 한번 예방접종이 되면 해당 질병에 전염되지 않는다.

> **해설** [예방접종의 정의 및 필요성]
> • 세균이나 바이러스와 같은 병원체로부터 추출한 항원에 대한 능동면역을 유도하여 감염으로부터 인간을 보호하는 수단
> • 예방접종은 약간의 부작용이 있으나 감염병으로 면역력이 약한 영유아의 건강을 지키는데 필수적
> • 비용 효과가 높은 대표적인 감염병 관리 방법
> • 아동 예방접종은 아동 사망률 감소 및 건강증진을 위한 최적의 비용 효과적인 방법

12 다음 중 영아의 예방접종이 올바르게 시행된 것은?

① 1주 된 영아에게 B형 간염백신을 투여하였다.
② 4주 된 영아에게 BCG를 피하주사 하였다.
③ 1개월 된 영아에게 DPT백신을 근육주사 하였다.
④ 2개월 된 영아에게 일본뇌염백신을 피하주사 하였다.
⑤ 8개월 된 영아에게 DPT와 소아마비백신을 함께 투여하였다.

> **해설** B형 간염 1차는 생후 1주일 이내에 실시한다.

13 다음 중 12세 학령기 아동에게 실시해야 할 예방접종으로 옳은 것은?

① 수두 ② BCG
③ 볼거리 ④ DTaP 4차
⑤ 일본뇌염 사백신 5차

해설 11~12세 : Td/Tdap 6차, 일본뇌염 사백신 5차를 예방접종한다.

14 5개월 된 건강한 영아에게 이미 완료되었어야 할 예방접종은?

① BCG ② DPT
③ MMR ④ B형 간염
⑤ 일본뇌염

해설 BCG는 출생 후 4주 이내에 접종한다.

15 다음 중 예방접종을 할 수 없는 아동은 누구인가?

① 항생제를 복용 중인 아동
② 가벼운 감기에 걸린 아동
③ 아토피 피부염이 있는 아동
④ 급성기 질환으로 열이 나는 아동
⑤ 결핵을 앓았던 아동

해설 [예방접종 제외자]
• 열이 있는 급성 질환자
• 현재 병을 앓고 있거나 병후 쇠약자 및 영양 장애자
• 결핵, 심장병, 당뇨병, 간장질환, 각기병 및 설사 환자
• 알레르기성 체질자 및 과민성 호발자
• 임신부 및 산후 6개월 미만의 부인들
• 스테로이드 계통의 면역억제 치료약품을 현재 복용중인 자 및 최근에 복용하였던 자
• 홍역, 볼거리, 수두 등은 이환 후에 뇌염을 일으킬 가능성이 있는 병이기 때문에 1개월 이상 지난 후 예방접종을 하는 것이 바람직

간결 간호사국가시험대비
아 동 간 호 학

발달 단계별 건강 유지 · 증진 간호

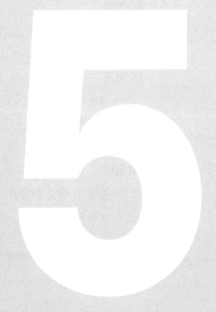

5

P A R T

CHAPTER 01

We Are Nurse

위아너스
간 호 사
국가시험
이 론 편

신생아의 건강 유지·증진 간호

아동간호학

UNIT 01 신생아(출생~4주)의 생리적 특징

1) 활력징후 ★

(1) 호흡 ★

① 분만 후 30초 이내에 첫 호흡

② 호흡 시작의 주요인 : 체온하강, 제대결찰로 인해 동맥 내 산소분압 감소

③ 정상 호흡수 : 1분당 40~60회이며, 출생 24시간 후 30~50회로 감소

④ 출생 초기 : 호흡의 깊이와 리듬은 불규칙적일 수 있음, 10초간 호흡을 멈추는 현상을 보이기도 함

⑤ 복식호흡 : 횡격막과 복벽 근육 사용

⑥ 수면 때와 깨어 있을 때 차이를 보임

(2) 맥박

① 말초순환이 느려 손, 발, 입 주위 일시적 청색증

② 심박동 : 분당 120~160회

(3) 체온

① 심부체온 : 36.5℃~37.6℃

② 액와체온 : 36.5~37℃ → 직장체온은 천공 우려로 잘 측정하지 않음

③ 액와체온 측정 시 직장체온 보다 낮음을 고려

(4) 혈압

① 출생 시 평균 혈압은 저하되어 있음 → 생후 1일째 : 65/45mmHg, 이후 점차 상승 → 80/45mmHg

② 적절한 크기의 cuff 사용

③ 가능한 휴식 시 측정

2) 전체적 외모

① 머리둘레(33~35cm), 가슴둘레(30~32cm), 체중(2.7~4.0kg, 평균 3.3kg), 신장(48~52cm)

② 굴곡자세 : 열 소실 감소

③ 근육긴장 감소 : 외상, 진정, 조산일 때

3) 머리 ★★

(1) 크기

① 신체 전체에 비해 큼

② 가슴보다 2~3cm 큼

(2) 천문

① 대천문
- 시상봉합과 관상봉합 사이(전두골과 양쪽 두정골 사이)
- 마름모꼴, 가로 2~3cm, 세로 3~4cm, 생후 12~18개월에 닫힘

② 소천문
- 시상봉합과 인자봉합 사이(양쪽 두정골과 후두골 사이)
- 삼각형 1cm, 생후 2개월(6~8주)에 닫힘

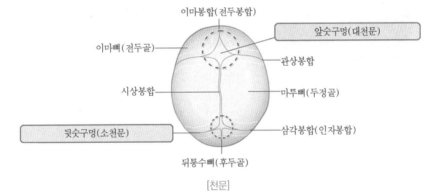

[천문]

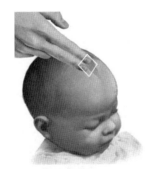

[대천문 촉지 부위]

(3) 두개골 변형(주형, molding)

자연분만 시 두개 봉합이 좁아지거나 겹쳐 발생, 자연 소실 됨

(4) 산류 ★★★

① 두피와 골막 사이에 넓게 생긴 부종

② 출산 중 발생한 봉합선을 넘는 부종

③ 생후 3일 내 흡수

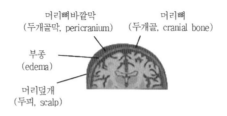

(5) 두혈종 ★★★

① 골막과 두개골 사이에 봉합선을 넘지 않는 혈종

② 2~3주 후 흡수

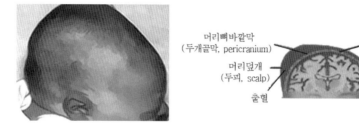

4) 흉부와 복부 ★★

(1) 흉부

① 원통형, 전후경=좌우경

② 복위와 거의 같으며 두위보다 작음

③ 유방울혈, 마유(Witch' milk) ★★ : 남아, 여아 모두에게 나타나는데 모체의 호르몬(프로락틴)의 영향, 2~3주내 사라짐

→ 유방은 감염 예방을 위해 짜지 않아야 함, 자연소실 됨

(2) 복부

① 약간 튀어나옴

② 제대동맥 2개, 제대정맥 1개 확인

5) 생리적 변화

(1) 영아의 생리적 빈혈

① 모체로부터 4~6개월간 사용할 수 있는 임신 3기에 간에 철분을 비축하여 출생

② 출생 시 헤모글로빈과 헤마토크릿 값이 높아 출생 후 산소가 풍부하여 조혈활동이 감소
→ 자궁외 생활을 적응하는 동안 적혈구는 파괴되어 헤모글로빈과 헤마토크릿 감소

(2) 생리적 황달 ★★

① 생후 2~4일에 피부와 공막이 노랗게 변하는 현상으로 1~2주 후 사라짐
② 원인 : 간의 미성숙
→ 태아 적혈구의 생존기간이 성인 적혈구에 비해 짧아 빌리루빈 생성이 많아지고, 순환 적혈구 수가 증가 되었으나 간접 빌리루빈을 직접 빌리루빈으로 전환하여 배출하는 간 기능이 미성숙하여 빌리루빈 수치 증가
③ 치료 : 자연적으로 나아지나 혈청빌리루빈이 15mg/dl 이상이면 광선요법 시행
④ 24시간 이내 나타나는 황달
→ 병리적 원인으로 뇌세포에 영향을 줄 수 있으므로 <u>빠른 조치 필요</u>

※ 황달 발생
① 생리적 이유
② 모유로 인한 일시적 원인
③ 병리적 황달 : 24시간 이내에 나타나거나 10일이 지나도 사라지지 않고 빌리루빈이 일정 수치 이상으로 증가, 기저질환이 원인
④ 핵황달 : 뇌에 비포합형 빌리루빈이 침착하여 신경증상을 나타내는 질환, 빌리루빈 뇌증(bilirubin encephalopathy), 심각한 후유증을 남길 수 있음

(3) 생리적 체중감소

① 출생 시 체중의 5~10% 감소. 생후 10일 이내 회복
② 원인
• 섭취량 보다 배설량이 많음 : 수분공급 및 음식 섭취 제한, 대소변 배출
• 불감성 수분 소실, 모체로부터 받던 호르몬 감소

(4) 생리적 사시

양안시(양쪽 눈이 초점을 맞추는 것)의 부족이 원인

6) 위장계

① 식도하부괄약근(분문 괄약근)의 미성숙으로 식도 역류와 뱉어내기가 발생
② 수유 후에는 트림을 시켜 공기가 나오게 함

7) 피부 ★★★

(1) 성장 및 신생아 상태 확인

① 피하지방 결여 : 조산, 영양불량을 의미
② 피부색은 붉그스름하나 여러 가지 색으로 변할 수 있음
③ 손발이 차가울 때는 청색증, 울 때는 암적색이나 자색으로 쉽게 변함

(2) 말단청색증 ★★

정상적이며 혈관의 불안정, 모세혈관 정체로 인함 → 지속적일 경우 질환

(3) 할리퀸 증상 ★★

신생아를 옆으로 뉘였을 때 중앙선을 경계로 아래는 붉은 빛, 위쪽은 창백한 상태로 있는 일시적 현상

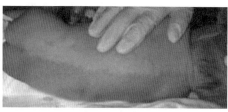

[할리퀸 피부]

(4) 딸기모양 혈관종

① 이완된 모세혈관으로 피부 표면이 솟아오름
② 7~10년 후 사라짐

(5) 태지

① 피부 표면을 덮고 있는 것으로 회백색의 크림치즈와 비슷하며, 피지선과 상피세포의 분비물로 구성
② 생후 1~2일에 자연 소실
③ 피부가 접히는 부분에 특히 많음. 억지로 떼어내지 않아야 함
④ 미숙아에게 비교적 적음

(6) 미립종(좁쌀종, millia) ★★

① 코, 턱 주위 좁쌀처럼 하얗고 작은 덩어리, 피지선의 분비물 정체로 나타남
② 모체의 안드로겐 영향
③ 2~3주내 자연히 소실

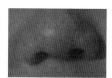

[미립종]

(7) 대리석양 피부

냉기 노출 시 피부에 일시적으로 생기는 반점

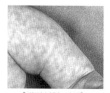

[대리석양 피부]

(8) 중독성 홍반 ★

① 피부에 분홍색 구진상 발진, 농포
② 자연 소실, 원인불명

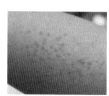

[중독성 홍반]

(9) 피부탄력성

탄성력 저하는 영양결핍, 대사 이상을 의미

(10) 몽고반점 ★

엉덩이, 천골 부위에 푸른빛이나 회색을 띠는 편평한 색소 병변. 진피 세포가 뭉친 것, 4~5세에 자연 소실

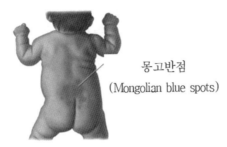

몽고반점
(Mongolian blue spots)

[몽고반점]

(11) 솜털 ★

① 태아 16주에 나타나 32주에 사라짐.
② 어깨, 등에 분포
③ 미숙아의 경우 전신에 분포

(12) 신생아 여드름

① 모체의 안드로겐 호르몬의 영향
② 1~2개월에 소실

(13) 기타 출생 모반(birthmark)

가. 종류
　① 연어반점 : 진피 모세혈관 확장, 미간, 목 뒤에 흔함, 출생 후 1년 이내에 대부분 소실
　② 포도주 반점 ★ : 비정상적 소견, 모세혈관 형성 장애, 색이 점점 진해지며 중년기에 자주색으로 변하며 마디가 생김. 출생 시 발생하며 영구적으로 반점이 남음
　③ 혈관종 : 모세혈관 상피세포와 확장된 모세혈관의 증식, 출생 후 나타나서 5~6세에 사라짐

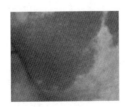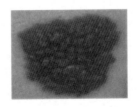

[포도주 반점, 혈관종]

나. 진단검사 : 생검이나 조직학적 검사로 확진
다. 치료 및 간호 : 주로 레이저를 사용, 외과적 절제술이나 피부 이식은 상처가 남을 수 있음

8) 생식기

① 남아 : 요도구멍, 고환이 음낭 안으로 내려왔는지 확인
② 여아 : 가성월경 발생 ← 에스트로겐 ★, 프로게스테론 영향 ★

9) 신경계

① 대부분의 신경기능은 미숙하고, 원시반사(본능적 반사)를 보임
② 정상반사는 신경계의 정상기능을 나타냄
③ 반사가 불완전하거나 나타나지 않으면 신경계 손상을 의심

[신경계 검사] ★★★★★★★★

반사	반응	소실시기
포유/근원/ 젖찾기	뺨을 톡톡 치거나 접촉하면 자극방향으로 머리를 돌림	3~4개월
빨기/흡철	물체를 입술에 대거나 입안에 놓으면 빨기를 시도	3~4개월
눈깜짝/각막	물체나 빛을 대면 깜빡임	일생지속
견인	아기 손목을 잡고 앉은 자세로 서서히 당기면 팔의 신전과 약간 머리를 듦	
잡기/파악	손바닥을 누르면 잡는 반사	4~6개월
보행	반듯이 세우고 발등을 검사대에 대면 걷는 것 같은 반사	3~4주
체간굴곡/ 갈란트	복위로 들고 척추를 따라 한쪽으로 자극을 주면 그쪽으로 등뼈를 구부림	1~2개월
모로/놀람	손으로 아기 어깨를 받치고, 몸을 지탱하면서 머리를 갑자기 떨어트리거나 자세를 갑자기 변경시키면 등과 팔다리를 쭉 펴면서 외전하며, 손가락은 따로따로 펴서 엄지와 검지가 'C'모양을 보이며, 팔은 포옹 형태 뇌손상의 지표, 쇄골골절 의심	3~5개월
긴장성 목 ★	펜싱 자세, 앙와위에서 머리를 한쪽으로 돌리면 머리를 돌린 쪽의 팔과 다리를 뻗고 반대쪽 사지는 굴곡	3~5개월
바빈스키	발바닥 외측을 발꿈치에서 발가락 쪽으로 가볍게 긁으면 엄지 발가락은 등쪽으로 구부리고 나머지 발가락은 부채꼴로 과신전	10~16개월
하품/ 기지개/ 딸꾹질	산소요구와 가스배출과 관련된 자연적 반사	
연하	혀의 뒤쪽에 음식이 있을 때 삼킴	
내밈	혀를 누르거나 접촉하면 앞으로 내미는 반사	4개월

발바닥을 자극할 때

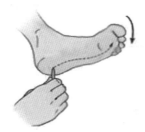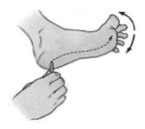

[바빈스키 반사]

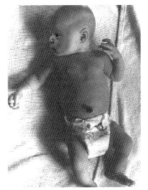

[긴장성 목반사]

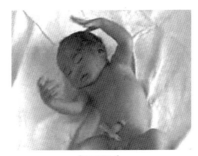

[모로반사]

10) 감각 ★★

(1) 눈, 시각 ★★

① 색, 무늬, 크기, 모양, 빛과 어둠 구별
② 초점거리 20cm 이내 초점을 맞추고, 생후 4개월 수정체 거리조절
③ 눈물샘은 2~4주까지 기능을 안 함
④ 눈은 좌우 대칭이며 안검부종 보임
⑤ 일시적 사시, 안구진탕, 각막반사, 눈깜짝 반사 나타남
⑥ 감각 중 가장 늦은 발달, 어머니와 다른 여성 얼굴 구분하지 못함
⑦ 공막은 희고 맑아야 함

⑧ 양안시의 부족으로 생리적 사시가 생후 6개월까지 나타났다가 사라짐

일몰징후 : 눈이 아래로 전위되어 동공 위에서 공막이 보임. 수두증에서 나타남

(2) 귀, 청각 ★

① 출생 시 이미 존재하나 중이내 양수로 인해 일시적 방해를 받음

② 소리에 반사 반응이 있는지 확인 → 놀람 반사가 나타남

③ 어머니와 낯선 사람의 목소리를 구별할 수 있음

(3) 미각 ★

맛을 구별하는 능력이 있어 단 것을 좋아하고 쓴 것이나 신 것에는 찡그린 반응을 보임

(4) 후각 ★

① 어머니 냄새 인식

② 일반적으로 잘 발달되어 있지 않으나 모유 냄새에 반응을 나타내며 모유수유아는 어머니의 모유냄새를 구별할 수 있음

(5) 촉각

① 감각 중에서 가장 예민하게 발달됨

② 입술, 혀, 이마, 귀 부위 발달

③ 출생 10일에 가장 예민하여 아픔을 주는 자극에 뚜렷한 반응

11) 신체구성

(1) 수분 :

체중 75%

(2) 헤마토크릿(Hct)과 혈색소(Hb)

농도 높음

(3) 철분

농노는 성인의 2배가 됨

(4) 저프로트롬빈 현상

생후 2~3일간 낮아짐

12) 근골격계

① 골화되지 않은 연골을 포함

② 코는 연골로 구성되어 분만 시 압박에 의해 납작하게 될 수 있음

13) 배설

(1) 태변(meconium)

① 신생아가 처음 보는 변

② 암녹색, 냄새 없음

③ 생후 8~24시간 후 배출되어 3일간 지속 후 → 이행변(4~14일, 점액이 포함된 녹황색)
　　→ 정상변(5일 이후)으로 변화

④ 태변 배설이 없을 때 직장폐쇄, 항문기형을 의심 할 수 있음

(2) 소변

① 생후 12~48시간 이내 첫 배뇨, 첫 소변, 배뇨 횟수 관찰로 탈수 확인

② 요산염이 배설되어 기저귀가 분홍빛으로 물들 수 있음

(3) 대변

① 모유 수유아 : 황금색, 부드럽고 냄새는 단내가 나며 하루에 4번 이상 자주 배설

② 인공 수유아 : 황백색, 단단하고 냄새가 많이 나며 하루 3회 정도 배설

🫁 UNIT 02　신생아 간호

1) 기도 확보 및 유지 ★★

① 개방된 기도 유지는 가장 우선시 되는 간호중재

② 분비물 제거 : 양수나 점액의 흡인을 막기 위해 구강용 고무 흡인기(수동식) 이용, 흡인
　사이에는 충분한 산소를 공급 받도록, 카테터 사용 시 부드럽게 5초 이내

③ 분비물 배출이 용이하도록 측위를 취함

2) 보온유지 ★★

① 호흡이 이루어진 다음 신생아 생존에 가장 중요한 요소

② 체온 조절 기능 미숙, 열손실과 열생산의 균형 유지 요구

　㉠ 열손실

　　• 몸에 비해 체표면적이 넓고 피하지방 부족

　　• 출생 시 양수로 인해 젖은 상태

　　• 열생산 기전이 비전율성에 의하므로 열손실이 나타남

　㉡ 열생산 : 열손실 환경에 노출될 때 대사활동을 증가시켜 열생산 증가, 성인과 달리
　　갈색지방을 통하여 생산

　　※ 갈색지방 : 신생아 체중의 2~6%, 견갑골간, 목덜미, 심장, 신장 주위에 많이 분포
　　　비전율성 열생산에 의해 발생되는 열의 주요 자원

　㉢ 증발, 전도, 대류, 복사에 의해 열교환

③ 실내 온·습도 유지 : 22~26℃, 50~60%

④ 출생 후 8시간 이내에 정상체온의 회복을 위해 주의 깊은 체온유지 필요

⑤ 출생 직후 양수로 덮여 있는 피부를 따뜻한 수건으로 닦아주고 미리 보온된 포와 담요
　로 감싸주고 방사판(warm pad)에 눕힘, 저체온의 경우 복사온열기 적용 ★

3) 감염예방

교차감염예방 : 철저한 손씻기

(1) 눈 간호

① 신생아 임균성 안염, 결막염 예방을 위해 0.5% 에리스로마이신, 1% 테트라사이클린 점안
② 임균성 안염에 효과적인 1% 질산은은 화학적 결막염의 가능성 존재

(2) 제대간호

① 제대결찰부위 감염, 출혈 확인
② 70% 알코올 소독 후 건조시킴
③ 출생 후 6~10일 경 제대탈락
④ 제대 떨어질 때까지 통 목욕 금지
⑤ 기저귀가 제대에 닿지 않도록 접어 내림

(3) 피부 간호-목욕 ★

① 최초 목욕 : 신진대사가 안정된 후 실시
② 피부의 산도 유지 (pH : 5.5), 피부의 산성막을 보호하기 위해 물로 목욕
③ 물 온도 : 37.7~40.6℃, 전박의 내측 혹은 팔꿈치에서 온도 측정
④ 순서 : 눈부터 시작(내안각에서 외안각 방향), 머리에서 다리 방향
　여아 생식기 앞~뒤 방향, 남아 귀두 주변 닦음
⑤ 준비물품을 목욕시작 전에 미리 확인하고 목욕 중 절대 아기를 혼자 두지 않을 것
⑥ 알칼리성 비누(피부의 산도를 변화시킴)와 흡인의 위험이 있으므로 파우더(아기분, 산도를 변화시킴)는 사용하지 않음
⑦ 시간 : 더운 날씨에는 매일, 겨울 동안에는 2~3일에 한번. 수유 전과 보채지 않을 때, 수유 직후에는 하지 않음, 5~10분 신속하게 시행

4) Apgar 점수 ★★★★★★★

① 출생 후 1분과 5분에 측정한 점수
② 0~3점 : 즉각적인 소생술 필요, 4~6점 : 중등도의 곤란, 7~10점 : 정상
　cf. 정상범위이면 인두와 비강 내 분비물 흡인 ★

관찰지표	점수		
	0	1	2
심박동	없음	100회 미만	100회 이상
호흡능력	없음	느린 호흡, 불규칙한 호흡, 얕은 호흡	규칙적 호흡, 큰 소리로 울음
자극에 대한 반응	없음	찌푸린 얼굴	재채기, 기침, 울음
근육긴장	기운이 없거나 축 늘어짐	사지를 신전할 때 약한 저항	활발히 움직임
피부색	청색증, 창백	체간은 분홍색, 사지는 창백	분홍색

5) 영양 ★★★★★

(1) 모유수유

① 최상의 건강과 안녕을 제공하는 수유방법

② 모든 정상적인 영아의 생후 5~6개월 동안 권장 ★

(2) 모유의 분비와 성분

① 초유(colostrum)

- 분만후 2~4일에 소량 분비
- 성숙모유보다 단백질 풍부, 진하고 노란색 액체
- 면역체와 항감염인자 풍부
- 소화가 잘 되며 태변 배설용이

② 성숙유(mature milk)

- 초유 분비 이후 나오는 모유

(3) 모유 수유의 장점

가. 영아측

① 면역물질 함유(Ig A), 알레르기 질환 예방

② 칼슘과 지방의 체내 흡수를 높이는 불포화 지방산 함유

③ 위장관 미생물 성장을 자극하는 락토즈 다량 함유

④ 중이염, 폐렴, 박테리아증 등 비위장계 감염의 빈도와 기간을 감소시킴

⑤ 위생적이며 온도적합

⑥ 인공유보다 유당이 풍부(단백질은 인공유보다 적음)

나. 산모측

① 모아애착증진, 상호작용 촉진, 모성의 심리적 안정

② 자궁수축 자극 → 산모의 회복 증진

③ 경제적

④ 유방암 예방

⑤ 피임의 효과

(4) 모유수유 금기 ★

① 만성질환 : 심한 당뇨, 신장염, 심한 빈혈, 영양장애

② 급성 간염, 결핵, 산욕기 염증, 패혈증

③ 정신질환, 약물중독

④ 항암제, 유즙 분비 억제제, 테트라싸이클린, 클로람페니콜, 코카인, 항응고제, 항히스타민제, 자궁수축제 등 약물치료 중인 경우

⑤ 아기측 : 조산아 또는 심한 허약아, 모유 수유에 대한 알레르기가 있는 경우, 구개 파열, 토순, 구내염(아구창), 갈락토오스혈증

(5) 모유수유 방법 ★

① 유즙분비 촉진을 위해 분만 직후부터 수유를 준비하고 시작함

② 1일 8~12회, 15분 이상 충분히 젖을 물리도록 함, 정해진 규칙보다는 아기가 원할 때마다 수유
③ 감염예방을 위해 수유 전 비누로 손 씻기
④ 수유 전 유방과 유두를 깨끗이 씻고 건조시킴
⑤ 기저귀를 확인하고 편안한 자세로 안은 채 유방을 마사지 한 후 젖을 물림
⑥ 유두가 아기의 입천장을 향하게 하고 유두만이 아니라 검은 부분인 유륜까지 다 물림
⑦ 영아의 코를 누르지 않도록 주의
⑧ 수유 중간과 수유 후에 트림을 시켜 위 속의 공기를 배출시킴
⑨ 남은 젖은 짜내어 다음에 유즙이 충분히 분비되도록 함
⑩ 수유 후 물로 씻은 후 유두를 공기 중에 노출시켜 건조시킴

(5) 인공(젖병)수유에 대한 부모교육 ★

① 영아를 안는 자세 혹은 상체를 상승 시킨 자세로 수유
② 수유 촉진을 위해 아기의 뺨과 턱을 지지
③ 1회 수유시간 : 15~20분, 충분히 기다려 줌
④ 수유 동안, 수유 직후에 우유를 약간 내뱉는 것은 정상 → 좀 더 천천히 먹이고 자주 트림시킴
⑤ 수유에 방해가 되는 행동이나 젖병을 흔드는 행동을 피함
⑥ 수유 후 반드시 트림 → 30분~1시간 우측위 (해부학적 구조상 삼킨 공기는 위로 올라가고 음식물은 내려가게 함)
⑦ 수유중에 청색증을 보이면 기도로 넘어간 경우임 → 아기를 거꾸로 들어 우유가 흘러나오도록 함
⑧ 인공 수유의 경우 과식 할 수 있으므로 주의
⑨ 먹다가 남긴 것은 전자레인지를 이용하여 데워 먹이지 않음

6) 비타민K 주사

출혈예방 : 출생 시 신생아의 장내는 무균상태로 비타민 K(장내 균에 의해 합성)가 생성이 되지 않아 출생 후 바로 Vit K 1.0mg을 근육주사

Vit K : 간에서 지혈에 필요한 프로트롬빈 합성의 촉매역할

7) B형 간염 예방 접종

① 출생 후 2일 내에 접종
② 산모가 HBsAg 양성인 경우 12시간 이내 예방접종+면역글로블린 투여

8) 수면

① 대부분의 시간은 수면(20~22시간/day), REM 수면이 대부분
② 엎드려 재우지 않기, 영아돌연사 증후군(SIDS) 예방

9) 안전

낙상 예방, 수유 후 역류와 흡인 방지, 신생아 이름표 확인, 카시트 사용

10) 신생아의 신분확인

① 신분확인 밴드 착용, 아기의 발바닥 도장, 어머니의 지문
② 필수 정보 : 이름, 성별, 어머니 등록번호, 출생일시

11) 신생아 선천성대사이상 확인 ★

(1) 원인

효소를 만드는 유전자의 이상으로 발생

(2) 종류

총 43종 : 아미노산 대사이상(23종), 유기산 대사이상(9종), 지방산 대사이상(11종)

(3) 증상

수유 후 2~3일 후 구토, 경련, 처짐, 혼수, 저발육, 반사 반응 저하

(4) 검사 방법

① 선별 검사 시행(조기 진단) → 정상아 생후 2~7일 이전에 시행 (가능하면 생후 48~72 시간 내) 수유시간 2시간이 지난 후
② 발뒤꿈치에서 채혈하여 여과지의 둥글게 표시된 채혈 부위에 혈액을 빨아올려서 묻힌 후 건조시킨 다음 비닐 봉투에 넣어 검사실에 보냄
③ Guthrie(거스리) 혈액검사법 : 페닐케톤뇨증, 호모시스틴뇨증, 단풍 당뇨증 등은 고초균을 이용하여 혈중 아미노산을 생물학적으로 측정
④ Beutler법 : 갈락토스혈증은 대장균을 이용하여 측정

(5) 기본 6종

가. 페닐케톤뇨증
① 단백질 속에 함유되어 있는 페닐알라닌을 분해하는 효소가 결핍되어 경련 및 발달장애를 일으키는 상염색체 유전 대사 질환
② 증상 : 성장지연, 구토, 불안정, 행동증가, 소변과 땀에서 곰팡이 냄새, 4~20mg 이상(정상 2mg)
③ 진단 검사 : 소변 내 페닐케톤의 축적과 대사산물 확인
④ 중재 : 저페닐알라닌 특수 분유를 사용
나. 선천성 갑상선 기능저하증
형성 부전이나 갑상선 호르몬의 합성 장애 등과 같은 다양한 원인에 의해 갑상선 기능이 저하되는 상태
다. 갈락토스혈증
① 갈락토스를 글루코스로 전환시키는 효소의 결핍으로 인해 발생
② 증상 : 지능발육부진, 구토, 설사, 간경변, 질병 초기 폐혈증으로 진단되기 쉬움
③ 중재 : 유당이 함유되지 않은 특수 분유

라. 호모시스틴뇨증

시스타티오닌 합성효소의 장애에 의한 상염색체 열성 유전 질환

마. 단풍당뇨증

소변과 땀에서 단풍당밀의 냄새가 나고 경련 경직, 전반적인 근육이완 등을 동반하는 증상

바. 부신기능항진증

부신피질호르몬의 합성에 필요한 효소의 결핍으로 인해 생기는 일련의 질환

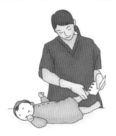

[선천성 대사이상 검사]

12) 재태연령측정(new ballard scale)

생후 2주내 재태 기간 추정, 20~44주 재태기간 성숙도 평가

(1) 6항목의 신체검사와 6항목의 신경학적 검사로 구성된 도구 (−1~5점)

가. 6항목 신체 성숙도

→ 피부, 솜털, 발바닥선(발금), 가슴(유방), 귀와 눈(이개와 눈꺼풀), 생식기(남, 여)

① 피부 : 주름이 있고 갈라짐 / 끈적끈적, 투명, 손상되기 쉬움

② 솜털 : 주로 벗겨져 있음 / 없음

③ 발바닥 주름 : 선명한 주름 / 얇은 주름

④ 유방 : 완전한 유륜, 유두 / 감지 안 됨

⑤ 눈/귀 : 귀연골이 단단 / 눈꺼풀이 붙음

⑥ 성기

- 여아 : 대음순 발달하여 소음순과 음핵을 덮고 있음 / 음핵돌출
- 남아 : 음낭 발달, 주름이 많음, 고환이 음낭 안으로 내려옴 / 음낭이 발달되지 않고 늘어져 있음

나. 6항목 신경학적 검사

자세, 손목각도, 팔 되돌아오기, 오금(슬와)각도, 스카프 징후, 발뒤꿈치에서 귀 거리

① 자세 : 굴곡자세 / 늘어진 자세

② 손목굴곡 : 굴곡각도 0° / 90° 이상

③ 팔반동(팔 되돌아오기) : 90° 이하 / 180°

④ 슬와(오금)각도 : 90° 이하 / 180°

⑤ 스카프 징후 : 팔꿈치는 가슴의 중앙선을 가로지르지 않음 / 가슴을 가로질러 이동시 저항 없음

⑥ 발뒤꿈치 귀닿기 무릎의 저항으로 닿을 수 없음 / 쉽게 저항 없이 귀까지 닿음

♡ & ⓒ We Are Nurse 아동간호학

단원별 문제

01 임신 40주에 자연분만으로 태어난 영희의 신체사정을 하였다. 비정상 소견은?

① 손과 발의 말단청색증
② 유방을 짜면 젖이 나옴
③ 횡격막을 이용한 흉식호흡
④ 점액성 혈성 질분비물
⑤ 피부의 중독성 홍반

해설 [정상소견]
손과 발의 말단청색증, 마유, 복식호흡, 가성월경, 중독성 홍반

02 출생 직후 신생아의 간호로 옳은 것은?

① 신생아의 호흡은 불규칙적이나 시간이 지나면 나아지므로 관찰을 한다.
② 폐확장을 위해 반좌위를 취해준다.
③ 분비물 배출을 용이하게 하기 위해 측위를 취해준다.
④ 출생 직후 구강점액과 양수를 제거하기 위해 기계적 흡인을 한다.
⑤ 체온이 상승할 수 있으니 시원한 환경을 제공한다.

해설 출생 직후 기도분비물 제거 후 측위
구강 흡인기를 이용해 수동식 흡인

03 출생 3일 된 신생아의 감각기능 사정 시 정상적인 것은?

① 큰소리에 반응이 없다.
② 맛의 차이는 아직 구별하지 못한다.
③ 어머니 목소리를 구별하지 못한다.
④ 어머니의 젖 냄새와 다른 여성의 젖 냄새를 구별한다.
⑤ 10cm 거리의 물체를 보지 못한다.

해설 [감각기능]
· 20cm 이내 거리의 움직이는 물체에 초점을 맞출 수 있음
· 큰소리에 놀람반사
· 단맛, 신맛, 쓴맛을 구별
· 어머니 목소리 구별

04 신생아의 신체사정 시 시각 특징에 대한 정상 소견은?

① 동공이 빛에 반응을 한다.
② 90cm 거리의 물건에 눈을 고정한다.
③ 크기, 모양, 색깔 구분이 안 된다.
④ 눈물샘이 완전히 기능한다.
⑤ 눈 깜박임 반사가 없다.

해설 [눈, 시각]
① 색, 무늬, 크기, 모양, 빛과 어둠 구별
② 초점거리 20cm 이내 초점을 맞추고, 생후 4개월 수정체 거리조절
③ 눈물샘은 2~4주까지 기능을 안 함
④ 눈은 좌우 대칭이며 안검부종 보임
⑤ 일시적 사시, 안구진탕, 각막반사, 눈깜짝 반사 나타남
⑥ 시력발달은 비교적 늦음
⑦ 공막은 희고 맑아야 함

05 신생아의 머리에서 봉합선을 넘어서는 종창이 발견되었을 경우 간호사가 해야 할 설명은?

① "골절이 있는지 x-ray를 찍어봐야 합니다."
② "종양이 의심되므로 정밀검사가 필요합니다."
③ "대천문 상승으로 두개내압 상승을 의미합니다."
④ "뇌출혈이 의심되므로 정밀검사를 받아야 합니다."
⑤ "정상적인 증상으로 자연 흡수될 때까지 기다리면 됩니다."

해설 [산류]
① 두피와 골막 사이에 넓게 생긴 부종
② 출산 중 발생한 봉합선을 넘는 부종
③ 생후 3일 내 흡수

06 신생아의 출생 직후 출혈예방을 위해 투여하는 약과 투여 방법으로 적절한 것은?

① 비타민C – 정맥주사　　　② 비타민D – 경구투여
③ 비타민E – 근육주사　　　④ 비타민K – 정맥주사
⑤ 비타민K – 근육주사

> **해설** 출혈예방 : 출생 시 신생아의 장내는 무균상태로 비타민 K(장내 균에 의해 합성)가 생성이 되지 않아 출
> 생 후 바로 Vit K 1.0mg을 근육주사
> cf. Vit K : 간에서 지혈에 필요한 프로트롬빈 합성의 촉매역할

07 신생아에게 모로반사와 바빈스키반사가 나타나지 않는다. 어느 계통의 문제인가?

① 내분비계　　　② 신경계
③ 골격계　　　　④ 위장관계
⑤ 감각계

> **해설** 반사가 불완전하거나 나타나지 않으면 신경계 손상을 의심

08 생후 2일 된 영희의 유방에서 우유 같은 분비물이 나오는 것을 부모에게 설명한 것으로 옳은 것은?

① "출산 중 감염된 것으로 치료해야 합니다."
② "양쪽 유방을 짜서 분비물을 배출시켜야 합니다."
③ "일시적인 현상이므로 걱정하지 않아도 됩니다."
④ "호르몬의 이상이므로 유전자 검사를 받아야 합니다."
⑤ "대사 이상이므로 선천성 대사 이상 검사를 받아야 합니다."

> **해설** 유방울혈, 마유(Witch' milk) : 남아, 여아 모두에게 발생, 모체의 호르몬(프로락틴)의 영향, 2~3주내 사
> 라짐 → 유방은 감염 예방을 위해 짜지 않아야 함, 자연소실 됨

09 영희는 출생한 지 9개월이 되었다. 아직 남아 있는 반사는?

① 빨기 반사　　　② 파악반사
③ 모로반사　　　④ 긴장성 경반사
⑤ 바빈스키반사

해설 [반사 소실시기]
- 빨기 반사 : 3~4개월
- 파악반사 : 4~6개월
- 모로, 긴장성 경반사 : 3~5개월
- 바빈스키반사 : 10~16개월

10 다음 아래에 나타나 있는 신생아의 상태를 통해 Apgar 점수를 산출하시오.

- 심박 수 : 99회
- 호흡 수 : 느리고 불규칙하며 얕은 호흡
- 코 안에 카테터로 약간 자극을 주니 재채기를 하고 울음
- 사지 굴곡 되고, 활발히 움직임
- 몸통은 분홍색, 사지는 창백함

① 9점   ② 8점
③ 7점   ④ 6점
⑤ 5점

해설 심박동 1점, 호흡능력 1점, 반사능력 2점, 근육긴장 2점, 피부색 1점 = 총 7점

11 다음 중 Apgar 점수에 대한 설명으로 옳은 것은 무엇인가?

① 출생 후 신생아의 신체적 사정을 하는 방법으로 출생 후 5분과 10분에 측정한다.
② 총 합산 점수가 8점이면 중등도의 곤란을 나타낸다.
③ 총 합산 점수가 5점이면 즉각적인 소생술이 필요하다.
④ 총 5개의 관찰지표를 통해 총점이 합산된다.
⑤ 출생 후 1개월 전까지 소아과 방문 시에도 지속적으로 적용되는 신생아 신체사정 방법이다.

해설 [아프가 점수]
① 출생 후 1분과 5분에 측정한 점수
② 0~3점 : 즉각적인 소생술 필요, 4~6점 : 중등도의 곤란, 7~10점 : 정상
③ 5가지 관찰지표인 심박동, 호흡능력, 반사능력, 근육긴장, 피부색을 통해 신생아의 전반적인 건강상
   태를 파악

12 신생아 출생 시의 신체변화로 옳은 것은?

① 소천문은 생후 2개월경에 닫힌다.
② 대천문은 6~8개월에 닫힌다.
③ 두개골 변형은 두개골과 골막 사이의 부종으로 서서히 흡수된다.
④ 두혈종은 두피와 골막 사이의 혈종으로 서서히 흡수된다.
⑤ 염색체 이상 시 외이의 꼭대기는 눈높이보다 위에 위치한다.

> **해설** [머리]
> • 소천문 : 생후 2개월, 대천문 : 생후 12~18개월 닫힘
> • 두개골 변형(주형, molding) : 자연분만 시 두 개 봉합이 좁아지거나 겹쳐 발생, 자연 소실 됨
> • 산류 : 두피와 골막 사이에 넓게 생긴 부종
> • 두혈종 : 두개골과 골막 사이의 부종
> • 염색체 이상 시 외이의 꼭대기는 눈높이보다 아래로 기울어짐

13 신생아 두혈종에 대하여 부모가 질문하였다. 간호사의 답변으로 옳은 것은?

① "압박 붕대를 하면 됩니다."
② "혈종 흡인술을 시행하면 없어집니다."
③ "이뇨제를 투여하면 치료됩니다."
④ "수술을 통해 치료가 가능합니다."
⑤ "출생 후 2~3주의 시간이 지나면 자연스럽게 사라집니다."

> **해설** 두혈종 : 봉합선을 넘지 않는 혈종, 2~3주 후 흡수

14 다음 중 영아의 머리를 한쪽으로 돌리면 그 쪽의 팔과 다리는 신장되고 반대쪽은 굴곡되는 신경계 반사는?

① 견인반사   ② 보행반사
③ 잡기반사   ④ 바빈스키 반사
⑤ 긴장성 경반사

> **해설** [긴장성 경반사]
> 앙와위에서 머리를 한쪽으로 돌리면 머리를 돌린 쪽의 팔과 다리를 뻗고 반대쪽 사지는 굴곡

15 신생아에게서 코, 턱 주위 피지선의 분비물 정체로 나타나는 것을 무엇이라 하는가?

① 말단청색증   ② 혈관종
③ 태지   ④ 맥립종
⑤ 대리석양 피부

> **해설** 맥립종 : 코, 턱 주위 피지선의 분비물 정체로 나타남. 자연히 소실

16 다음 중 신생아를 반듯이 세우고 발등을 검사대에 대면 걷는 것 같은 반사를 무엇이라 하는가?

① 보행반사   ② 파악반사
③ 모로반사   ④ 긴장성 경반사
⑤ 바빈스키반사

> **해설** 보행반사는 반듯이 세우고 발등을 검사대에 대면 걷는 것 같은 반사

17 다음 중 신생아에게 냉기 노출 시 피부에 일시적으로 생기는 반점을 무엇이라 하는가?

① 혈관종   ② 패립종
③ 할리퀸 증상   ④ 대리석양 피부
⑤ 입 주위 청색증

> **해설** 대리석양 피부 : 냉기 노출 시 피부에 일시적으로 생기는 반점

18 다음 중 신생아의 제대 간호에 대한 설명으로 옳은 것은?

① 베타딘으로 소독한다.
② 베타딘으로 소독하고 알코올로 닦아준다.
③ 목욕 시 물과 비누로 닦아 준다.
④ 알코올로 닦아주고 항생제 연고를 도포한다.
⑤ 알코올로 소독하고 건조한다.

> **해설** 제대 : 알코올 소독 → 건조

19 물체를 입술에 대거나 입안에 놓으면 빨기를 시도하는 반사와 뺨을 톡톡 치거나 접촉하면 자극 방향으로 머리를 돌리는 반사를 각각 맞게 짝지은 것은?

① 포유반사, 빨기반사　　　　　② 빨기반사, 긴장성 경반사

③ 근원반사, 빨기반사　　　　　④ 파악반사, 모로반사

⑤ 빨기반사, 근원반사

해설　[빨기반사]
물체를 입술에 대거나 입안에 놓으면 빨기를 시도하는 반사
[근원반사, 포유반사]
뺨을 톡톡 치거나 접촉하면 자극방향으로 머리를 돌리는 반사

20 생후 10일 된 신생아에게 나타날 수 있는 정상적인 현상은 무엇인가?

① 수정체의 거리조절이 가능해져 사물을 볼 수 있다.

② 대천문이 함몰되어 있다.

③ 거의 대부분의 시간을 잔다.

④ 고개를 가눌 수 있다.

⑤ 태변이 지속적으로 배출된다.

해설　• 신생아는 거의 대부분의 시간에 잠을 잠(20~22시간)
• 수정체의 거리 조절이 가능한 시기는 4개월 이후
• 고개는 3개월 후 가눌 수 있음
• 태변 : 생후 8~24시간 후 배출되어 3일간 지속 후 → 이행변(4~14일, 점액이 포함된 녹황색) → 정상변
(5일 이후)으로 변화

21 다음 중 신생아에게 저프로트롬빈혈증이 발생하는 이유는 무엇인가?

① 생리적 황달로 인하여

② 신생아의 영양부족으로 인해서

③ 간에서 혈액응고인자의 생성이 미숙하므로

④ 신생아의 수분부족으로 인해서

⑤ 철분농도의 감소로 인해서

해설　저프로트롬빈 현상 : 생후 2~3일간 낮아지며 원인은 간에서 혈액응고인자의 생성이 미숙하기 때문이다.

22 다음 중 신생아의 간의 미성숙으로 나타나는 증상은 무엇인가?

① 선천성대사이상　　　　② 탈수
③ 부신기능항진증　　　　④ 생리적 황달
⑤ 백혈구 상승

> **해설** 생리적 황달은 신생아의 간의 미성숙으로 인함
> • 태아 적혈구의 생존기간이 성인 적혈구에 비해 짧아 빌리루빈 생성이 많아지고, 간에서 일시적으로 빌리루빈의 포합과 배설이 저하되어 생후 2~4일에 발생

23 다음 중 신생아의 배설에 대한 설명으로 옳은 것은 무엇인가?

① 생후 일주일 이내에 첫 대변 배출
② 생후 24시간 이내 첫 소변
③ 모유 수유 신생아의 경우 황금색, 부드럽고 냄새는 단내가 나며 하루에 4번 이상 자주 배설된다.
④ 인공 수유인 경우 모유 수유보다 배변의 횟수가 더 많으며 설사의 빈도가 증가한다.
⑤ 태변은 출생 후 한 달간 배설된다.

> **해설** [신생아의 배설]
> • 생후 8~24시간에 대변 배출
> • 생후 12시간 이내 첫 소변
> • 모유 수유 : 황금색, 부드럽고 냄새는 단내가 나며 하루에 4번 이상 자주 배설
> • 인공 수유 : 황백색, 단단하고 냄새가 많이 나며 하루 3회 정도 배설

24 신생아의 선천성 대사이상검사 6종에 포함되는 것은?

① 갑상선기능항진증　　　　② 신생아당뇨
③ 미숙아망막증　　　　　　④ 갈락토즈혈증
⑤ 부신피질기능저하증

> **해설** [신생아 대사이상검사]
> • 기본 6종(페닐케톤요증, 선천성 갑상선 기능저하증, 갈락토스혈증, 호모시스틴뇨증, 단풍당뇨증, 부신기능항진증)

25 신생아의 목욕에 대한 설명으로 옳은 것은?

① 물의 온도는 22~24℃로 한다.
② 목욕 시에는 비누를 사용한다.
③ 목욕 후에 피부 접히는 부분에는 베이비파우더를 적용한다.
④ 먼저 눈과 얼굴부터 닦는다.
⑤ 수유 후에 목욕을 실시한다.

> **해설** [신생아의 목욕]
> • 목욕물 온도 : 37.7~40.6℃
> • 신진대사 안전 후 실시, 눈과 얼굴부터 닦음. 비누와 아기분(파우더)은 사용 안함, 전박의 내측 혹은 팔꿈치에서 온도 측정
> • 순서 : 눈부터 시작(내안각에서 외안각 방향), 머리에서 다리 방향

26 신생아에게 모로반사가 나타나지 않는다면 의심될 수 있는 신생아의 상태는 무엇인가?

① 감염   ② 영양실조
③ 저산소증   ④ 쇄골골절
⑤ 고관절탈구

> **해설** 모로반사의 소실은 뇌의 손상이나 쇄골의 골절 때 나타난다.

27 신생아의 출생 모반 중 출생 후 1년 이내에 대부분 소실, 진피 모세혈관이 확장되는 것은 무엇인가?

① 포도주반점   ② 혈관종
③ 연어반점   ④ 몽고반점
⑤ 맥립종

> **해설** 연어반점 : 진피 모세혈관 확장, 미간, 목 뒤에 흔함, 출생 후 1년 이내에 대부분 소실

28 재태기간 38주에 출생한 신생아가 다음과 같은 활력징후를 보였다면 신생아의 상태는?

> • 호흡 : 44회/분, 맥박 : 130회/분
> • 호흡의 깊이와 리듬은 불규칙
> • 10초간 호흡을 멈추는 간헐적 무호흡을 보임
> • 횡격막과 복벽 근육을 사용하는 복식호흡을 함

① 정상호흡
② 미숙아무호흡
③ 호흡곤란증후군
④ 신생아 돌연사증후군
⑤ 태변흡인증후군

해설 • 호흡 : 1분당 40~60회이며, 출생 24시간 후 30~50회로 감소
• 출생 초기 : 호흡의 깊이와 리듬은 불규칙적일 수 있음, 10초간 호흡을 멈추는 현상을 보이기도 함
• 복식호흡 : 횡격막과 복벽 근육 사용
• 수면 때와 깨어 있을 때 차이를 보임
• 심박동 : 분당 120~150회

29 신생아 젖병 수유 방법으로 옳은 것은?

① 1회 수유시간은 5분 이내가 적당하다.
② 상체를 상승시킨 자세로, 아기의 뺨과 턱을 지지하며 수유한다.
③ 수유 후 소화가 잘 되도록 왼쪽으로 눕힌다.
④ 젖병을 흔들면 수유에 도움이 된다.
⑤ 신생아는 대부분의 시간에 수면을 취하므로 잠을 깨워 계획된 수유를 하는 것이 좋다.

해설 [인공(젖병)수유에 대한 부모교육]
① 영아를 안는 자세 혹은 상체를 상승시킨 자세로 수유
② 수유 촉진을 위해 아기의 뺨과 턱을 지지
③ 1회 수유시간 : 15~20분, 충분히 기다려 줌
④ 수유 동안, 수유 직후에 우유를 약간 내뱉는 것은 정상 → 좀 더 천천히 먹이고 자주 트림시킴
⑤ 수유에 방해가 되는 행동이나 젖병을 흔드는 행동을 피함
⑥ 수유 후 반드시 트림 → 30분~1시간 우측위 (해부학적 구조상 삼킨 공기는 위로 올라가고 음식물은 내려가게 함)

CHAPTER 02

영아의 건강 유지·증진 간호

We Are Nurse

위아너스
간 호 사
국가시험
이론편

아동간호학

UNIT 01　영아(1~12개월)의 성장과 발달

1) 신체적 발달 ★★

(1) 체중
① 성장과 영양상태의 유용한 지표
② 생후 3~5개월에 출생 시 체중의 2배, 1년에 3배, 2년에 4배

(2) 신장
생후 1년 : 출생 신장의 1.5배

예 출생 시 몸무게 3kg, 키 50cm → 생후 12개월 : 약 9kg, 75cm

(3) 두위
① 출생 시 두위 〉흉위, 생후 1년 두위 = 흉위, 2년 이후 두위 〈 흉위
② 천문폐쇄 : 대천문 12~18개월, 소천문 2~3개월

(4) 신경계
생후 1년 : 두뇌성장 가장 빠름

(5) 호흡기계 ★
① 복식호흡
② 기도가 좁고 협착되어 감염이 잘 됨
③ 유스타키오관(중이관)이 짧고 곧아 중이염의 위험이 큼

(6) 심혈관계
① 태아기 단락 폐쇄, 폐순환 증가
② 심박동수는 점차 신생아에 비해 느려지고, 혈압은 상승
③ 소아에서 나타나는 정상 소견 : 동성부정맥
　　→ 흡기 시 박동수 증가, 호기 시 감소, 숨을 멈췄을 때 일정

(7) 면역계

① 모체로부터 전달된 면역이 없어지면서 6개월이 되면 예방접종이 필요

② 면역글로불린이 부족 → 감염에 취약

③ 모유수유는 IgA 공급

(8) 위장관계 ★

① 단백질과 유당은 소화 가능

② 지방의 소화와 흡수는 생후 6~9개월에 가능

③ 연하반사가 불량하여 침을 삼키지 못하고 흘림

(9) 조혈계

① 태아형 헤모글로빈 존재, 적혈구 생존기간이 짧아 생후 2~3개월경 생리적 빈혈

② 모체로부터 저장 받은 철분은 6개월에 소진, 철분 공급이 필요함

(10) 신장계

사구체여과율 낮음, 수분과 전해질 불균형의 위험

2) 운동발달 ★★★★★★

※ 머리 가누기 → 뒤집기 → 앉기 → 기기 → 서기 → 걷기

개월	전체운동	미세운동
1	머리를 좌우로 움직임	주먹을 쥠
2	고개를 45° 듦(복위)	파악반사, 주먹을 폄
3	고개를 45~90° 정도 듦(복위)	
4	머리를 가눔 ★ 누운 채 좌우로 몸을 뒤집기(배 → 등)	팔 조정 가능 상체 체중 지지
6	등 → 배로 뒤집기 엎드린 상태에서 양팔로 몸무게 지탱	물건을 옮겨 잡음
7	도움 받아 앉음	
8	도움 없이 앉음	미세물건 잡기(손가락)
9	기기	
10	가구 잡고 서기	손으로 음식 섭취
12	가구 잡고 걷기	숟가락, 컵 사용

→ 목을 가누지 못할 때 머리를 받쳐줌

→ 뒤집기가 시작될 때 소파위에 눕히지 않아야 함

3) 언어발달 ★★

① 3~5주 : 사회적 미소, 애착을 길러줌

② 2~3개월 : 옹알이 시작

③ 4~6개월 : '마', '다', '아' 등 의미 없는 소리 내기 시작

④ 12개월 : '엄마', '아빠', '바이바이' 등 몇 개 단어 사용

4) 심리사회적 발달 : Erikson의 신뢰감 VS 불신감 ★★★★

① 신뢰감 형성 : 구강기에 형성, 양육자의 일관된 양육

② 일관성 있는 사랑이 담긴 어머니의 돌봄이 신뢰감을 형성하는 주요 요소

③ 가족의 규칙적인 일상이 부모 영아 애착에 도움

④ 낯가림 ★★★

　㉠ 애착이 잘 형성되어 양육자와 낯선 사람을 구분하는 것으로 정상 반응

　㉡ 6개월에 시작하여 8개월에 극치

　㉢ 낯선 사람을 충분히 관찰할 수 있도록 시간을 줌

⑤ 분리불안 ★★★★★

　㉠ 애착의 대상과 분리되거나 분리되려할 때 느끼는 불안(8~30개월)

　㉡ 8개월 미만 아동은 분리에 대한 영향을 더 크게 받음(저항기 → 절망기 → 부정기 : 무관심기)

　㉢ 주된 애착의 대상자와의 분리에 대한 심각한 불안 증상

　㉣ 낯선 사람과 부모와의 대화 시 영아와 안전한 거리 유지

　㉤ 부모가 없을 때 대체용품을 주어 부모가 함께 있다는 것을 확인시켜 줌

⑥ 월령별 특징 ★

　㉠ 1~2개월 : 다양한 자극에 반응(빠는 욕구 충족 시 만족감)

　㉡ 2~4개월 : 주 양육자(엄마)와 타인 구분, 친숙한 얼굴에 미소

　㉢ 4~6개월 : 주로 돌보는 사람 더 선호, 흉내 내기 시작, 빠는 욕구 감소

　㉣ 6~8개월 : 분리불안, 까꿍 놀이 ★

　㉤ 8~10개월 : 애착과정 완성

5) 인지 발달 : 감각운동기 ★★

① 1~4개월 : 목적이 없는 단순한 행동

② 4~8개월 : 목적 있는 행동, 대상영속성 개념의 발달, 대상영속성을 이해할 수 있는 까꿍 놀이 ★

③ 8~12개월 : 간단한 문제 해결, 목표 지향적

🔖 UNIT 02　　영아의 건강증진

1) 예방접종

① 미성숙한 면역으로 감염에 취약

② 태반을 통해 수동면역을 모체로 획득(생후 3개월 효과)

③ 모유수유 시 IgA 공급 받음

2) 수유와 영양

(1) 모유 수유

① 모유로만 영양공급 시 : 비타민 D 보충, 철분 보충

② 모유 보관 : 24시간 동안만 냉장보관, 냉동보관 1개월(강력냉동고 6개월 보관)

(2) 조제유 수유

① 생우유 : 생후 12개월 이후(알레르기와 철 결핍성 빈혈)

② 종류 : 사용 완제품, 농축유, 분유

③ 인공수유 기술

    ㉠ 산모 교육 : 수유 간격, 수유량, 수유하는 동안 안는 방법, 트림시키는 방법, 조제유 준비 방법 교육

    ㉡ 방법 : 어머니가 아기와 얼굴을 마주보게 곧게 앉고, 3~4시간 마다 수유

    ㉢ 우유병을 받힌 채 수유 : 역류, 질식, 중이염 발생

    ㉣ 입속에 고인 우유 : 충치의 원인

(3) 이유식과 고형식이 ★★★★★★

① 이유식 시작 : 4~6개월 시작, 12개월까지, 어머니의 영양 상태가 좋으면 그 전에는 모유로 충분 ★

    → 이유식 : 조제유나 모유만으로 충분한 영양분을 섭취할 수 없으므로 고형식이(밥)로 전환하는 연습을 하는 식이

    → 목적 : 식이성 빈혈예방, 운동기능의 장애 방지, 의존심 방지, 골격과 근육발달의 촉진 등

② 4~6개월 쌀미음(곡물시리얼)부터 시작

    쌀 → 야채 → 과일 → 고기, 생선, 달걀노른자의 순서로 제공

③ 한 번에 한 가지씩 새로운 음식을 추가

④ 작은 숟가락을 이용하여 혀끝 쪽으로 넣어줌

⑤ 새로운 음식을 주기 전에는 4~7일간 간격을 두고, 적은 양(1~2스푼)을 먹임(음식 불내성 확인 위함), 모유나 조제유 주기 전에 이유식 먼저 제공

⑥ 12개월 전 금지

    • 소금, 설탕, 꿀, 가공식품

    • 알레르기를 유발 할 수 있는 달걀흰자, 조개류, 등 푸른 생선, 생우유

    • 흡인 위험 있는 핫도그, 포도 알, 마시멜로, 땅콩, 씨앗, 단단한 사탕, 팝콘, 견과류는 주지 않도록 함

⑦ 쥬스 : 섬유소는 과일이 더 풍부, 금지(6개월 이하, 잘 때), 100% 신선 과일 쥬스, 알러지 가족력이 있는 경우 토마토는 1세 전에 금기

⑧ 음식을 조제유와 섞어 주지 말기, 아동에게 씹을 수 있도록 기회제공

(4) 핑거 푸드, 간식

① 핑거 푸드 : 8~10개월부터, 한입에 먹을 수 있는 크기와 부드러운 음식, 흡인 위험 시 금지
② 간식 : 세끼 이외에 적은 양의 간식 공급, 젖병에 담아주지 말기

(5) 음식 알레르기

① 고형음식을 일찍 주는 것은 음식 알레르기 발생빈도를 높임
② 알레르기 반응 확인을 위해 4~7일에 한 번에 한 가지씩 음식 제공
③ 알레르기원으로 생각되는 식품 : 우유, 달걀흰자, 콩 제품, 생선, 땅콩, 초콜릿, 옥수수, 밀 등
④ 알레르기 증상 : 복통, 설사, 비울혈, 기침, 천명음, 구토, 발진 등

3) 치아관리 ★★★

① 보통 4~6개월 유치가 나기 시작
② 첫 돌까지 평균적으로 6~8개 정도하악 중절치-상악 중절치-상악 측절치-하악 측절치-첫 어금니-송곳니-두번째 어금니
③ 이가 날 때 거즈로 싼 얼음 조각을 잇몸에 대주거나 차가운 음료나 딱딱한 음식(얼린 베이글, 마른 빵) 제공
④ 충치 예방 : 잠자기 전, 우유를 먹인 후 치아를 헹구고 단맛이 나는 것은 제한
⑤ 우유병 충치 : 자는 동안 우유나 쥬스를 우유병에 수유하지 않기, 야간에는 물을 주기
⑥ 이 닦기 : 치아가 나기 전부터 시행, 수유 후 물을 적신 거즈나 수건으로 닦아줌, 치약 삼키지 않게 주의
⑦ 인공 젖꼭지 사용 중지 : 3세 이후까지 사용하면 구강 구조 변형
⑧ 치아 갯수 : 월령-6

> **※ 엄지 손가락 빨기**
> • 배고프거나 지루할 때 빠는 욕구를 충족하기 위해
> • 정상적 행동, 18~20개월 최고조
> • 4세 지나고 영구치가 날 때까지 지속되면 부정교합 위험

4) 휴식과 수면 ★★

① 14~18시간 수면, 대부분 REM 수면
② 1개월부터 자신의 수면을 조절할 수 있으므로 수면 주기에 대한 부모의 민감성 필요
③ 아기가 스스로 잠드는 습관 갖기
④ 영아돌연사증후군(SIDS) 예방
  ※ 영아 돌연사증후군 ★★★
    ㉠ 정의 : 대개 수면 중에 발생하는 1세 미만의 영아의 갑작스럽고 설명할 수 없는 죽음

ⓒ 원인 및 빈도 : 불명확, 2~4개월 영아, 남아, 겨울에 빈발
  • 위험요인 : 미숙아, 다태임신 분만아, 저출생체중아
  • 간접흡연 노출, 열악한 산전치료, 낮은 사회경제적 상태, 임신 중 약물사용, 문화적 영향, 낮은 산모 연령
ⓒ 간호 ★
  • 아기요 침대에서 재움(부모와 함께 한 침대에서 재우지 않도록 함)
  • 지나치게 폭신한 이불을 깔지 않고 주위에 장난감이 없도록 함
  • 흡연 환경에 노출되지 않도록 함
  • 너무 덥지 않도록 함
  • 잘 때 노리개 젖꼭지
  • 엎드려 뉘여서 재우는 것을 피함
  • 무호흡 모니터 사용

5) 안전 ★★★★

(1) 자동차 안전

① 유아용 카시트는 차 뒷자석에 설치
② 신생아와 영아는 2세까지 후방카시트 장착

(2) 화상

목욕물 온도 확인, 외출 시 자외선 차단제(6개월 이상)나 모자 착용

(3) 낙상

① 영아 사고(안전사고) 사망의 주요 원인 : 낙상
② 뒤집기, 기어 다니기 시작하면서 낙상 사고 발생이 빈번
③ 화장실 문을 열어두지 않기, 보행기 사용금지
④ 높은 곳에 아기를 혼자 두지 않음

(4) 질식 ★

① 젤리, 슬라이스 핫도그, 딱딱한 사탕, 땅콩, 포도, 건포도, 껌 등의 작은 조각은 제공하지 말 것
② 끈 달린 인공 젖꼭지, 비닐봉지, 블라인드나 커튼 줄 주의푹신한 매트리스 위에서 재우지 않도록 교육
③ 수유 후 아기의 입에 우유병을 권 채로 침대에 눕혀놓지 않도록 교육
④ 기계적 질식 : 생후 2~3개월 호발, 삼키기 미숙
⑤ 흡인, 질식으로 인한 청색증, 호흡곤란의 증상을 보일 때
  → 엎드린 채 머리와 상체를 아래로 향하게 하여 액체인 경우 이물질이 흘러나오도록 하고 고체인 경우 등을 세게 두드려서 나오도록 함

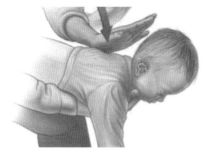

[영아 흡인 시 자세]

6) 놀이 ★★

① 단독놀이 : 주위의 다른 아동과 다른 장난감으로 혼자 놀이

② 자신의 신체부위를 가지고 탐색놀이

③ 반복적, 기능적, 연습적

[개월별 사회성, 언어능력, 운동능력]

성장발달	사회성 및 언어능력	상세 운동능력
1개월	• 의미 있는 작은 소리를 냄 • 밝은 물체에 관심을 갖음 • 배가 고프거나 불편한 경우에 욺	• 엎드려 누이면 머리를 옆으로 돌릴 수 있음 • 주먹을 쥠
2개월	• 미소에 반응 • 울음에 이유가 다르게 나타남 • 목소리에 관심을 보임	• 복부를 바닥에 대고 머리와 가슴을 잠깐 들 수 있음 • 옆으로 누웠다가 바로 돌릴 수 있음 • 잠깐 동안 딸랑이를 쥘 수 있음
3개월	• 엄마의 얼굴을 좋아하고 소리에 민감함	• 손가락을 가지고 놂 • 물건을 입으로 가져 갈 수 있음 • 머리를 똑바로 들 수 있음
4개월	• 움직이는 물체를 볼 수 있음 • 사람들과 함께 있는 것을 좋아함	• 앉아 있을 때 머리를 똑바로 들 수 있음 • 뒤집으려고 노력함 • 손바닥을 펴고 있음
5개월	• 원하던 물체가 멀어지면 불유쾌한 소리를 냄	• 물체에 손을 뻗칠 수 있음 • 손바닥에 물체를 주면 완전히 쥠
6개월	• 여러 개의 음절의 소리를 냄 • 낯선 사람을 알기 시작함	• 손가락을 동시에 구부려서 앉음 • 신체를 움직이는데 손과 팔을 사용함
7개월	• 낯선 사람에게 두려움과 공포심을 느낌 • 정서적 불안정으로 쉽게 울고 웃음 • 여러 음절의 모음소리를 냄	• 양손을 짚고 앉음 • 몸이 조금 앞으로 나갈 수 있음 • 서있도록 잡아주면 다리를 껑충거림 • 장난감을 가져가면 한손으로 쥘 수 있음 • 누웠다가 쉽게 뒤집음

8개월	• 낯선 사람과의 관계를 거부함 • 가족을 좋아함	• 다른 손가락과 엄지손가락을 붙임 • 오랫동안은 아니지만 물건을 잡을 수 있음 • 안전하게 혼자 앉을 수 있음
9개월	• "다-다"와 같은 소리를 낼 수 있음 • 어른이 화를 내면 반응함 • 야단치면 욺	• 우유병을 쥐고 빨 수 있음 • 한손 사용을 좋아함 • 앉아 있다가 스스로 일어나며 도와주면 발을 옮길 수 있음
10개월	• 이름을 부르면 쳐다봄 • "빠이-빠이"와 같은 놀이를 할 수 있음	• 잡아주면 걷는 행동을 함 • 잡고 걸을 수 있으며 매우 잘 기어 다님 • 두 손을 함께 움직일 수 있음
11개월	• 음식을 혼자 먹으려고 하나 거의 쏟음	• 혼자잡고 설 수 있음
12개월	• "엄마, 아빠"등의 두 단어를 말할 수 있음 • 자신의 이름을 앎 • "안 돼"라는 의미를 앎 • 사랑받기 위해서 욺 • 자기만 아는 자기중심적임	• 한손으로 의자를 잡고 걸음 • 컵으로 마시거나 숟가락으로 먹을 수 있음 • 옷을 입힐 때 협조함

단원별 문제

01 영아의 안전사고 예방을 위한 부모교육 내용으로 옳은 것은?

① 아기가 보챌 때는 좋아하는 사탕을 제공한다.
② 노리개 젖꼭지는 바로 사용할 수 있게 끈을 이용하여 목에 걸어 둔다.
③ 자동차 안에서는 전방 카시트를 이용한다.
④ 안전을 위해 보행기를 사용한다.
⑤ 화장실, 현관문을 닫아둔다.

> **해설** [자동차 안전]
> ① 유아용 카시트는 차 뒷자석에 설치
> ② 신생아와 영아는 2세까지 후방카시트 장착
> [질식 예방]
> ① 젤리, 슬라이스 핫도그, 딱딱한 사탕, 땅콩, 포도, 건포도, 껌 등의 작은 조각은 제공하지 말 것
> ② 끈 달린 인공 젖꼭지, 비닐봉지, 블라인드나 커튼 줄 주의, 푹신한 매트리스 위에서 재우지 않도록 교육
> ③ 수유 후 아기의 입에 우유병을 괸 채로 침대에 눕혀놓지 않도록 교육

02 영아가 단추를 삼키다 목에 걸려 기침을 하면서 숨을 잘 쉬지 못하고 얼굴이 파랗게 변해간다고 보호자가 다급하게 전화를 하였다. 간호사의 답변은?

① "빨리 병원으로 데리고 오세요."
② "아이를 바닥에 눕히고 양쪽 유두 사이를 두 손가락으로 1.5cm 깊이로 누르세요."
③ "한 손바닥으로 복부를 검상돌기 방향으로 세게 누르세요."
④ "입에 손가락을 넣어 단추를 꺼내세요."
⑤ "아기를 엎드린 채 머리를 아래 방향으로 하여 기울이고 등을 세게 두드리세요."

> **해설** 흡인, 질식으로 인한 청색증, 호흡곤란 증상을 보일 때
> → 엎드린 채 머리와 상체를 아래로 향하게 하여 액체인 경우 이물질이 흘러나오도록 하고 고체인 경우
>   등을 세게 두드려서 나오도록 함

03 출생 시 몸무게가 3kg인 영아의 몸무게가 9kg이 되는 시기는?

① 5개월   ② 9개월

③ 12개월   ④ 15개월

⑤ 24개월

> **해설** [체중]
> ① 성장과 영양상태의 유용한 지표
> ② 생후 3~5개월에 출생 시 체중의 2배, 1년에 3배

04 아동의 두위와 흉위가 비슷해지는 시기는?

① 6개월   ② 12개월

③ 18개월   ④ 24개월

⑤ 36개월

> **해설** 출생 시 두위가 흉위보다 1~2cm 크지만 1세가 되면 비슷해지고 2세가 되면 흉위가 두위보다 큼

05 에릭슨은 이 시기를 아동과 양육자간의 상호작용을 통해 신뢰감을 형성하는데 가장 중요한 시기라고 하였다. 언제인가?

① 영아기   ② 유아기

③ 학령전기   ④ 학령기

⑤ 청소년기

> **해설** 영아기 심리사회적 발날 : 신뢰감 / 불신감
> ① 신뢰감 형성 : 구강기에 형성, 양육자의 일관된 양육
> ② 일관성 있는 사랑이 담긴 어머니의 돌봄이 신뢰감을 형성하는 주요 요소
> ③ 가족의 규칙적인 일상이 부모 영아 애착에 도움

06 5개월 된 영아가 고개를 가누지 못한다. 간호사의 적절한 반응은?

① 양육자에게 적절한 운동을 매일 하도록 지시한다.

② 종양이 의심되므로 진단검사를 하자고 한다.

③ 소천문이 열려 있어서 일시적이므로 지켜보자고 한다.

④ 늦은 영아도 있으므로 안심시킨다.

⑤ 발달지연이 있는지 의심하고 검사를 실시한다.

해설 4개월 영아 45~90° 목을 가눌 수 있음, 발달 지연이 있는지 확인이 요구됨

07 영아가 4~6개월 정도가 되면 이유식을 시작하게 되는데, 그 이유로 옳은 것은?

① 열량 보충　　　　　　　　② 철분 보충
③ 칼슘 보충　　　　　　　　④ 지방 보충
⑤ 단백질 보충

해설 이유식 : 조제유나 모유만으로 충분한 영양분을 섭취할 수 없으므로 고형식이(밥)로 전환하는 연습을 하
는 식이
목적 : 식이성 빈혈예방, 운동기능의 장애 방지, 의존심 방지, 골격과 근육발달의 촉진 등
시작 : 4~6개월, 12개월까지

08 8개월 아동의 대상영속성에 해당하는 놀이로 옳은 것은?

① 모빌놀이　　　　　　　　② 까꿍 놀이
③ 딸랑이놀이　　　　　　　④ 짝짜꿍놀이
⑤ 자발적 낙서

해설 감각운동기(출생~2세)
① 언어가 발달하기 이전의 단계, 시각·청각 등의 감각과 운동기술을 사용해 외부 환경과 상호작용
② 감각에 의한 반사적인 행동으로 사물을 이해(잡기, 발기)
③ 대상영속성 : 대상이 눈 앞에서 사라져도 그 대상이 없어진 것이 아니라는 것을 알게 되는 것

09 다음 중 대략적으로 신생아의 체중이 2배가 되는 시기는 언제인가?

① 생후 1개월　　　　　　　② 생후 3개월
③ 생후 6개월　　　　　　　④ 생후 1년
⑤ 생후 2년

해설 [체중]
• 영양상태의 유용한 지표
• 생후 3~4개월에 출생 시 체중의 2배, 1년에 3배, 2년에 4배

10 다음 중 정상적인 영아에게 있어 옹알이를 하는 시기는?

① 0~2개월   ② 2~3개월
③ 6~8개월   ④ 12~15개월
⑤ 18~24개월

> **해설** [영아의 언어발달]
> • 3~5주 : 사회적 미소, 애착을 길러줌
> • 2~3개월 : 옹알이 시작
> • 4~6개월 : '마', '다', '아' 등 의미 없는 소리 내기 시작
> • 12개월 : '엄마', '아빠', '바이바이' 등 몇 개 단어 사용

11 영아의 운동발달에 대한 설명 중 10개월에 나타날 수 있는 발달은?

① 엎드렸다가 뒤로 뒤집을 수 있음
② 머리를 가눌 수 있음
③ 혼자 앉음
④ 혼자 일어나 기구 잡고 설 수 있음
⑤ 혼자 걸을 수 있으며 계단을 내려올 수 있음

> **해설** 10개월 된 영아는 혼자 일어나 기구 잡고 설 수 있음

12 다음 중 정상적인 아동에게 있어 '엄마', '아빠', '바이바이' 등 몇 개 단어 사용이 가능해 지는 시기는 언제부터인가?

① 3개월   ② 6개월
③ 9개월   ④ 12개월
⑤ 15개월

> **해설** [언어발달]
> • 3~5주 : 사회적 미소, 애착을 길러줌
> • 2~3개월 : 옹알이 시작
> • 4~6개월 : '마', '다', '아' 등 의미 없는 소리 내기 시작
> • 12개월 : '엄마', '아빠', '바이바이' 등 몇 개 단어 사용

13 아동이 주변의 도움 없이 스스로 앉아 있을 수 있는 연령으로 옳은 것은?

① 3개월   ② 6개월
③ 9개월   ④ 12개월
⑤ 15개월

(해설) 8~9개월의 아동은 도움 없이 혼자 앉음, 집게 잡기 가능, '바이바이' 손인사, 박수 가능

14 영아기의 '마', '다', '아' 등 의미 없는 소리 내기를 시작하는 시기는?

① 2~3개월   ② 4~6개월
③ 9개월   ④ 12개월
⑤ 15개월

(해설) [언어발달]
• 3~5주 : 사회적 미소, 애착을 길러줌
• 2~3개월 : 옹알이 시작
• 4~6개월 : '마', '다', '아' 등 의미 없는 소리 내기 시작
• 12개월 : '엄마', '아빠', '바이바이' 등 몇 개 단어 사용

15 영아가 4~6개월 정도가 되면 이유식을 시작하게 된다. 어떤 음식부터 이유식을 시작하는가?

① 과일 쥬스   ② 쌀미음
③ 으깬 감자   ④ 이온 음료
⑤ 생우유

(해설) [이유식과 고형식이]
4~6개월 쌀미음(곡물시리얼)부터 시작
쌀 → 야채 → 과일 → 고기, 생선, 달걀노른자의 순서로 제공

16 다음 중 영아에게 고형식이를 실시할 때의 간호중재로 옳은 것은?

① 우유를 준 후 조금씩 준다.
② 물보다는 쥬스를 공급한다.
③ 한 번에 한 가지씩 새로운 음식을 시도한다.
④ 3~4개월경 야채부터 시작하여 쌀, 과일 순서로 제공한다.
⑤ 조제유나 모유를 주고 이유식을 제공한다.

해설 [이유식과 고형식이]
새로운 음식을 주기 전에는 4~7일간 간격을 두고, 적은 양(1~2스푼)을 먹임(음식 불내성 확인 위함), 모유나 조제유 주기 전에 이유식 먼저 제공
- 4~6개월 쌀미음(곡물시리얼)부터 시작
- 쌀 → 야채 → 과일 → 고기, 생선, 달걀노른자의 순서로 제공

17 영아에게 이유식을 시작할 때 주의할 사항으로 옳은 것은?

① 고형식은 12개월 이후에 준다.
② 이유식은 음식을 조제유에 섞어서 준다.
③ 설탕보다는 꿀을 공급한다.
④ 달걀흰자와 등푸른 생선은 12개월 이후에 공급한다.
⑤ 토마토는 알러지 반응이 적은 과일이므로 영아의 이유식에 공급한다.

해설 • 12개월 전 금지 : 소금, 설탕, 꿀, 가공식품, 달걀흰자, 조개류, 등푸른 생선, 생우유
• 알러지 가족력 있는 경우 토마토는 1세 전에 금기

18 정상 발육한 12개월 아이에게서 추정할 수 있는 평균 치아는?

① 0개   ② 3개
③ 6개   ④ 10개
⑤ 15개

해설 유치 : 월령-6=유치의 개수, 12개월-6=6개

19 10개월 된 영아가 잇몸이 간지러워 보채고 울 때 간호중재로 가장 옳은 것은?

① 치실을 사용한다.
② 따뜻한 우유를 준다.
③ 거즈에 싼 얼음을 잇몸에 대준다.
④ 젖니가 나왔기 때문에 칫솔질을 한다.
⑤ 따뜻한 음식을 공급해 준다.

해설 이가 날 때 차가운 음료나 딱딱한 음식(마른 빵, 거즈로 싼 얼음 조각, 얼린 베이글) 제공

20 아동의 우유병 충치를 예방하기 위한 가장 적절한 방법은 무엇인가?

① 자는 동안에 우유보다는 쥬스를 공급한다.
② 우유병 충치를 예방하기 위해 불소 도포가 가장 효과적인 방법이다.
③ 영아가 우유병을 물고 자는 습관이 있다면 우유 대신 맹물을 넣어준다.
④ 저녁에 모유수유를 실시하여 우유병 충치를 예방한다.
⑤ 영아가 수면 중 수유를 할 경우 우유보다는 이유식을 제공한다.

해설 우유병 충치 : 자는 동안 우유나 쥬스를 우유병에 수유하지 않기, 야간에는 물을 주기

21 다음 중 영아돌연사증후군(SIDS)을 예방하기 위한 중재로 옳은 것은?

① 옆으로 누워서 재운다.
② 푹신한 이불에서 재운다.
③ 자기 전에 노리개 젖꼭지를 준다.
④ 영아를 부모의 침대에서 함께 재운다.
⑤ 영아의 수면 중에 인형 등의 장난감을 제공해 준다.

해설 [영아돌연사 증후군을 예방하기 위한 중재]
• 아기용 침대에서 재움
• 지나치게 폭신한 이불을 깔지 않고 주위에 장난감이 없도록 함
• 흡연 환경에 노출되지 않도록 함
• 너무 덥지 않도록 함
• 잘 때 노리개 젖꼭지

22 다음 중 영아의 생활안전수칙에 관한 사항으로 옳은 것은?

① 유아용 카시트는 운전석 옆에 설치한다.
② 신생아의 카시트는 전방을 향하게 한다.
③ 노리개 젖꼭지를 영아의 목에 걸어준다.
④ 영아의 침구는 부드럽고 푹신하게 깔아준다.
⑤ 보행기 사용을 금한다.

[안전]
(1) 자동차 안전
- 유아용 카시트는 차 뒷좌석에 설치
- 신생아와 영아는 2세까지 후방카시트 장착
(2) 화상
- 목욕물 온도 확인, 외출 시 자외선 차단제(6개월 이상)나 모자 착용
(3) 낙상
- 영아 사망의 주요 원인 1위 : 낙상
- 뒤집기, 기어 다니기 시작하면서 낙상 사고 발생이 빈번
- 보행기 사용금지
- 높은 곳에 아기를 혼자 두지 않음

23 다음 중 3개월 된 아이가 할 수 있는 운동능력은 무엇인가?

① 손바닥에 물체를 주면 완전히 쥔다.
② 다른 손가락과 엄지손가락을 붙인다.
③ 우유병을 쥐고 빨 수 있다.
④ 손가락을 가지고 논다.
⑤ 물체에 손을 뻗친다.

[3개월된 아동이 가능한 운동능력]
- 손가락을 가지고 놂
- 물건을 입으로 가져 갈 수 있음
- 머리를 똑바로 들 수 있음

24 다음 중 영아의 일차적인 관심 놀이의 대상으로 옳은 것은?

① 부모
② 딸랑이
③ 자신의 몸
④ 엄마 젖꼭지
⑤ 형제 또는 자매

[영아의 놀이]
- 단독놀이
- 자신의 신체부위를 가지고 탐색
- 반복적, 기능적, 연습적

CHAPTER 03

유아의 건강 유지·증진 간호

아동간호학

We Are Nurse

위아너스
간 호 사
국가시험
이 론 편

🔬 UNIT 01 유아(1~3세)의 성장과 발달

① 자율성(autonomy)을 향해 투쟁하는 시기 ★
② 강한 에너지와 호기심으로 주변 탐색, 기술 습득

1) 신체적 성장 발달

(1) 신장과 체중

① 신체성장 속도가 느려짐
② 체중 : 2~3세에 출생 시 체중의 4배
③ 신장 : 연간 7.5cm 증가

(2) 두위와 흉위 ★

① 두위 : 2세에 성인 크기의 90%
② 2세 이후 두위 < 흉위

(3) 외모와 골격계

① 배 볼록, 몸통이 길고 다리가 짧고 약간 휘어 보임
② 지방조직 → 근육조직으로 대체되기 시작

(4) 신체기관의 성숙 ★

① 뇌 : 2세 말경 뇌의 75~80% 완성
② 비뇨기계 : 요도 조임근 조절능력과 방광 용적의 증가로 배변훈련이 가능함
③ 림프조직 : 유아기 때부터 점차 커져 10~11세가 되면 최대 크기

2) 운동발달 ★★

① 거의 모든 일상을 혼자 시행하려고 함
② 운동발달이 판단력이나 인지 발달 보다 앞서 있음
  • 15개월 : 혼자 걸을 수 있음, 블록 2개 쌓음

- 18개월 : 뛸 수 있으나 넘어짐, 양손으로 컵을 잡고 마심, 옷을 혼자 벗음, 블록 3~4개 쌓음
- 2세 : 한발씩 계단 오르기 가능, 숟가락으로 혼자 먹음, 옷을 혼자 입음, 블록 6개 쌓음, 동그라미 그리는 흉내 냄
  cf : 2.5세 : 1~2초 동안 한발 서기 가능, 십자 그리기
- 3세 : 세발 자전거, 두 발을 교대로 계단을 오름, 블록 8~10개 쌓음

3) 인지발달 ★★

① 끝없는 에너지와 만족할 줄 모르는 호기심으로 인지력이 폭발적으로 성장
② 감각운동기
- 12~18개월 : 시행착오를 통해서 학습, 생각한 후에 행동, 가사모방, 지연모방
- 19~24개월 : 대상영속성, 가사모방, 지연모방(어떤 행동을 목격한 후 그 자리에서 따라하는 것이 아니라 일정 시간이 경과한 후 재현)
③ 전조작기 : 전개념기(2~4세)
- 상징적 사고, 가장 놀이(pretending play), 자기중심, 물활론, 비가역성, 마술적 사고
- 주된 단어는 '나', '내 것'
- 자기중심 : 모든 상황을 자신의 관점에서 생각. 타인의 시각을 고려 못함
- 물활론 : 사물이 살아 있고 의지가 있다고 생각
- 비가역성 : 역순으로 생각할 수 없음. 추론의 시작점으로 돌아갈 수 없음
- 마술적 사고 : 마술적 사고로 사건이 일어나고, 무엇인가 바라면 이루어진다고 생각
- 중심화 : 경험의 한 측면만 생각하고, 다른 가능성은 무시

4) 언어발달 ★

① 18개월 : 10개 단어, 2세 : 300개 단어(2~3개 문장), 3세 : 900개 단어 사용(3~4개 문장)
② 2세부터 어휘력 발달. '나', '내 것' 주로 사용
③ 표현 언어보다 이해하는 언어(수용언어)가 더 많음
④ 간호 중재 : 유아가 말을 잘 못하더라도 자주 말을 걸어주어 언어를 사용하도록 유도, 칭찬을 해줌

5) 심리사회적 발달 ★★★★★

(1) Erikson의 자율성 대 수치심

자신의 의지와 방식을 고집, 갈등 유발

(2) 대응기전 ★★★★★

가. 분노발작
① 아동이 언어와 사고능력의 제한으로 자신의 감정을 표현할 수 없어 발생
② 소리를 지르기, 물건을 던지기, 자기 몸을 물어뜯고 머리를 흔들며 분노 표출
③ 18개월 ~ 3세 때 가장 흔함
④ 아동이 독립적으로 하려던 시도가 좌절됐을 때, 피곤할 때 긴장감의 정서적 표출

⑤ 유아가 진정될 때까지 부모는 아무런 반응을 보이지 않고 무관심으로 대함
　일관적 태도, 자리 떠나지 않기
나. 거부증 ★★★★★★★
① 독립성의 표현. '아니', 소리 지르기, 차기, 때리기, 물기, 호흡 참기
② 18개월~3세
③ 자율성이 발달하는 과정이므로 아동이 선택할 수 있는 질문을 함
다. 퇴행(Regression) ★
① 전 발달단계의 행동양상으로 되돌아감
② 불편감, 스트레스(예 질병, 분리, 동생의 존재)에 대한 대응(예 의존증가, 변기사용 거부, 분노발작, 젖병 사용)
③ 일시적인 현상이므로 걱정하지 않도록 함, 퇴행 이전의 행동으로 돌아가길 강요하면 스트레스는 가중됨
라. 분리불안
① 아동의 독립적 욕구가 강해져 엄마와 떨어져 있고 싶어 하지만, 엄마도 자신과 떨어져 있고 싶어 할까봐 겁냄
② 솔직한 설명, 일시적인 대체물 효과적
마. 의식화 ★★★
① 아동은 안정된 행동이나 자신에게 친숙한 물건을 사용함으로 자신감과 통제감을 느낌(의식행동을 하지 않으면 불안과 스트레스가 높아짐)
② 같은 컵이나 의자 사용, 자기 전 같은 동화책 읽기

6) 심리·성적 발달
① 프로이드 : 항문기
② 2세 반~3세 : 남녀의 성기차이 인식
③ 3세 : 성역할 이해, 동성부모의 행동 모방
④ 자신이나 타인의 몸을 탐색, 생식기를 만지는 행위를 함
⑤ 항문기의 고착현상 : 결벽증, 무엇이든지 보유하거나 아끼려는 인색한 성격

7) 도덕·영적 발달
① 전인습적 도덕 수준 1단계 : 처벌과 복종에 대한 인식, 벌을 피하거나 상을 받기 위해 행동
② 부모의 가치관에 동화

8) 놀이 ★★★★
① 자기중심적 놀이, 모방놀이
② 평행놀이 : 주변에 또래나 친구가 있지만 함께 놀지 않고 혼자 노는 것 ★
③ 장난감 : 밀고 당기는 장난감, 진흙, 모래, 비누거품, 큰 공, 모래놀이와 물놀이, 자동차, 트럭, 동물 인형 ★★

9) 유아기의 주요 과업

　① 자유 의지를 가진 독립적인 개인으로 인식
　② 충동을 억제하고, 원하는 바를 정당한 방법으로 요구하는 기술을 배움
　③ 배설 통제
　④ 부모와의 분리를 극복할 수 있음

🔬 UNIT 02　유아의 건강증진

1) 영양 ★

　① 1,000~1,400kcal/일, 단백질, 비타민 D, 칼슘, 인의 요구량 높음
　② 생리적 식욕부진 : 소량씩 음식 제공, 식사시간은 즐겁게(밥 대신 간식, 우유, 주스로 배
　　채우지 않게 함)
　③ 적당량의 우유 섭취(500cc/1day) : 우유의 유당이 철분흡수를 방해하므로 → 우유를 1일
　　1L 이상 섭취할 경우 '우유빈혈'이 초래될 수 있음
　④ 영양가 있는 간식 제공
　⑤ 매일 2컵의 우유 또는 유제품 섭취, 고형식이를 우유보다 먼저 제공 → 철결핍이 나타나
　　지 않도록 함
　⑥ 활동량에 맞게 영양 공급
　⑦ 조금씩 제공하고 더 먹을 것인지 묻고 강요하지 않음

2) 고형식

　① 2세 : 한 손으로 컵 들고 숟가락 잘 사용
　② 3~4세는 포크 사용함
　③ 식사 3회, 중간 간식 2회
　④ 사탕, 탄산음료 피함

3) 연령별 영양문제

　① 음식투정
　② 생리적 식욕부진

4) 치아관리 ★★★★

　① 유치 : 12개월에 6~8개, 30~36개월까지 20개가 모두 나옴
　② 구강검진 18~29개월, 늦어도 유치가 모두 난 후 30개월 전에 치과 방문
　③ 불소가 함유된 물로 잘 헹구도록 함 ★
　④ 치약을 사용하여 충치를 예방, 잘 뱉도록 함
　⑤ 젖병 충치 예방 : 주스나 우유를 젖병에 담아서 주는 경우 발생, 밤에는 젖병에 우유 대
　　신 물을 먹임

5) 휴식과 수면

① 2세 : 1일 12~14시간, 1회 낮잠
② 잠자기 싫어함, 취침 전 일관된 취침일상, 좋아하는 이불, 인형이 수면에 도움

6) 훈육 ★★★

① 부모의 일관된 자세 중요
② 신체적 체벌은 효과 없음
③ 잘못된 행동 직후, 잘못된 행동에 초점을 맞추어 훈육을 시행
④ 규칙을 미리 알려주고 타임아웃 시행
※ 타임아웃 : 정해 놓은 일정한 장소에 두어 조용히 자신의 행동에 대해 반성을 할 일정한
시간을 갖게 하는 방법, 잘못하고 있는 아동에게 관심을 주지 않음 ★

7) 대소변가리기 훈련 ★★★★

① 아동이 신체적, 정서적 준비가 되어야 시작
② 대변(12~18개월)을 먼저 가리고 소변(18~24개월)을 가림
③ 대부분 2세에 대소변을 가리며, 4~5세 야간소변 조절
④ 주간 소변 가리기 훈련을 야간 보다 먼저 시행 → 밤소변보다 낮소변을 먼저 가림
⑤ 아동이 성공할 때마다 충분히 칭찬
⑥ 변기는 편안해야 하고 안전성이 있는 유아용 변기 사용
⑦ 실패와 불이행에 대해 벌을 가하지 않음
⑧ 변기에 앉는 시간은 10~15분이면 충분, 너무 오래 앉도록 하지 않음
⑨ 장난감 놀이는 배뇨, 배변을 방해
⑩ 배변시간을 잘 관찰하여 배변하기 전에 변기를 대줌
⑪ 대소변가리기 훈련의 준비신호
　㉠ 신체적 준비신호
　　• 아동이 혼자서 옷을 벗을 수 있음
　　• 아동에게 말하면 인형을 내어줄 수 있음
　　• 아동이 잘 앉고 쪼그리고 걸을 수 있음
　　• 아동이 1년 동안 걸음
　㉡ 심리적 준비신호
　　• 아동이 기저귀가 젖었다는 것을 앎
　　• 아동이 기저귀를 당기거나, 쪼그려 앉거나, 말을 반복하면서 기저귀 교환을 요구
　　• 아동이 화장실에 가고 싶다는 표현을 하고, 혼자 갈 수 있음
　　• 아동이 기저귀나 옷에 배설을 하지 않고 부모를 기쁘게 하고 싶어 함

8) 안전 ★★★

(1) 자동차 안전

① 카시트 사용, 부모도 안전벨트 착용

② 주차장이나 차 주변에서 조심

③ 차안에 아동 혼자 두지 않기

(2) 비행기 안전

창문 옆. 유아 안전벨트

(3) 화재와 화상예방

① 1~4세 아동의 주요 사망원인

② 아동의 손에 닿지 않도록 불, 뜨거운 물건 보관

③ 연기 흡입 시 빠른 후두 부종으로 위험(기관 삽관 필요)

(4) 물놀이 안전

① 물 주변에 혼자 두어서는 안 됨

② 화장실 문을 항상 닫기

(5) 독극물 사고예방 ★

① 가정 내에서 많이 발생

② 약, 화장품, 가정용 화학제품은 뚜껑을 닫고 안전한 곳에 보관

③ 독성물질을 보관했던 용기는 재활용하지 않고 즉시 폐기함

④ 사고가 발생했을 때 무엇을 먹었는지 확인하는 것이 중요(용기를 가져오도록 함) ★

(6) 낙상 예방

① 창문 : 안전 장치

② 침대 : 보호용 울타리

♡ ♣ ☺ We Are Nurse 아동간호학

단원별 문제

01 유아의 전체운동 발달에 대한 설명 중 옳은 것은?

① 12개월에는 혼자 잘 걸을 수 있다.
② 15개월에는 잘 뛸 수 있다.
③ 18개월에는 계단을 잘 오르내릴 수 있다.
④ 24개월에는 세발자전거를 탈 수 있다.
⑤ 30개월에는 1~2초 동안 한발로 설 수 있다.

해설 • 15개월 : 혼자 잘 걸음
  • 18개월 : 뛸 수 있음
  • 24개월 : 계단을 오르내림
  • 30개월 : 1~2초 동안 한 발로 섬
  • 36개월 : 세발자전거를 탈 수 있음

02 2세 영희는 숨바꼭질 놀이를 할 때 손으로 자기 두 눈을 가리고 잘 숨었다고 생각한다. 사고의 특징으로 맞는 것은?

① 마술적 사고   ② 논리적 추론
③ 물활론적 사고   ④ 변환적 사고
⑤ 자기 중심적 사고

해설 유아기 : 다른 사람의 관점에서 이해하지 못하고 모든 것을 자기중심적으로 생각하는 시기

03 영희는 엄마가 인형을 방석 아래 두자 찾아 낼 수 있는 인지발달의 특성을 보였다. 이 개념은 무엇인가?

① 물활론   ② 대상영속성
③ 인공론적 사고   ④ 자기중심적 사고
⑤ 보존개념

[대상영속성]
　　　대상이 눈앞에서 사라져도 그 대상이 없어진 것이 아니라는 것을 알게 되는 것

04 유아기에 나타날 수 있는 인지발달 특성으로 옳은 것은?

① 타인에 대한 관심이 증가한다.
② 보존개념을 갖게 된다.
③ 가능성의 세계에 관심을 갖게 된다.
④ 인과관계를 알기 시작한다.
⑤ 상징적 사고와 모방을 한다.

유아기(전개념기) : 상징적 사고와 모방을 통한 학습, 자기중심적 사고를 함

05 다음 중 출생의 체중이 4배가 되는 시기는 언제인가?

① 6개월　　　　　　　　　② 12개월
③ 2~3세　　　　　　　　　④ 4~5세
⑤ 6~7세

체중 : 2~3세에 출생 시 체중의 4배

06 다음 중 유아의 운동발달에 대한 설명으로 옳은 것은 무엇인가?

① 12개월 – 블록 6개 쌓음
② 15개월 – 블록 8~10개 쌓음
③ 18개월 – 혼자서 옷을 입음
④ 24개월 – 삼각형을 그림
⑤ 3세 – 두 발을 교대로 계단을 오름

[유아의 운동발달]
　　• 15개월 : 혼자 걸을 수 있음, 블록 2개 쌓음
　　• 18개월 : 양손으로 컵을 잡고 마심, 옷을 혼자 벗음, 블록 3~4개 쌓음
　　• 2세 : 숟가락으로 혼자 먹음, 옷을 혼자 입음, 블록 6개 쌓음
　　• 3세 : 두 발을 교대로 계단을 오름, 블록 8~10개 쌓음

07 아동의 성장발달 중 끝없는 에너지와 만족할 줄 모르는 호기심으로 인지력이 폭발적으로 성장하는 시기는 언제인가?

① 영아기　　　　　　　　　　② 유아기
③ 학령전기　　　　　　　　　　④ 학령기
⑤ 청소년기

> 해설 [아동의 인지발달]
> 유아기 : 끝없는 에너지와 만족할 줄 모르는 호기심으로 인지력이 폭발적으로 성장

08 유아기 아동이 계속적으로 "싫어, 안돼요!" 라고 말하는 이유는 무엇인가?

① 자아 발달이 아직 안 된 것이다.
② 분리불안을 나타내는 것이다.
③ 자기주장을 하는 것으로 정상이다.
④ 반항적 기질을 타고난 것이다.
⑤ 주의력결핍과잉행동장애의 증상이다.

> 해설 Erikson에 의하면 유아기는 자율성 대 수치심의 시기이다. 이 시기의 아동은 자신의 의지와 방식을 고집, 갈등을 유발하기도 함

09 유아기의 아동이 소리를 지르기, 물건을 던지기, 자기 몸을 물어뜯고 머리를 흔들며 분노 표출되는 등의 증상은 유아기의 어떠한 특성에 대한 설명인가?

① 분노발작　　　　　　　　　　② 거부증
③ 분리불안　　　　　　　　　　④ 자기주장
⑤ 반항적 행동

> 해설 [분노발작]
> • 아동이 언어와 사고능력의 제한으로 자신의 감정을 표현할 수 없어 발생
> • 소리를 지르기, 물건을 던지기, 자기 몸을 물어뜯고 머리를 흔들며 분노 표출
> • 18개월~3세 때 가장 흔함

10 분노발작이 나타나는 아동에 대한 부모로서의 적절한 대응은 무엇인가?

① 아동에게 체벌을 가한다.
② 아동이 원하는 것을 들어준다.
③ 아동에게 관심을 보이지 않는다.
④ 아동을 혼자 방에 두고 지켜본다.
⑤ 분노발작을 보이면 즉시 나무란다.

> **해설** 유아의 분노발작에 대한 부모의 적절한 대응으로는 유아가 진정될 때까지 부모는 아무런 반응을 보이지 않고 무관심으로 대함, 일관적 태도를 보이고 자리를 떠나지 않음

11 유아기 아동에게 나타나는 특징적인 놀이 형태는 무엇인가?

① 단독놀이   ② 연합놀이
③ 평행놀이   ④ 협동놀이
⑤ 방관자놀이

> **해설** [유아기의 놀이]
> • 자기중심적 발달단계, 평행놀이를 함
> • 장난감 : 밀고 당기는 장난감, 진흙, 모래, 비누거품, 큰 공, 모래놀이와 물놀이, 자동차, 트럭, 동물

12 다음 중 아동의 대소변 가리기 훈련에 대한 설명으로 옳은 것은?

① 가능한 영아 때부터 훈련을 시킨다.
② 대부분의 아동은 2~3세가 되면 야간소변을 조절한다.
③ 소변을 먼저 가린 후 대변을 가린다.
④ 주간 소변가리기는 야간 소변가리기보다 먼저 훈련한다.
⑤ 언어가 느린 아이는 대소변 조절이 늦다.

> **해설** [대소변가리기 훈련]
> • 보통 18~24개월에 이루어짐, 대부분 2세에 대소변 가리며, 4~5세 야간소변 조절
> • 아동이 신체적, 정서적 준비가 되어야 시작
> • 대변을 먼저 가림. 밤소변보다 낮소변을 먼저 가림
> • 아동이 성공할 때마다 충분히 칭찬

13 유아기 아동의 안전에 대한 설명으로 옳은 것은?

① 독극물 사고는 어린이집에서 많이 발생한다.
② 화장실의 문은 항상 열어둔다.
③ 자동차에서 카시트는 보조석에 위치하게 한다.
④ 비행기에서는 아동을 창문 옆에 앉히지 않는다.
⑤ 유아기의 주요 사망원인은 화재나 화상이다.

> **해설** [화재와 화상예방]
> • 1~4세 아동의 주요 사망원인
> • 아동의 손에 닿지 않도록 불, 뜨거운 물건 보관

14 24개월 된 아동에게 정상적으로 나타날 수 있는 것으로 옳은 것은?

① 양가감정
② 과장된 두려움
③ 분노발작과 거부증
④ 궁금증과 과다행동
⑤ 현실과 죽음에 대한 두려움

> **해설** 유아기의 심리사회적 발달의 특징으로는 분노발작, 거부증, 분리불안 등이 나타남

15 유아기에 나타나는 결벽증, 무엇이든지 보유하거나 아끼려는 인색한 성격적인 특징을 무엇이라고 하는가?

① 자기중심적 현상
② 고착현상
③ 결벽증적 현상
④ 자폐증적 현상
⑤ 독립적 현상

> **해설** 고착현상 : 결벽증, 무엇이든지 보유하거나 아끼려는 인색한 성격

16 정상아동으로 성장 발달하는 3세의 신체적 특징은?

① 소천문이 열려 있다.
② 배가 볼록해지며, 팔과 다리가 길어진다.
③ 체중은 출생 시의 2배이다.
④ 머리둘레가 가슴둘레보다 크다.
⑤ 뇌의 크기가 성인의 80~90%으로 발달한다.

[유아기의 외모와 골격계]
　　　• 배 볼록, 팔과 다리가 길어지며, 다리가 짧고 약간 휘어 보임
　　　• 지방조직 → 근육조직으로 대체되기 시작

17 유아기 아동의 식이에 대한 설명으로 옳은 것은?

① 밥 대신에 단백질이 풍부한 우유를 공급한다.
② 하루에 1리터 이상의 우유를 공급한다.
③ 생리적 식욕부진이 나타나며 가능한 많은 양의 음식을 공급해 준다.
④ 하루에 1,000~1,400kcal의 열량이 공급되도록 한다.
⑤ 칼슘이나 인의 요구량은 감소된다.

[유아의 영양]
　　　• 1,000~1,400kcal/일, 단백질, 비타민 D, 칼슘, 인의 요구량 높음
　　　• 영양가 있는 간식, 철결핍 나타나지 않게, 활동량에 맞게 영양 공급
　　　• 생리적 식욕부진 : 소량씩 음식 제공, 식사시간은 즐겁게
　　　• 우유를 1일 1L 이상 섭취할 경우 '우유빈혈'이 초래될 수 있음
　　　• 매일 2컵의 우유 또는 유제품 섭취
　　　• 밥 대신 우유, 간식, 주스로 배 채우지 않아야 함

18 유아에 나타나는 연령별 영양문제로 옳은 것은?

① 고형식이를 거부한다.
② 폭식증이 나타난다.
③ 생리적 식욕부진이 나타난다.
④ 이상 음식에 대한 선호가 강하게 나타난다.
⑤ 밤중 수유로 영구치의 충치가 심해지는 시기이다.

유아기의 영양문제 : 음식투정, 생리적 식욕부진

19 다음 중 유아기의 언어발달 특성에 해당하는 것은?

① 2세부터 독백을 한다.
② 표현의 언어가 이해하는 언어보다 많다.
③ 상상 속의 친구와 말을 한다.
④ 어휘 수가 증가하여 성인 수준으로 이해한다.
⑤ 3세 아동은 약 900개 정도의 단어를 사용할 수 있다.

해설 [유아기의 언어발달]
- 18개월 : 10개 단어, 2세 : 300개 단어, 3세 : 900개 단어 사용
- 2세부터 어휘력 발달. '나', '내 것' 주로 사용
- 표현 언어보다 이해하는 언어(수용언어)가 더 많음

20 유아기 아동에게 거부증이 나타났다면 거부증의 근본적인 원인은 무엇인가?

① 독립심이 증가하기 때문에
② 부모의 애착이 부족하므로
③ 대소변 가리기 훈련이 시작되므로
④ 다른 아이의 거부행동을 모방하고 싶어서
⑤ 아동이 개인적으로 부정적인 성향을 가지고 있어서

해설 유아기에는 자율성과 독립심이 강해져 아동에게 정상적으로 거부증이 나타날 수 있다.

21 유아기 치아와 치아관리에 대한 설명으로 옳은 것은?

① 18개월에 유치가 대략 6개정도 나온다.
② 30~36개월까지 20개의 유치가 모두 나온다.
③ 치과는 충치가 발생한 이후에 방문한다.
④ 불소치약을 사용하여 양치질을 한다.
⑤ 영구치가 나기 시작한다.

해설 [유아기의 치아관리]
- 유치 : 12개월에 6~8개, 30~36개월까지 20개가 모두 나옴
- 치과는 6개월에서 12개월 사이에 처음 방문, 늦어도 유치가 모두 난 후 30개월 전에 방문
- 불소치약 사용하지 않음

22 유아의 언어발달을 촉진시키기 위한 부모교육 내용은?

① 유아가 사용하는 언어로 대화한다.
② 유아가 먼저 말을 할 때까지 기다려준다.
③ 동영상을 시청하게 하여 언어발달에 도움을 받는다.
④ 유아가 말을 잘 못하더라도 말을 많이 걸어준다.
⑤ 상상력을 자극하기 위해 은유적인 표현으로 대화한다.

해설 유아기 언어 발달 간호 중재 : 유아가 말을 잘 못하더라도 자주 말을 걸어주어 언어를 사용하도록 유도, 칭찬을 해줌

CHAPTER 04

We Are Nurse

위아너스
간 호 사
국가시험
이 론 편

학령전기 아동의 건강 유지·증진 간호

아동간호학

UNIT 01 학령전기(3~6세) 아동의 성장 발달

1) 신체적 성장발달 ★★

(1) 신장과 체중

① 느리지만 꾸준히 성장

② 체중 : 매년 2.5kg 성장

③ 신장 : 매년 5~7.5cm 성장(2~3세의 신장은 성인의 절반)

(2) 외모와 골격계

① 척추가 곧아져 안정적 자세

② 다리와 근육 성장이 빨라 짐(볼록한 배 없어짐), 마르고 민첩

③ 3세 안짱다리

④ 4~5세 안정적 자세

(3) 심폐기계

폐활량 증가, 호흡 수 감소, 심박 수 감소, 혈압 증가

(4) 비뇨기계 : 5세경 성숙

① 3~4세 : 방광조절

② 4세 : 배변 시 스스로 옷을 벗고 입음

2) 운동발달 ★

① 협응력과 근력 증가 : 눈-손 협응력, 대근육/소근육 발달

② 운동능력은 연습에 따라 능숙

③ 손 조작이 보다 정확해짐

④ 4~5세 : 독립성 증가

- 4세 : 난간 잡지 않고 계단 오름, 공을 잡을 수 있음
- 5세 : 민첩하게 달림, 줄넘기 가능

3) 인지발달 ★★★

① 전개념적 단계(2~4세) / 직관적 사고 단계(4~7세)

② 물활론적 사고, 상징놀이

③ 변환적 추론으로 현실을 왜곡

　　예 저녁 면회시간마다 오던 할머니를 마중하기 위해 같은 시간만 되면 엘리베이터 앞에서 기다림

④ 장의존성 : 대상을 전체로 받아들여 상황을 분리해서 생각하거나 하위 부분을 인식하지 못함

⑤ 중심화 : 자신과 다른 위치에 있는 사람들이 보는 사물의 모습을 이해하지 못함

　　예 세 산 모형 실험

⑥ 비가역성 : 퍼즐을 해체할 수 있지만 다시 맞추지 못함

⑦ 퇴행 : 스트레스에 대한 반응으로 손가락 빨기, 소변을 가리지 못하는 경우 등

　　예 동생이 생기거나 입원을 하였을 때 ★★

⑧ 죽음은 일시적이고 가역적인 것으로 받아들임

4) 언어발달

① 언어능력이 극적으로 발달, 호기심에 의한 질문 증가(언제, 어떻게, 왜, 어디서, 무엇을)와 언어 발달

② 말더듬이 생길 수 있음

　　※ 말더듬 ★★ : 흥분했을 때, 길고 복잡한 문장을 만들 때, 특정 단어를 생각해 낼 때

　　　중재 → 지나친 관심을 보이거나 질책을 하지 않도록 함, 지적하거나 교정하지 말고 무시, 아동의 말을 주의 깊게 들어줌

③ 3세 : 900단어, 짧고 간결한 문장, 혼자 말하거나 상상속의 친구와 대화

④ 4세 : 1,500단어, 말이 많고 과장, 관심 얻기 위해 공격적인 언어

⑤ 5세 : 2,100단어, 긴 문장 사용, 요일/계절 구분, 4~5개로 된 문장

5) 심리사회적 발달 ★★★★

① Erikson의 솔선감과 죄책감 ★

② 자기 스스로 새로운 것을 시도하려고 함. "내가 할게." 솔선감의 표현

③ 역할 모델을 모방

④ 놀이, 작업, 삶에 최대한 참여하여 솔선감을 얻음

⑤ 자신의 능력과 탐구의 한계를 넘어서면 죄책감 발생

⑥ 상상력이 풍부하여 현실과 상상을 혼동

6) 심리·성적 발달 ★★

① 프로이드 : 남근기

② 성적행동 : 수음행위(다른 아동과 성 놀이를 하며 자기탐색)는 부모의 감독이 적절히 필요

③ 거세공포를 느낌

④ 오이디푸스 콤플렉스(남아), 엘렉트라 콤플렉스(여아) : 동성의 부모와의 동일시를 통해 자신의 성 정체성과 적절한 역할을 습득

⑤ 성 역할 확인 : 출생 시부터 시작, 놀이와 부모의 역할 행동을 보고 학습

⑥ 사실에 근거한 정확한 성지식 교육, 지나치게 많은 정보는 혼란을 초래할 수 있음 ★

⑦ 성 정체성 형성(6세 경)

⑧ 신체상 : 부모를 모방하여 여아는 여아답게, 남아는 남아답게 행동하려고 노력

7) 영적·도덕성 발달 ★★★

① kohlberg의 전인습적 단계 → 양심 발달 : 옳고 그름의 차이 인식

② 통증에 대해 불안이 크고, 질병, 사고, 입원을 죄에 대한 벌로 생각함 ★★

③ 자신의 욕구를 만족시키는 것으로 도덕적 가치를 삼음

④ '눈에는 눈, 이에는 이', 규칙의 이유를 이해 못함

⑤ 행동의 결과가 좋으면 옳은 행동이라고 생각

8) 놀이 ★

① 성인을 흉내 내는 모방놀이 : 소꿉놀이, 인형의 집, 역할놀이

② 상상놀이 : 상상과 현실을 혼동, 상상 속의 친구가 있음

③ 연합놀이 : 엄격한 조직이나 규칙 없이 비슷한 놀이를 함, 공동의 목표가 없음

🔖 UNIT 02　학령전기 아동의 건강증진

1) 영양 ★

① 느린 성장 단계, 적절한 영양 공급

② 비만 아동 선별 : 체질량지수를 측정

③ 스스로 식사 가능, 식습관 형성

2) 치아 관리

① 6개월마다 치과검진

② 양치질과 치실 사용을 부모가 확인 ★

3) 휴식과 수면 ★

① 하루 10~12시간 수면이 필요

② 상상력이 풍부하고 미성숙하여 수면문제가 많이 나타남 ★

　㉠ 악몽 : 자다가 놀라서 깸, 부모가 안아주고 위로해줌

　㉡ 야경증 : 잠이 깨지 않은 상태에서 소리 지르고 우는 것. 다시 잠들도록 함

　㉢ 중재 : 일정한 취침시간은 안정감과 건강한 수면습관을 기르게 함, 밤에 미등, 안아주고 위로하여 다시 잠들도록 함 ★

4) 안전 ★★★★

① 활동적이고 호기심이 많은 시기, 만화 속 주인공처럼 위험한 행동을 따라함

② 안전교육을 노래, 인형극, 역할극으로 만들면 효과적

③ 자동차 안전 : 부스터 시트

④ 화재 : 화재 시 대처방법 교육하기 적절

⑤ 성적 안전

　　㉠ 사실에 근거한 정확한 성지식을 교육

　　㉡ "아니오."라고 말하고, 도망가고, 어른에게 말하도록 가르침

5) 훈육

① 자제심 함양 : 행동의 한계 설정이 필요하며 일관적으로 적용

② 처벌 : 미리 알려주고 잘못하면 즉시 훈육함

③ 타임아웃, 격려행동, 제한된 선택제공, 주의전환 등이 효과적

④ 바람직한 행동 : 일관적이고 긍정적으로 강화하는 방법은 매우 효과적

⑤ 아이와 즐거운 시간을 보내면 아동의 자존감이 높아지고 좋은 행동도 강화

단원별 문제

01 프로이드의 발달 이론 중 오이디푸스 콤플렉스, 엘렉트라 콤플렉스, 부모와의 성적 동일시가 나타나는 발달 단계로 맞는 것은?

① 구강기　　　　　　　　② 항문기
③ 남근기　　　　　　　　④ 잠재기
⑤ 생식기

> **해설** [남근기]
> 오이디푸스 콤플렉스(남아), 엘렉트라 콤플렉스(여아)
> : 동성의 부모와의 동일시를 통해 자신의 성 정체성과 적절한 역할을 습득

02 6세 아동의 도덕 발달 특성에 대한 설명으로 옳은 것은?

① 상과 처벌에 의해 행동한다.
② 모두에게 공평한가에 따라 판단을 한다.
③ 거짓말과 속이는 행위를 많이 하는 시기이다.
④ 규정을 준수하면서 자신의 행동을 조절하려 한다.
⑤ 불행한 일은 나쁜 행위에 대한 벌로 여긴다.

> **해설** 6~7세 아동 : 사고나 불행을 나쁜 행동에 대한 벌로 간주

03 학령전기 아동의 신체상(body image)발달에 대한 설명으로 옳은 것은?

① 부모를 모방하여 여아는 여아답게, 남아는 남아답게 행동하려고 노력한다.
② 자신의 기술과 능력을 친구와 비교하고, 자신의 결점을 빨리 파악한다.
③ 거울을 통해 자신의 신체를 인식한다.
④ 자신의 급격한 신체변화를 수용하려고 노력한다.
⑤ 신체부분의 기능과 명칭을 모른다.

정답 📷　　01. ③　　02. ⑤　　03. ①

해설 ② 학령기, ③ 영아기, ④ 청소년기, ⑤ 유아기

04 아동의 성심리 발달에 대해 설명한 것 중 옳은 것은?

① 학령전기 아동은 성에 따라 다른 신체적 조건에 관심을 보인다.
② 영아기 아동은 부모와 동일시 한다.
③ 학령전기 아동은 동성의 부모에 대해 이성의 부모와 경쟁한다.
④ 학령기 아동의 거세불안, 수음행위는 정상이다.
⑤ 청소년기는 친구와의 우정을 통해 성역할을 획득하고 확인한다.

해설 학령전기 : 부모와 동일시, 동성의 부모와 경쟁, 수음행위, 거세불안

05 충수돌기염에 걸려 수술을 한 아동이 자신이 수술한 것에 대해 자신의 행위에 대한 처벌이라고 생각하는 죄의식이 높은 시기는?

① 영아기   ② 유아기
③ 학령전기   ④ 학령기
⑤ 청소년기

해설 학령전기는 신체절단에 대한 관심과 두려움이 높으며, 질병이나 통증의 원인이 처벌이라는 죄의식이 강함

06 아동의 발달단계에서 사회 심리적 발달이 성공적으로 이루어지지 않았을 때의 특징은?

① 영아기 – 수치심   ② 유아기 – 역할 혼돈
③ 학령전기 – 죄책감   ④ 학령기 – 역할 혼돈
⑤ 청소년기 – 죄책감

해설 [사회 심리적 발달]
• 영아기 : 신뢰감 대 불신감
• 유아기 : 자율성 대 수치심 및 의심
• 학령전기 : 주도성 대 죄책감
• 학령기 : 근면성 대 열등감
• 청소년기 : 자아정체감 대 역할 혼돈

07 다음 중 학령전기 아동의 생물학적 성장발달의 특징으로 옳은 것은?

① 출생 시의 체중이 3배가 된다.
② 머리둘레와 가슴둘레가 같아진다.
③ 5~6세까지 흉식호흡이 나타난다.
④ 4~5세경에는 척추가 바르게 되어 안정적인 자세를 취한다.
⑤ 안면골이 성장하여 얼굴의 불균형이 나타난다.

> **해설** [학령전기 신체적 성장발달]
> (1) 신장과 체중 : 꾸준히 성장, 체중-매년 2.5kg, 신장-매년 5~7.5cm(2~3세의 신장은 성인키의 절반)
> (2) 외모와 골격계 : 다리와 근육 성장 빨라짐, 마르고 민첩, 3세 안짱다리, 4~5세 안정적 자세
> (3) 심폐계 : 5~6세까지 복식호흡, 폐활량 증가, 호흡 수 감소, 심박 수 감소, 혈압 증가

08 상상적 놀이, 연합놀이가 주로 나타나는 시기는 언제인가?

① 영아기   ② 유아기
③ 학령전기   ④ 학령기
⑤ 청소년기

> **해설** [학령전기의 놀이]
> • 성인을 흉내 내는 모방놀이(소꿉놀이, 인형의 집, 역할놀이)
> • 연합놀이 : 엄격한 조직이나 규칙 없이 비슷한 놀이를 함
> • 상상놀이

09 눈-손 협응력, 대근육과 소근육이 발달되어 잘 쓰는 손이 정해지는 시기는 언제인가?

① 영아기   ② 유아기
③ 학령전기   ④ 학령기
⑤ 청소년기

> **해설** [학령전기의 운동발달]
> • 협응력과 근력 증가 : 눈-손 협응력, 대근육/소근육 발달
> • 운동능력은 연습에 따라 능숙
> • 잘 쓰는 손 4세 되면 정해짐
> • 4~5세 : 독립성 증가

10 다음 중 동성의 부모와의 동일시를 통해 자신의 성 정체성과 적절한 역할을 습득하는 시기는?

① 영아기   ② 유아기
③ 학령전기   ④ 학령기
⑤ 청소년기

> **해설** 학령전기에는 동성의 부모와의 동일시를 통해 자신의 성 정체성과 적절한 역할을 습득

11 학령전기 아동이 죽음을 이해하는 것으로 옳은 것은?

① 죽음은 숙명적인 현상으로 이해한다.
② 죽음을 잠자는 것이라 생각한다.
③ 죽음은 피할 수 있다고 생각한다.
④ 죽음은 생명을 영원히 잃는 것으로 생각한다.
⑤ 죽음을 되돌아 올 수 있다는 주술적인 사고를 갖는다.

> **해설** 학령전기 아동은 죽음에 대해 떠나는 것, 잠자는 것으로 인식

12 4세의 아동의 언어발달에 대한 설명으로 옳은 것은?

① 짧고 간결한 문장 사용
② 상상 속의 친구와 대화
③ 관심 얻기 위해 공격적인 언어
④ 요일과 계절을 구분
⑤ 긴 문장을 사용

> **해설** [학령전기의 언어발달]
> • 언어능력 극적 발달
> • 3세 : 짧고 간결한 문장, 혼자 말하거나 상상속의 친구와 대화
> • 4세 : 말이 많고 과장. 관심 얻기 위해 공격적인 언어 사용
> • 5세 : 2,100단어, 긴 문장 사용, 요일/계절 구분

13 다음 중 남아에게 있어 거세공포를 느끼는 시기는?

① 영아기　　　　　　　　② 유아기
③ 학령전기　　　　　　　④ 학령기
⑤ 청소년기

해설　학령전기에는 거세공포를 느낌

14 옳고 그름의 차이를 이해하고 행동의 결과가 좋으면 옳은 행동이라고 생각하는 시기는?

① 영아기　　　　　　　　② 유아기
③ 학령전기　　　　　　　④ 학령기
⑤ 청소년기

해설　[학령전기 아동의 영적·도덕성 발달]
- 양심 발달 : 옳고 그름의 차이
- 행동의 결과가 좋으면 옳은 행동이라고 생각
- '눈에는 눈, 이에는 이', 규칙의 이유를 이해 못함
- 질병, 사고, 입원을 죄에 대한 벌로 생각함

15 학령전기의 인지발달 중 대상을 전체로 받아들여 상황을 분리해서 생각하거나 하위 부분을 인식하지 못하는 것은 무엇에 대한 설명인가?

① 물활론적 사고　　　　　② 변환적 추론
③ 마술적 사고　　　　　　④ 중심화
⑤ 장의존성

해설　[학령전기의 인지발달]
- 전개념적 단계(2~4세) / 직관적 사고 단계(5~7세)
- 물활론적 사고, 상징놀이
- 변환적 추론으로 현실을 왜곡
- 장의존성 : 대상을 전체로 받아들여 상황을 분리해서 생각하거나 하위 부분을 인식하지 못함
- 마술적 사고 : 자신이 엄마 말을 안 들어서 엄마가 아프다고 생각
- 중심화 : 자신과 다른 위치에 있는 사람들이 보는 사물의 모습을 이해하지 못함
- 비가역성 : 퍼즐을 해체할 수 있지만 다시 맞추지 못함

16 학령전기 아동의 놀이의 특징은?

① 상상과 현실을 혼동하며 상상 속의 친구가 있다.
② 축구나 농구 등 여럿이 함께 하는 운동놀이를 즐긴다.
③ 규칙이 있는 게임이나 컴퓨터에 계속해서 열중한다.
④ 주위의 다른 아이가 있어도 무관심하게 혼자 조용히 논다.
⑤ 자신의 신체를 통하여 환경을 탐색하고 자신의 몸을 가지고 논다.

> **해설** [학령전기 아동의 놀이]
> • 상상과 현실을 혼동, 상상 속의 친구가 있음
> • 놀이
>   – 성인을 흉내 내는 모방놀이(소꿉놀이, 인형의 집, 역할놀이)
>   – 연합놀이 : 엄격한 조직이나 규칙 없이 비슷한 놀이를 함
>   – 상상놀이

17 학령전기 아동의 어머니가 "우리 아이가 자꾸 성적인 질문을 해요."라고 간호사에게 상담하였다. 적절한 대답은?

① "성심리전문가에게 상담하세요."
② "정확하고 구체적인 용어로 알려주세요."
③ "성폭력 이후에 나타나는 트라우마 일 수 있습니다."
④ "나중에 크면 알게 될 거라고 말해주세요."
⑤ "유치원 선생님께 여쭤보라고 하고 대답을 피하세요."

> **해설** 학령전기 아동의 성교육은 사실에 근거한 정확한 성지식을 교육한다.

18 말이 많고 과장, 관심 얻기 위해 공격적인 언어를 사용하는 시기는?

① 2세   ② 4세
③ 6세   ④ 12세
⑤ 15세

> **해설** 4세 : 말이 많고 과장, 관심 얻기 위해 공격적인 언어 사용

19 학령전기 아동의 비만 위험 아동을 선별하기 위해서는 무엇을 사용하는가?

① 몸무게
② 하루 섭취량/배설량
③ 신체의 비만지수
④ 신체의 체질량지수
⑤ 섭취량 대 활동량의 비율

해설 비만위험 : 체질량지수를 측정하여 비만 위험 아동을 선별

20 다음 중 악몽이나 야경증이 자주 발생하는 시기는?

① 영아기
② 유아기
③ 학령전기
④ 학령기
⑤ 청소년기

해설 [학령전기 아동의 휴식과 수면]
- 하루 10~12시간 수면이 필요
- 상상력이 풍부하고 미성숙하여 수면문제가 많이 나타남
  • 악몽 : 자다가 놀라서 깸, 부모가 안아주고 위로해줌
  • 야경증 : 잠이 깨지 않은 상태에서 소리 지르고 우는 것, 다시 잠들도록 함

21 5세 아동의 특성에 대한 설명으로 옳은 것은?

① 분노발작
② 분리불안
③ 거부증
④ 말더듬
⑤ 평형놀이

해설 말더듬은 학령전기에 주로 나타남

22 학령전기의 말더듬 아동에 대한 부모의 적절한 중재는 무엇인가?

① 아동의 말을 정확하게 교정해 준다.
② 아동의 청력장애 여부에 대해 확인한다.
③ 스트레스로 인해 말더듬이 발생하므로 아동의 정서적인 불안을 확인한다.
④ 말더듬은 가족력이 강하기 때문에 유전검사를 실시한다.
⑤ 아동의 말을 주의 깊게 들어준다.

정답 📷   19. ④   20. ③   21. ④   22. ⑤

해설 [말더듬]
- 아동이 흥분했을 때, 길고 복잡한 문장을 만들 때, 특정 단어를 생각해 낼 때 발생
- 단어를 적절하게 조합하기 어려움
- 아동의 말을 지적하거나 교정하지 말고 무시
- 아동의 말을 주의 깊게 들어줌

23 학령전기 아동의 안전을 위한 적절한 방법은 무엇인가?

① 카시트는 후방을 향하게 하여 설치한다.
② 자동차에는 부스터 시트를 사용하게 한다.
③ 운전할 때 아동의 안전을 위해 운전자 보조석에 앉힌다.
④ 차 내에서는 안전벨트 착용이 적절하다.
⑤ 활동성과 호기심이 줄어든 시기이므로 교육을 통해서 안전을 숙지하게 한다.

해설 학령전기 자동차 안전 : 부스터 시트 사용

CHAPTER 05

We Are Nurse

위아너스
간 호 사
국가시험
이 론 편

학령기 아동의 건강 유지·증진 간호

아동간호학

UNIT 01 학령기(6~12세) 아동의 성장 발달

① 근면성, 사회기술, 양심과 규칙, 성숙한 사고 발달
② 문제해결능력, 논리적, 독자적 판단

1) 신체적 성장과 발달 ★★★

① 성장이 일정하고 안정적 : 매년 체중 2.5kg, 신장 5.5cm 증가
② 초기학령기 : 평균 체중 19~22kg, 평균 신장 113~120cm
③ 급성장 시기 : 여아 10~12살, 남아 12~14살 (여아가 남아보다 빠름)
④ 성장통 호소 ★★
  • 골격의 급성장이 원인, 대퇴부, 슬관절, 고관절 부위 근육통, 관절통이 주로 저녁에 발생
  • 수일~수개월간 증상이 없다가 재발하며 양측성, 휴식을 취하면 증상이 사라짐
  • 중재 : 자연 소실, 마사지, 온찜질, 스트레칭, 정서적 지지, 통증이 심한 경우 진통제 사용
⑤ 체중에서 근육의 비율은 증가, 체지방률 감소
⑥ 폐와 폐포의 발달이 완성되어 호흡기계 감염이 줄어듦
⑦ 굴절이상으로 근시가 흔히 나타나는 시기
⑧ 7세 : 시력, 안근조절, 색깔 구별의 완성
⑨ 10세 : 림프조직의 급성장, IgA와 IgG가 성인 수준에 도달, 뇌 크기의 성장 완성

2) 전체적 운동기술 발달

① 근육의 조절력이 향상
② 균형감과 리듬감이 발달하여 두발자전거, 춤, 뜀뛰기, 줄넘기와 다양한 스포츠 활동 가능
③ 6~8세 : 혼자 신발끈 묶음, 단추와 지퍼를 사용하여 옷 입고 벗기 가능
④ 8세 : 집단 활동에 더욱 관여
⑤ 9세 : 운동 기술과 내구력을 보이는 활동에 전념, 경쟁적인 팀 놀이, 물건을 기술적으로 조립

　　⑥ 10~12세 : 근육 조절과 기술 확립

3) 미세 운동기술 발달

　　① 노련함과 미세운동 기술이 필요한 활동을 하면서 자랑스러워 함

　　② 6세 : 가위로 자르고 붙이고 단추를 잠그고 삼각형, 사람을 그릴 수 있음

　　③ 7세 : 신발, 끈, 무기, 다이아몬드 그림, 부분을 갖춘 사람을 그릴 수 있음 ★

　　④ 9세 : 잘 발달된 눈-손 협응을 보이며 물건을 기술적으로 조립

4) 심리사회적 발달 ★★★★

(1) Erikson의 근면성 발달 ★★

　　① 아동은 가족에서 분리되면서 주체성과 근면성이 발달, 발달에 실패하면 열등감을 형성

　　② 학령기 아동은 모든 목적 있는 활동으로 자신감과 자존감을 키우게 됨

　　③ 아동에게 적절한 과제를 제공하고 성공적으로 달성하면 근면성 발달, 일에 대한 기본적인 태도를 습득함

　　④ 가족보다 친구를 좋아하고 점점 독립적으로 수행

(2) 자존감 발달 ★

　　① 아동이 부모와 심리적으로 분리되지 못하거나 아동의 달성 목표가 너무 높으면 열등감이 생김

　　② 아동이 자신 있는 활동을 찾아서 성공적인 경험을 토대로 성취감 형성, 성취한 것을 인정해줌으로 자아개념, 자존감 발달

　　③ 친구 집단은 학령기 아동에게 가장 큰 사회적 영향을 미치게 됨. 가족보다 친구를 좋아함

　　④ 우정과 성공적인 사회적 상호작용은 근면성으로 이어짐

　　⑤ 규칙(규칙은 예측성과 안정감 제공), 속담을 배움

　　⑥ 공식적·비공식적 클럽에 형성

5) 성심리 발달

　　① 프로이드 : 잠복기 ★

　　② 성기의 성숙, 성적욕구가 억압되는 시기

　　③ 여학생이 남학생에 비해 2년 더 빨리 사춘기 발생

　　④ 성교육이 필요, 성에 대한 아동의 질문에 솔직하고 사실적인 대답

6) 인지발달 ★★★

(1) 학령기 초기 : 피아제의 전조작기-직관기(6~7세)

　　① 직관적 사고를 함에 따라 사고는 어떤 특정한 환경 현상과 아동 자신의 견해간의 즉각적이고 비분석적 관계에 기초

　　② 자기중심적, 물활론, 중심화 여전

　　③ 가설이나 추상적 개념에 대해서는 이해하기 어려움

(2) 구체적 조작기(7~11세) ★★★

① 자신의 사고과정을 밖으로 표현하고, 그들의 사고방식이 유일한 것이 아니라는 것을 깨달음
② 진정한 대화와 정보의 공유가 가능
③ 자신과 타인의 관점 차이를 인식
④ 가설을 세워 문제해결을 효율적이고 확실하게 함
⑤ 가역성 : 사건의 과정을 정신적으로 거꾸로 되짚을 수 있음. 시간과 달력의 이해
⑥ 보존개념 : 순서, 형태, 모양이 바뀌어도 사물의 특성은 변하지 않음 ★★★

> 예 모양의 변화가 양의 변화가 아님을 이해

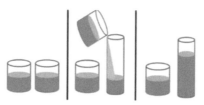

[보존개념]

⑦ 분류와 논리 : 사물의 특성에 따라 분류하고 논리적 순서에 따라 배열하여 유사점과 차이점을 구분, 유목개념(수집), 서열화 ★
⑧ 탈 중심화, 숫자 셈하기, 우연의 개념, 신체/생리적 인과성
⑨ 죽음의 개념을 이해
⑩ 직관적 사고에서 논리적 사고로 전환
⑪ 새로운 지식을 습득하고, 보다 효율적인 문제해결 능력, 사고의 유연성, 과학적 사고

7) 영적 발달과 도덕성 발달 ★★★

- 양심과 가치관의 내면화가 일어나 도덕성 발달이 급속히 진행됨
- 도덕적 판단을 할 때 행동의 결과보다는 그 행동을 하게 된 행위자의 의도를 고려하기 시작
- 초기 학령기에서 8세까지는 결과의 정도에 따라 죄책감의 수준이 결정됨, 우연한 잘못과 고의적 잘못을 구분하지 못함

(1) Kohlberg ★★

- 전인습적 수준 2단계(4~7세) : 신체적 결과에 따라 옳고 그름을 결정
- 인습 수준 3단계(7~10세) : 착한 아이가 되고 싶어 하며 규칙을 따름
- 인습 수준 4단계(10~12세) ★ : 권위를 존중하고 규칙을 준수하며 사회적 질서를 유지하려고 함
- 규칙을 잘 따르고 올바르게 행동하려고 함
- 단체나 또래의 옳고 그름에 대한 기준이 개인 기준보다 중요
- 권위 있는 사람과의 접촉을 통해 도덕적 행동을 형성

(2) 가족의 영향

① 부모와 교사는 아동의 도덕적 발달에 지대한 영향을 미침

② 가정에서의 도덕적 분위기가 중요함. 보상과 처벌의 일관성을 유지해야 함

(3) 영성과 종교

① 자신의 영적인 기본 신념에 눈을 뜨게 됨

② 신이 자신이나 부모보다 위대한 존재임을 이해함

③ 학령기 초기 아동일수록 사고와 질병을 자신의 실제적 또는 상상 속의 잘못에 대한 대가로 생각

④ 종교에 대한 강한 흥미를 가지기도 함

8) 감각발달

(1) 시력

① 6세 경이면 완전히 발달

② 7세에 시력, 안근조절, 주변 시야, 색깔 구별이 완성됨

③ 성장속도가 급격히 빨라지면서 근시가 생길 수도 있음

④ 시력저하의 특징은 눈 찌푸리기, TV 가까이 보기, 잦은 두통 호소

⑤ 매년 시력검사

(2) 청력

① 유스타키오관의 성장과 성숙으로 중이염 발생률이 떨어짐

② 매년 청력검사

9) 사회화 ★★★

① 사회적 민감성 증가

② 친구와 학교생활 중심

③ 또래와 동요, 일치되기를 원함

④ 학교 공포증 발생 : 정신적, 신체적 증상이 나타나기도 함

(1) 등교 거부 ★

① 학교생활의 극심한 정서적 스트레스로 잦은 결석, 학습 부진, 자퇴 등이 나타남

② 정신적 혹은 신체적 증상(복통, 두통, 오심, 구토) 호소

③ 신체증상이 학교가 아닌 곳에서는 나타나지 않음

④ 학교생활에 대한 정확한 사정이 필요

⑤ 증상이 단순할 경우 부모는 자녀를 신속히 학교로 돌려보냄

⑥ 증상이 심각하다면 일정기간 동안 수업에 부분적으로 참여하거나 등교 방법에 변화를 주면서 지켜봄

⑦ 등교에 대한 긍정적인 강화가 필요, 친구와의 접촉 격려, 교사의 협조 필요, 학교에 대한 긍정적 측면 부각이 도움

(2) 또래 괴롭힘

① 집단 따돌림을 당하는 아동의 증상 : 특별한 증상을 보이지 않기도 함. 위축되고 우울, 학교 거부, 학업 성취 저하, 학교에 대해 공포심

② 어떤 사람도 집단 따돌림을 당하여서는 안 된다는 것을 부모가 인식해야 함

10) 놀이 : 협동놀이, 활동적 놀이의 중요성 강조 ★

① 활동적인 놀이로 근육을 사용하고 더 섬세한 운동을 연습

② 균형감, 협응력 및 운동기술 증가, 줄넘기, 두발자전거 타기, 나무 오르기, 스케이트

③ 심장혈관계 건강, 근력, 유연성은 신체활동으로 증진

④ 보편적 놀이는 정서적 긴장감을 완화, 리더십과 리더를 따르는 태도를 길러줌

⑤ 축구나 야구 등의 팀 스포츠는 팀워크를 발달시키는데 효과적임, 성인의 감독과 보호 장비 필요

⑥ 수집, 그림, 만들기, 애완동물, 수수께끼, 복잡한 퍼즐, 보드게임, 신체적 게임, 독서, 자전거 타기, 모형 만들기, 악기 연주, 마술, 카드 모으기 등

⑦ TV 시청과 컴퓨터 게임은 활동적인 놀이를 감소시킴

🔖 UNIT 02 　학령기 아동의 건강증진

1) 영양

(1) 영양 권장량 ★

① 식욕이 증가. 학령기 후기가 되면 에너지 요구량도 증가

② 잘못된 식습관이 나타남

③ 칼로리와 단백질 요구량은 사춘기 전 성장이 급속도로 진행되는 시기에 급증함

(2) 연령별 영양문제

① 비만 : 간식과 정크 푸드의 섭취를 줄임

② 학교 급식 : 균형 있는 식단 제공

③ 아침을 챙겨먹고 영양교육을 통해 올바른 식습관에 대해서 교육하고 편식과 비만을 예방

(3) 비만

① 비만은 고지혈증, 수면 무호흡증, 담낭결석, 골격계 장애, 고혈압, 당뇨를 일으킴

② 문화적·유전적·환경적·사회경제적 요인은 아동비만과 관련이 있음

③ 계획성 없는 식단, 이동 중의 식사, 패스트푸드는 영양가가 낮고 칼로리가 높음

④ 운동부족도 비만 요인

　㉠ 문제의 범위 파악 : 비만은 신체 활동 감소와 칼로리 섭취 증가로 유발. 비만을 일으키는 질병 유무를 파악

　㉡ 예방 : 건강한 식습관과 규칙적인 운동의 중요성을 교육

⑤ 중재와 사전 지도 : 식사 내용과 식사습관, 패턴을 파악. 아동이 주체의식 갖도록 함, 운동과 작은 그릇, 영양이 풍부한 음식과 간식, 텔레비전 시청과 컴퓨터 사용의 제한

2) 치아 관리 ★★

① 유치가 빠지고 영구치가 나옴, 치아관리가 중요
② 충치예방 : 양치와 치실, 불소 함유 치약 사용
③ 잇몸건강과 충치예방을 위해 영양 상태 중요
④ 치아손상 예방 : 자전거, 인라인 탈 때 안전장비 착용
⑤ 구강위생, 올바른 칫솔질과 치실 사용
⑥ 6개월마다 정기적 치과 방문 권장
⑦ 흡연을 사정하고 금연교육

3) 휴식과 수면

(1) 수면양

① 6~7세 : 12시간
② 12세 : 9~10시간
③ 사춘기 전 급성장기에 수면 증가

(2) 야경증

소리 지르고 매우 겁에 질린 모습을 보이며 달래기 어려움, 30분 이상 지속되지 않음

(3) 몽유병

① 환경에 반응하지 않으며 아동이 손상을 입을 위험이 있음
② 몽유병이나 야경증은 잠이 깊이 들었을 때 발생하며 아동이 기억하지 못함
③ 아동이 스트레스 상황에 있을 때 더 심해짐

4) 안전

① 아동 사망의 주요 원인은 불의의 사고
② 성인의 일과 집안일하는 것을 그대로 흉내 냄
③ 안전교육을 통한 예방이 중요
④ 역할놀이, 잘못된 그림 고르기 효과적

(1) 자동차 안전

① 신장 145cm 이상은 성인용 안전벨트 사용
② 작거나 어린 아동은 부스터시트 사용
③ 에어백이 설치되어 있지 않은 뒷좌석에 앉혀야 함

(2) 화재와 화상 안전

① 화재 대피연습을 반복
② 집안일을 할 때 도구와 주방기기를 사용하는 방법을 숙지시키고 화상을 방지
③ 불꽃놀이 시 화상에 주의

(3) 자전거, 인라인 스케이트, 스케이트보드 안전

① 헬멧과 보호 장비 착용

② 부모가 모범을 보여야 함

(4) 보행 안전

자기중심적 사고로 교통사고 발생위험이 높음

5) 훈육

① 일관성 있고 단호한 제한은 아동의 안정감을 증진시킴
② 현실적인 기대, 명확한 규칙, 논리적 결과로 아동에게 자기 통제감과 자존감 향상
③ 책임감은 행동에 대한 자연스럽고 논리적인 결과를 통해 길러짐

6) 피로와 탈수예방

① 활동적인 놀이를 즐기며, 에너지가 넘쳐 피로를 덜 느낌
② 성인에 비해 대사율은 높지만 발한 기능 미성숙으로 탈수 위험 → 휴식과 수분섭취 격려

단원별 문제

01 학령기 아동의 신체적 특징으로 맞는 것은?

① 편도선 크기가 성인보다 크다.
② 남아의 급성장은 10~12세에 시작된다.
③ 굴절 이상으로 원시가 나타나기 시작한다.
④ 체지방의 비율이 상당히 증가하여 비만 위험이 나타난다.
⑤ 전체적으로 남아가 2년 정도 성장이 빠르다.

해설 [학령기]
① 림프절 발달
② 급성장기 : 남아는 12~14세, 여아는 10~12세
③ 근시가 나타남
④ 체지방율 감소, 근육량 증가

02 사물의 공통적인 속성에 따라 집단화 할 수 있는 능력과 논리적으로 사물을 배열하여 순서를 정하는 서열화가 가능한 시기는?

① 아동초기　　　　　　　　② 영아기
③ 유아기　　　　　　　　　④ 학령전기
⑤ 학령기

해설 [학령기]
구체적 조작기(7~11세)
분류와 논리 : 사물의 특성에 따라 분류하고 논리적 순서에 따라 배열하여 유사점과 차이점을 구분, 유목개념(수집), 서열화

03 학령기에는 치아우식증 예방 교육이 필요한데, 가장 중요한 이유는?

① 충치발생이 쉬운 시기이기 때문이다.
② 치주질환이 빈번히 발생하기 때문이다.
③ 양치질을 정확히 하지 못하기 때문이다.
④ 저작운동이 두뇌발달에 영향을 주기 때문이다.
⑤ 영구치가 나기 시작하기 때문이다.

> 해설 영구치가 나기 시작하는 시기이므로 예방교육이 중요하다.

04 학령기 아동이 학교에 가기 싫다고 울며 배가 아프다고 호소할 때 우선적으로 해야 하는 중재는?

① 빨리 병원 진료를 보도록 한다.
② 아동이 좋아하는 수업에만 참여하게 한다.
③ 증상이 심해질 수 있으므로 당분간 집에서 쉬게 한다.
④ 아동이 학교에서 무슨 일이 있었는지 물어본다.
⑤ 복통 완화를 위해 마사지를 한다.

> 해설 [등교거부증]
> ① 학교생활의 극심한 정서적 스트레스로 잦은 결석, 학습 부진, 자퇴 등이 나타남
> ② 정신적 혹은 신체적 증상(복통, 두통, 오심, 구토) 호소
> ③ 신체증상이 학교가 아닌 곳에서는 나타나지 않음
> ④ 학교생활에 대한 정확한 사정이 필요
> ⑤ 증상이 단순할 경우 부모는 자녀를 신속히 학교로 돌려보냄
> ⑥ 증상이 심각하다면 일정기간 동안 수업에 부분적으로 참여하거나 등교 방법에 변화를 주면서 지켜봄
> ⑦ 등교에 대한 긍정적인 강화가 필요, 친구와의 접촉 격려, 교사의 협조 필요, 학교에 대한 긍정적 측면 부각이 도움

05 11세 아동이 다리가 아프다고 호소하여 병원에 방문하였더니, 성장통으로 진단받았다. 성장통의 특성으로 적절한 것은?

① 신체활동과는 관련성이 없다.
② 한쪽 다리에만 통증이 있다.
③ 아침에 통증이 주로 나타난다.
④ 잠에서 깨어날 정도로 심하지는 않다.
⑤ 수개월간 증상이 없다가도 재발한다.

해설 **[성장통 호소]**
- 대퇴부, 슬관절, 고관절 부위 근육통, 관절통이 주로 저녁에 나타남
- 수일~수개월간 증상이 없다가 재발, 양측성
- 중재 : 자연 소실됨, 마사지, 온찜질, 스트레칭, 정서적 지지, 통증이 심한 경우 진통제 사용

06 학령기의 신체적 성장과 발달에 대한 설명으로 옳은 것은?

① 체중과 신장이 천천히 안정적으로 진행되어 매년 체중은 5.5kg, 신장은 2.5cm 증가한다.
② 급성장기는 여자보다 남자가 빨리 나타난다.
③ 시력, 안근조절, 색깔의 구별이 완성된다.
④ 림프조직은 서서히 성장하게 된다.
⑤ 뇌는 성인 크기의 75% 정도이다.

해설 **[신체적 성장과 발달]**
- 천천히 안정적으로 진행 : 매년 체중 2.5kg, 신장 5.5cm 증가
- 초기학령 : 평균 체중 19~22kg, 평균 신장 113~120cm, 여아 〉 남아 9세까지 비교 가능
- 급성장 시기 : 여아 10~12살, 남아 12~14살
- 몸무게에서 근육의 비율은 증가, 지방은 줄어듦
- 폐와 폐포의 발달이 완성되어 호흡기계 감염이 줄어듦
- 20개의 유치가 모두 빠지고 32개의 영구치 중 28개(제3영구치 제외)가 학령기에 나옴
- 7세 : 시력, 안근조절, 색깔 구별의 완성
- 10세 : 림프조직의 급성장, IgA와 IgG가 성인 수준에 도달, 뇌 크기의 성장 완성

07 다음 중 이차성징이 나타나는 시기는?

① 영아기   ② 유아기
③ 학령전기   ④ 학령기
⑤ 청소년기

해설 학령기 : 이차성징과 사춘기가 나타나며 여학생이 남학생보다 2년 정도 빠름

08 학령기 아동에게 사회규범을 익히기에 적당한 놀이는?

① 인형놀이   ② 노래자랑
③ 자전거 타기   ④ 역할극
⑤ 농구시합

해설 사회규범을 익히기에 좋은 놀이는 게임이나 운동이다.

09 12세 학령기 아동의 발달 특성으로 적절치 않은 것은?

① 경쟁을 즐긴다.
② 또래들을 좋아한다.
③ 이성친구들을 좋아한다.
④ 학업과 진로에 관심이 많아진다.
⑤ 동성의 부모를 존경하며 닮고 싶어 한다.

해설 학령기 아동은 동성의 친구를 좋아함

10 근육 조절과 기술이 확립되는 시기는?

① 영아기   ② 유아기
③ 학령전기   ④ 학령기
⑤ 청소년기

해설 [학령기의 전체적 운동기술 발달]
- 근육의 조절력이 향상
- 균형감과 리듬감이 발달하여 두발자전거, 춤, 뜀뛰기, 줄넘기와 다양한 스포츠 활동이 가능
- 8세 : 집단 활동에 더욱 관여
- 9세 : 운동 기술과 내구력을 보이는 활동에 전념, 경쟁적인 팀 놀이
- 10~12세 : 근육 조절과 기술 확립
- 11세, 12세 아동은 산발적이지만 매우 활동적

11 학령기 아동에게 탈수의 위험이 높아지는 이유는 무엇인가?

① 활동적인 놀이를 즐기므로
② 이차성징기에 호르몬의 변화로
③ 성인에 비해 대사율은 높지만 발한 기능 저하로
④ 성인에 비해 수분 섭취의 부족으로
⑤ 더위에 대한 민감성 부족으로

해설 [학령기의 피로와 탈수예방]
- 활동적인 놀이를 즐기며, 에너지가 넘쳐 피로를 덜 느낌
- 성인에 비해 대사율은 높지만 발한 기능 미성숙으로 탈수 위험 → 휴식과 수분섭취 격려

12 아동의 사고가 논리적인 사고로 전환되며 새로운 지식을 습득하고, 보다 효율적인 문제해결 능력, 사고의 유연성이 증가되는 시기는?

① 영아기　　　　　　　　　　② 유아기
③ 학령전기　　　　　　　　　④ 학령기
⑤ 청소년기

> 해설　[학령기의 인지발달]
> • 학령기 아동은 직관적 사고에서 논리적 사고로 전환
> • 새로운 지식을 습득하고, 보다 효율적인 문제해결 능력, 사고의 유연성
> • 8세가 되면 구체적 조작기, 12세가 되면 형식적 조작기

13 다음 중 전조작기-직관기 아동의 특징은 무엇인가?

① 자신의 사고과정을 밖으로 표현한다.
② 사고방식이 유일한 것이 아니라는 것을 깨닫게 된다.
③ 가설이나 추상적 개념에 대해서는 이해하기 어려워한다.
④ 진정한 대화와 정보의 공유가 가능해 진다.
⑤ 사건의 과정을 정신적으로 거꾸로 되짚을 수 있다.

> 해설　[전조작기-직관기(6~7세)]
> • 직관적 사고를 함에 따라 사고는 어떤 특정한 환경 현상과 아동 자신의 견해간의 즉각적이고 비분석적 관계에 기초
> • 자기중심적, 물활론, 중심화
> • 가설이나 추상적 개념에 대해서는 이해하기 어려워 함

14 다음 중 눈 찌푸리기, TV 가까이 보기, 잦은 두통 호소로 나타나는 이유는 무엇인가?

① 신경질환　　　　　　　　　② 주의력결핍과잉행동장애
③ 자폐증　　　　　　　　　　④ 영양결핍
⑤ 시력저하

> 해설　시력저하의 특징은 눈 찌푸리기, TV 가까이 보기, 잦은 두통 호소

15 학령기 아동의 증가되는 건강문제는 무엇인가?

① 충치 　　　　　　　　　　② 비만
③ 원시 　　　　　　　　　　④ 영양결핍
⑤ 분리불안

해설 학령기에 비만이 증가됨

16 다음 중 가역성과 보존의 개념이 형성되고 분류와 논리가 가능해 지는 시기는?

① 영아기 　　　　　　　　　② 유아기
③ 학령전기 　　　　　　　　④ 학령기
⑤ 청소년기

해설 [학령기 : 구체적 조작기]
- 가역성 : 사건의 과정을 정신적으로 거꾸로 되짚을 수 있음. 시간과 달력의 이해
- 보존 : 순서, 형태, 모양이 바뀌어도 사물의 특성은 변하지 않음
- 분류와 논리 : 사물의 특성에 따라 분류하고 논리적 순서에 따라 배열하여 유사점과 차이점을 구분

17 아동의 심리사회적 발달의 시기 중 근면성과 자존감이 발달되는 시기는?

① 영아기 　　　　　　　　　② 유아기
③ 학령전기 　　　　　　　　④ 학령기
⑤ 청소년기

해설 학령기의 심리사회적인 발달에 있어 근면성, 자존감이 발달하게 된다.

18 다음 중 Kohlberg의 권위를 존중하고 규칙을 준수하며 사회적 질서를 유지하려고 하는 단계는?

① 전인습적 수준 1단계 　　　② 전인습적 수준 2단계
③ 인습 수준 3단계 　　　　　④ 인습 수준 4단계
⑤ 인습 수준 5단계

해설 [Kohlberg]
- 전인습적 수준 2단계(4~7세) : 신체적 결과에 따라 옳고 그름을 결정
- 인습 수준 3단계(7~10세) : 착한 아이가 되고 싶어 하며 규칙을 따름
- 인습 수준 4단계(10~12세) : 권위를 존중하고 규칙을 준수하며 사회적 질서를 유지하려고 함

19 학령기 아동이 에릭슨의 사회심리발달 단계인 발달과업에 실패했을 때 나타날 수 있는 것은?

① 불신감
② 열등감
③ 수치심
④ 죄책감
⑤ 역할 혼돈

해설 에릭슨에 의하면 학령기의 발달과업은 근면성이며 발달과업이 수행되지 못한 경우 열등감이 나타남

20 학령기의 아동은 죽음에 대해 어떻게 생각하는가?

① 죽음에 대해 개인적이고 자기중심적으로 받아들인다.
② 가치관에 따라 다르게 받아들인다.
③ 죽음과 일상생활을 관련지어 생각한다.
④ 죽음에 대해 생리적·자연적인 현상으로 받아들인다.
⑤ 죽음보다 일상생활의 변화에 더 많은 영향을 받는다.

해설 비가역적, 영구적인 것 : 죽음에 대해 이해, 잠과 죽음을 구별함

21 공포나 불안의 신호로 손톱 물어뜯기가 나타나는 시기는 언제인가?

① 영아기
② 유아기
③ 학령전기
④ 학령기
⑤ 청소년기

해설 학령기에 공포나 불안의 신호로 손톱 물어뜯기가 생기거나 심하게 됨

22 다음 중 비만 아동을 위한 적절한 교육으로 알맞은 내용은 무엇인가?

① 컴퓨터 하는 시간에 제한을 두지 않는다.
② TV를 보거나 컴퓨터를 보며 식사하지 않는다.
③ 음식 섭취를 제한하고 다이어트를 한다.
④ 주 1회 1시간씩 규칙적으로 운동하게 한다.
⑤ 과일 섭취는 가공된 과일주스로 대체할 수 있다.

해설 TV 시청과 컴퓨터 게임은 활동적인 놀이를 감소시키고 비만의 원인이 됨

23 다음 중 학령기 아동이 잘못을 했을 때 적절한 방법은?

① 엄격하게 통제한다.
② 잘못에 대해 스스로 깨닫게 시간을 준다.
③ 용돈이나 외출을 제한한다.
④ 시간이 지난 후 잘못에 대해 지적한다.
⑤ 논리적으로 잘못된 점을 설명하여 이해시킨다.

> **해설** [훈육]
> • 일관성 있고 단호한 제한은 아동의 안정감을 증진시킴
> • 현실적인 기대, 명확한 규칙, 논리적 결과로 아동에게 자기 통제감과 자존감을 향상
> • 책임감은 행동에 대한 자연스럽고 논리적인 결과를 통해 길러짐

24 학령기의 치아 관리에 대한 설명으로 옳은 것은?

① 충치 예방을 위해 탄산음료를 마시고 나서 바로 양치를 한다.
② 잇몸건강과 충치예방을 위해 영양 상태의 중요성을 설명한다.
③ 충치가 심한 경우 임플란트를 적용한다.
④ 양치보다는 치실을 사용하게 한다.
⑤ 영구치가 나오기 전에는 불소치약을 사용하지 않는다.

> **해설** [치아 관리]
> • 영구치가 나옴, 치아관리 중요
> • 충치예방 : 양치와 치실, 불소 함유 치약 사용
> • 잇몸건강과 충치예방을 위해 영양 상태 중요
> • 치아손상 예방 : 자전거, 인라인 탈 때 안전장비 차용
> • 흡연을 사정하고 금연교육

CHAPTER 06

We Are Nurse

위아너스
간호사
국가시험
이론편

청소년의 건강 유지·증진 간호

아동간호학

● ● ● ●

🔬 UNIT 01 　 청소년(12~18세)의 성장 발달 ★★★★

① 11~21세는 아동기에서 성인기로 나아가는 과도기
② 과도기의 청소년은 신체적·인지적·심리사회적·심리성적으로 흥분과 동시에 두려움이 생기기도 하는 극적인 변화를 경험
③ 여학생 10세 전후, 남학생 12세 전후 급속한 신체 성장
　→ PHV(peak height velocity, 신장 최대 성장속도) : 여학생이 남학생 보다 1.5~2년 빠름
④ 신체 변화 : 2차 성징이 나타나고, 이성에 관심을 가짐

1) 신체적 성장과 발달

(1) 신장과 체중 ★★★★

① 신장과 외모의 급격한 성장과 변화
② 여학생 : 유방 조직 발달 후 음모가 생기기 시작
③ 남학생 : 고환(testis)이 발달, 1년 쯤 후 음경(penis)이 커짐
④ 여아는 초경이 시작되고 2년~2년 반 후에 신체 성장이 멈춤(16~17세)
⑤ 남아는 18~20세에 성장이 멈춤

(2) 2차 성징 ★★★★

여자 : 9.5~14.5세, 남자 : 10.5~16세

가. 남성의 성적 성숙 : Tanner 5단계
테스토스테론 분비로 인한 고환의 성장(가장 먼저 나타나는 변화) → 음경·고환·음낭이 커짐 → 음모 발달 → 목소리 변함(후두의 급성장), 땀샘 발달 → 여드름, 수염이 돋기 시작, 사정이 가능
※ 체중 급증시기와 키 성장 급증시기가 일치
① Tanner 1단계 : 남아의 사춘기 전

② Tanner 2단계 : 남아의 사춘기 변화, 첫 징후는 테스토스테론 분비로 인한 고환의 성장

③ Tanner 3~4단계 : 음경·고환·음낭이 커짐, PHV가 나타남(4단계), 목소리 변함, 땀샘 발달, 사춘기 초기 남학생의 3분의 2가 한쪽 또는 양쪽에서 여성형 유방

④ Tanner 4~5단계 : 지방선이 발달, 여드름, 수염이 돋기 시작, 사정(ejaculation)이 가능

⑤ Tanner 5단계가 되면 성기의 성숙은 마무리, 정액이 정상적으로 생성, 수염이 있고, 체형은 성인 남성에 가까워짐

나. 여성의 성적 성숙 : Tanner 5단계

난소 기능의 첫 신호인 유방 봉오리(가장 먼저 나타나는 변화) → 음모가 나기 시작 → 초경 시작 → 액모, 땀샘 발달, 유두 돌출 → 임신 가능

※ 신장 성장 급증시기가 체중 급증시기보다 6~9개월 빠름

① 여아의 성적 성숙은 난소 기능의 첫 신호인 유방 봉오리. 9~11세경에 나오기 시작, 그 후 음모가 나기 시작

② Tanner 1단계 : 유륜(areola)은 나머지 피부와 같이 편평함

③ Tanner 2단계 : 유방 발달 시작 시기, 가슴 몽우리(breast bud)가 생기며, 작게 주위에 샘 조직이 있음; 유륜이 넓어짐

④ Tanner 3~4단계 : 액모, 땀샘 발달, 유두 돌출, PHV(신장최대성장속도)가 나타나고 1년이 지나면 신장의 성장이 둔화하고 초경이 시작

⑤ Tanner 5단계 : 배란이 규칙적, 임신 가능

(3) 전체적 외모와 골격계 성장

① 일반적으로 다리가 더 길어지고 허벅지가 두터워짐

② 어깨가 성장하면서 몸통의 성장이 나중에 나타남

③ 뼈의 성장이 2배로 증가

④ 안면골, 상악골의 모양 변화

⑤ 남자는 근육 수와 세포 수 증기, 여자는 세포 크기만 증가

(4) 운동발달

① 근육량이 많아짐. 대근육과 소근육의 협응력 발달 : 경쟁적인 스포츠를 즐김

② 미세근육 조정력 발달 : 미술, 음악, 바느질 등

③ 스포츠, 영화, 독서, 취미, 음악 감상, 화장, 전화나 휴대폰 통화, 컴퓨터 게임

2) 심리성적 발달

① 프로이드-생식기 단계(genital stage), 성호르몬이 분비, 성기가 성숙

② 성정체성이 발달하는 시기

③ 피임방법, 성병 등 성교육 실시

분류	특징
청소년 초기 (11~14세)	• 동성친구를 사귀는 경향 • 자기중심적, 부모에게 반항 • 나쁜 일들은 자신에게 일어나지 않을 것이라고 믿음
청소년 중기 (15~17세)	• 이성에 대한 관심이 커짐 • 직업정체성 형성 • 부모-자녀 갈등의 고조기
청소년 후기 (18~21세)	• 독립을 위한 준비 • 사회적 관계가 성숙해짐. 타인에 대한 배려심과 친밀감 증가 • 추상적인 사고, 다양한 관점에 대한 생각과 감정을 표현 • 자기만의 정체성이 발달

3) 인지·지적발달

(1) 인지발달

① 형식적 조작기 : 자신들의 가치와 추론과정에 대해 생각함

② 구체적 사고에서 추상적 사고로 발달

③ 추상적 사고 초기 : 귀납적·연역적 추리가 가능

④ 청소년기 후기 : 논리성 증가, 자신과 타인의 관점을 구분, 사회적 관점에서 이해

⑤ 성인 초기 : 과학적인 추리, 복잡한 개념의 이해, 분석적 도구의 사용이 가능, 가설로부터 추론을 도출해 가설 검증, 그 결과를 해석 가능, 분석적 사고가 가능

(2) 지적발달

① 현실성과 가능성 : 장래에 가능성에 대해 심사숙고함

② 자아 중심적 사고 : 상상적 관중, 개인적 우화

③ 명제적 사고 : 그들 자신의 사고를 분석함

④ 상징주의 : 추상과 이론적 개념을 이해함

⑤ 결합적 사고 : 결과에 많은 영향을 주는 요인에 대해 심사숙고함

⑥ 가설·연역적 사고 : 이론을 이끌어 냄

⑦ 연관성 사용 : 기본적으로 유사 혹은 다른 관계를 도출해 냄

⑧ 객관성 : 객관적으로 상황을 사정

⑨ 상대성 : 다른 사람과 상관관계를 고려

4) 심리사회적 발달 ★★

(1) Erikson : 정체성 형성 VS 역할 혼란 ★

① 청소년기의 주요 발달과제 : 정체성 형성

② 성 정체성, 직업 정체성, 가족과의 분리 또는 독립 등의 과제

③ 또래집단과 동일화

(2) 심리사회적 특징

① 신체상 : 자아정체감의 혼란을 반영, 자기중심성은 신체에 대해 선입견을 가짐

② 역할실험 : 역할선택은 가족의 기대, 사회의 규범, 효과적이라고 규정된 과거의 규범들에 대해 많은 영향을 받음

③ 독립심
- 직업관과 책임감을 가짐으로써 성인이 되어감
- 부모로부터의 독립은 청소년의 자아감에 영향을 줌

④ 동료 집단과 동일시
- 동료 집단에의 소속은 청소년기의 역할혼돈을 피하는데 도움을 줌
- 특별한 집단의 소속이 되므로 청소년은 동일감을 형성

⑤ 반항 : 자아정체감을 형성하는 과정은 흔히 반항적 행동을 수반

⑥ 이상주의 : 가능한 것들에 대해 상상해보는 능력으로 인해 이상이 발달, 성인의 가치와 신념개발이 용이

⑦ 기분이 자주 변화됨

5) 도덕성과 영적 발달 ★★

(1) Kohlberg : 인습적 수준(4단계) 또는 인습 후 수준(5단계)

① 사회질서와 권위 지향(4단계) : 법과 질서를 준수, 사회체제의 유지를 지향

② 공리주의 단계(5단계) : 최대다수의 최대이익을 중요시, 유용성, 계약, 다수 의견 존중, 옳고 그름에 대한 도덕성

(2) 도덕성 발달 특징

① 친구, 가족, 다른 모범적인 성인과의 관계에서 정의감을 발달시킴

② 개인적인 도덕적 기틀로 통합하기 전에 가족과 사회의 가치관에 의문을 제기, 기존 도덕성에 도전

(3) 영적 발달

① 청소년 초기 : 종교의 가르침 수용, 문제가 생기면 신을 의지함

② 청소년 중·후기 : 종교에 대한 실망감과 의문이 생김. 다른 종교 모색

UNIT 02   청소년의 건강증진

1) 영양

신장, 체중, 근육의 급속한 성장, 성적 성숙 : 단백질, 칼로리, 아연, 칼슘, 철 등의 영양요구량 증가

(1) 청소년기 영양문제

① 신체의 급속한 성장으로 칼로리 요구량 증가

② 충분한 영양소를 함유한 간식과 식사를 제공

③ 변화된 식사습관 : 바쁜 일정으로 아침 거르기, 집 밖에서 식사, 잦은 패스트푸드 섭취, 신체상에 대한 관심과 식사량 감소, 음주와 흡연

④ 또래그룹의 식습관에 영향을 받음

(2) 청소년을 위한 영양지침

① 여아는 1일 1,800kcal, 남아는 2,200kcal 섭취. 하루 3컵 이상 우유섭취. 지방섭취는 25~35%로 제한

② 칼슘, 철, 엽산섭취 중요

③ 건강한 신체상 갖도록 함

(3) 청소년기 영양관련 건강문제 : 신경성 식욕부진 ★

① 정의 : 의도적으로 먹기를 거부하고 체중이 늘어나는 것에 대한 공포를 느끼며 체형에 대한 왜곡된 인식과 신체상의 혼란을 가지는 섭식장애

② 증상

- 체중감소
- 무월경, 서맥, 저혈압, 영양부족으로 인한 피부건조, 손톱이 갈라짐, 빈혈
- 극단적 영양섭취를 제한, 폭식을 하고 토하기도 함.
- 무력감, 우울, 신체상의 왜곡, 부모와의 갈등

③ 치료 및 간호

- 영양공급 : 활력징후, 체중, I/O check, 탈수 증상 확인
- 자존감과 자기 가치감을 증진하는 간호 접근
- 행동수정
- 가족 치료
- 약물요법 : 필요시 항우울제, 호르몬제

> ※ 폭식증
> 단기간 내에 폭식 후 즉시 구토를 유발해 버리는 섭식장애, 평균 체중이거나 평균보다 많은 체중, 충동적 성향을 보임

2) 치아관리

① 충치 발생 감소, 사랑니가 나오거나 매복

② 치주염, 부정교합(청소년기에 50% 발생), 치아외상

3) 휴식과 수면

① 하루 8시간 수면 권장

② 성장과 활동 증가로 피로가 높아짐 : 충분한 휴식 취함

4) 안전

① 불완전한 신체조정 능력, 에너지, 충동성, 동년배 압력, 경험 부족 등이 복합적으로 작용하여 부상이 많이 발생

② 사고, 자살 : 15~19세 청소년의 주 사망 원인 → 자살의 원인 : 사회적 고립

③ 폭력 : 가까운 사람의 폭력과 대중매체의 폭력물 노출로 학습 됨

④ 알콜, 흡연, 약물남용 ★
   • 원인 : 호기심, 대처능력 부족, 스트레스 등 정서적 문제, 또래와의 유대감의 표현
   • 간호 : 급성기(독성 및 금단 증상 치료), 장기간(재활), 가족 치료
   • 보건교육 : 또래집단 간 상호작용을 통한 교육, 구체적 제시(흡연의 단점, 금연교육)

5) 의사소통

① 무비판적 경청, 비밀보장, 청소년 편에서 지지, 상호의사 결정 격려

② 컴퓨터의 대중적 보급으로 컴퓨터를 능숙하게 다룸 : 부모의 모니터링이 필요

6) 성생활

① 성행위로 임신이나 성병, 탈선 등의 결과를 초래하기도 함

② 성교육을 통해 피임과 금욕 교육

③ 편안하고 안전한 상담환경을 제공

단원별 문제

01 Tanner stage에 따른 사춘기 남녀의 성숙 변화에 대한 설명으로 맞는 것은?

① 남아의 성적 성숙에서 가장 먼저 발달하는 기관은 음경이다.
② 여아의 성적 성숙은 초경이 이루어지고 유방 봉우리가 커진다.
③ 여아는 남아 보다 성적성숙이 느리게 나타난다.
④ 남아의 키 성장 급증시기는 체중 급증시기보다 6~9개월 늦다.
⑤ 여아는 남아보다 키 성장 급증시기가 1.5~2년 빠르다.

> **해설** 여학생 10세 전후, 남학생 12세 전후 급속한 신체 성장
> → PHV(peak height velocity, 신장 최대 성장속도) : 여학생이 남학생 보다 1.5~2년 빠름

02 청소년기의 발달특성으로 옳은 것은?

① 성적 충동이 감소하게 된다.
② 부모와 동일시 한다.
③ 솔선감이 실패할 때 죄의식이 발달한다.
④ 자아정체감, 성정체성이 발달한다.
⑤ 자율성이 발달하여 또래 집단과 어울린다.

> **해설** 청소년기에 자아정체감이 형성되고, 실패했을 때 역할 혼란을 겪게 됨

03 청소년기의 성장과 발달 특성으로 옳은 것은?

① 신체 성장이 서서히 일어난다.
② 발한 기능의 미성숙으로 탈수가 되기 쉽다.
③ 여자 청소년은 음모가 생긴 후 유방조직이 발달한다.
④ 과도기의 청소년은 신체적·인지적·심리사회적·심리성적으로 흥분과 동시에 두려움이 생긴다.
⑤ 남자 청소년은 음경이 커진 후 고환이 발달한다.

[청소년 성장과 발달]
- 11~21세. 아동기에서 성인기로 나아가는 과도기
- 과도기의 청소년은 신체적·인지적·심리사회적·심리성적으로 흥분과 동시에 두려움이 생기기도 하는 극적인 변화를 경험

04 청소년기에 대한 설명으로 옳은 것은?

① 뼈의 성장이 3배로 증가한다.
② 여자는 근육의 수와 세포 수가 증가하고 남자는 세포의 크기만 증가한다.
③ 골격발달이 근육발달보다 빠르므로 성장통을 호소한다.
④ 몸통 성장이 먼저 나타난다.
⑤ 프로이드에 의하면 잠복기에 해당한다.

청소년기에는 뼈의 성장이 근육의 성장보다 빠르게 진행되므로 성장통이 나타남

05 청소년기 성적 성숙을 나타내는 2차 성징지표가 아닌 것은?

① 초경　　　　　　　　② 고환의 발달
③ 음모의 발현　　　　　④ 음경크기 증가
⑤ 체지방비율 증가

[청소년기의 성적 성숙]
- 여학생-유방 조직 발달 후 음모가 생기기 시작
- 남학생-고환(testis)이 발달, 1년 쯤 후 음경(penis)이 커짐. 음모는 음경이 발달하기 전에 성장을 시작
- 여아는 초경이 시작되고 2년~2년 반 후에 신체 성상이 멈춤(16~17세)
- 남아는 18~20세에 신체 성장이 멈춤

06 여자 청소년의 성적 성숙의 첫 증상은 무엇인가?

① 초경　　　　　　　　② 음모의 발달
③ 유두 돌출　　　　　　④ 에스트로겐과 프로게스테론의 증가
⑤ 심한 기분 변화

[여성의 성적 성숙]
난소 기능의 첫 신호인 유방 봉오리 → 음모가 나기 시작 → 초경 시작 → 액모, 땀샘 발달, 유두 돌출 → 임신 가능

07 남자 청소년기 성적 성숙을 나타내는 첫 증상은 무엇인가?

① 초경   ② 목소리의 변화
③ 고환의 성장   ④ 음경크기 증가
⑤ 체지방비율 증가

> **해설** 남성의 성숙 : 테스토스테론 분비로 인한 고환의 성장 → 음경·고환·음낭이 커짐 → 음모 발달 → 목소리
> 변함, 땀샘 발달 → 여드름, 수염이 돋기 시작, 사정이 가능

08 다음 중 추상적 사고로 발달이 이루어지며 자신의 가치와 추론과정에 대해 생각하는 시기는 언
제인가?

① 영아기   ② 유아기
③ 학령전기   ④ 학령기
⑤ 청소년기

> **해설** [청소년기의 인지발달]
> • 형식적 조작기 : 자신들의 가치와 추론과정에 대해 생각함
> • 구체적 사고에서 추상적 사고로 발달
> • 추상적 사고 초기 : 귀납적·연역적 추리가 가능

09 다음 중 친구, 가족, 다른 모범적인 성인과의 관계에서 정의감이 발달되며 옳고 그름에 대한 도덕
성이 나타나는 시기는 언제인가?

① 영아기   ② 유아기
③ 학령전기   ④ 학령기
⑤ 청소년기

> **해설** [청소년기의 도덕성과 영적 발달]
> • 친구, 가족, 다른 모범적인 성인과의 관계에서 정의감을 발달시킴
> • 옳고 그름에 대한 도덕성, 계약, 다수 의견, 실용, 최대다수의 최대이익을 중요시

10 다음 중 신장, 체중, 근육의 급속한 성장, 성적 성숙이 일어나며, 단백질, 칼로리, 아연, 칼슘, 철 등의 영양요구량이 증가되는 시기는?

① 영아기
② 유아기
③ 학령전기
④ 학령기
⑤ 청소년기

> 해설 [청소년기의 영양]
> 신장, 체중, 근육의 급속한 성장, 성적 성숙 : 단백질, 칼로리, 아연, 칼슘, 철 등의 영양요구량 증가

11 청소년기의 치아관리에 대한 설명으로 옳은 것은?

① 사랑니가 나오거나 매복
② 충치의 발생이 급격히 증가
③ 부정교합 발생 감소
④ 치주염의 발생 감소
⑤ 영구치가 나오기 시작

> 해설 [청소년기의 치아관리]
> • 충치 발생 감소, 사랑니가 나오거나 매복
> • 치주염, 부정교합(청소년기에 50% 발생), 치아외상

12 키 160cm, 몸무게 43kg인 16세 영희는 자신이 뚱뚱하다고 생각하며 다이어트약을 구매하여 복용하고 있다. 식사를 거부하여 아버지와 내원하였다. 적절한 간호진단은?

① 발달장애로 인한 사회성 부족
② 약물 오남용과 관련된 자주적 의사결정 장애
③ 충동 조절 장애로 인한 신체상의 변화
④ 가족기능의 부족으로 인한 자존감 부족
⑤ 체형에 대한 왜곡된 인식으로 인한 신체상 혼란

> 해설 [신경성 식욕부진]
> 의도적으로 먹기를 거부하고 체중이 늘어나는 것에 대한 공포를 느끼며 체형에 대한 왜곡된 인식과 신체상의 혼란을 가지는 섭식장애

아동의 건강 회복

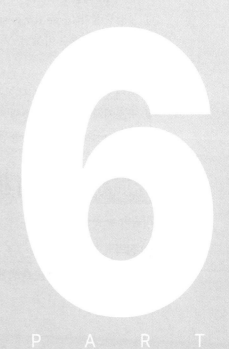

PART

CHAPTER 01

고위험 신생아 간호

아동간호학

UNIT 01 고위험 신생아 분류 ★

1) 재태연령

① 만삭아(Full term infant) : 재태기간 37주 이후~42주 사이에 출생한 신생아
② 미숙아(조산아) : 임신 37주 미만 출생
③ 과숙아 : 임신 42주 후에 출생

2) 재태기간에 대한 출생체중

① 적정체중아(appropriate for gestational age, AGA) : 재태기간에 대한 출생체중이 10~90 백분위수(%)
② 부당경량아(small for gestational age, SGA, 작은 체중아) : 재태기간에 대한 출생체중이 10 백분위수 미만
③ 부당중량아(large for gestational age, LGA, 큰 체중아) : 재태기간에 대한 출생체중이 90 백분위수 이상

3) 출생시 체중

① 저체중출생아 : 출생 시 체중이 2,500g 미만
② 극소저체중출생아 : 출생 시 체중이 1,500g 미만
③ 초극소저체중출생아 : 출생 시 체중이 1,000g 미만

UNIT 02 고위험 신생아 간호

1) 미숙아 ★★★★★

(1) 정의

재태기간 37주 미만 출생한 신생아

(2) 생리적 특성

가. 외모 ★

① 얼굴 : 눈 돌출, 귀 연골 미약하고 부드러움, 눈 사이 가까움, 턱은 들어감, 정상아보다 머리비율이 큼

② 피부 : 솜털 많고 태지 거의 없음, 피하지방이 적어 피부가 쭈글거림, 손바닥, 발바닥 주름이 거의 없음, 표피와 진피의 결합력 부족 및 각질층 미성숙으로 손상이 쉽게 나타남.

③ 근골격계 : 관절이완, 늘어진 자세(신전)

• 굴곡 반응의 증가는 태아가 임신 40주에 도달했다는 것을 의미

• 스카프 징후 : 앙와위 상태에서 손을 잡고 목을 지나 반대쪽 어깨까지 당길 때 저항이 없음

④ 성기

• 여아 : 음핵 돌출, 대음순이 발달되어 있지 않음

• 남아 : 고환이 서혜부나 복강내에 있음

나. 호흡기계

① 과소 환기 : 26~28주 이전의 태아는 폐포와 폐포 모세혈관의 미발달

② 계면활성화제 부족 : 호흡곤란증후군, 초자양막증

③ 기침반사, 구역질 반사가 약해 호흡기 감염의 위험

④ 주기성 호흡, 무호흡, 간헐적 호흡

⑤ 호흡곤란 평가 : 시소운동, 하부 흉부 퇴축, 검상돌기 함몰, 비공확대, 호기 시 그렁그렁

⑥ 호흡성 산증(CO_2↑), 대사성 산증(HCO_3^-↓)

다. 심혈관계

① 동맥관개존증, 간헐적동맥관개존증

② 비정상적 심음, 잡음

라. 위장관계 ★

① 흡철반사, 연하반사가 약해 정맥공급(비경구영양), 위관영양 공급이 요구됨

② 하부 식도 괄약근이 미약하여 위식도 역류가 나타남

③ 대사율이 높아 높은 칼로리 요구, 지방 흡수 장애, 탄수화물과 유당의 소화 제한

④ 철분 저장 부족 : 임신 3기에 철분을 저장

⑤ 간은 미성숙하여 고빌리루빈혈증으로 핵황달이 발생, 약물에 대한 독성 반응이 높아짐

⑥ 소화효소가 부족하여 소화 흡수가 미약

⑦ 칼슘이 부족하여 골격의 무기질화 결핍

마. 비뇨기계

① 사구체여과율이 낮아 약물 배설 장애, 저혈압으로 소변감소, 체액감소로 탈수

② 중탄산이온 보유 능력 낮아 대사성 산증이 나타남

바. 면역계

① 백혈구 기능 비효율적 : 28주 이전 출생의 경우 항체가 넘어오지 않은 상태로 백혈구 기능 미숙 때문에 감염에 취약

② IgG 부족 : 임신3기 태반을 통하여 공급 받으므로, 감염가능성이 증가

③ IgA 부족 : 초유를 먹지 않은 경우

(3) 미숙아 간호

① 기도 확보 및 호흡유지
- 입안과 기도 내 점액 제거, 흡인, 물리요법 등
- 적절한 산소 : 말초 혈액공급으로 세포에 영양과 산소 공급

② 체온 유지
- 사정 시 방사 보온기(radiant warmer) 이용
- 보육기 사용, 최소한의 목욕(수증기 증발에 의한 열손실), 주변 통풍 최소화(대류성 열손실), 아기와 접하는 모든 것의 표면을 미리 따뜻하게 유지(전도성 열손실), 보육기의 이중벽과 덮개는 산소농도 변화나 가습의 증발을 막고 열의 방출을 예방 cf. 차가운 벽(방사에 의한 열손실)
- 실내 온도(24~26.7℃), 습도 유지(55~65%), 보육기내 온도 유지(30~32℃)

③ 감염예방
- 교차 감염 예방 : 철저한 손 씻기
- 테이프, 전극, 채집주머니 제거 할 때 피부 손상 위험성 주의 → 표피와 진피 간의 결합력 감소, 각질층 미성숙
- 욕창 예방 : 체위 변경, 부드러운 요

④ 영양, 수분과 전해질 공급
- 적은 양의 모유를 위장관영양, 정맥주입
- 탈수 예방 : 피부를 통한 불감성 수분손실에 유의

⑤ 보육기 간호 : 매일 소독수 청소, 간호 및 처치는 한번에 모아서 시행, 보온이 된 후 신생아 이동

⑥ 발달지지 간호 ★ : 불필요한 소음, 빛 자극을 줄임, 한 번에 한가지 자극만 제공, 에너지 보존을 위해 가능한 한 적게 만짐, 손상과 피로 예방

2) 과숙아 ★

(1) 정의

출생 시 체중과 관계없이 임신 42주 이후 출생한 신생아

(2) 특징

① 외모
- 태지가 감소, 짙은 노란색 혹은 초록색의 태지
- 피부가 건조하고 갈라져서 벗겨짐

- 머리카락 숱이 많으며 피하지방이 적음
- 손톱, 발톱 자라 있음, 키가 크고 마름
② 당뇨병 산모, 다산모의 태아의 경우 발생
③ 출산 시 아두골반불균형의 위험으로 제왕절개 분만율이 높음
④ 합병증 : 저산소 허혈성 발작, 체온 불안정, 저혈당, 태변 흡인, 부적절한 영양
⑤ 분만 지연 시 사망률이 높아짐

3) 작은체중아 ★

(1) 정의

체중이 표준성장차트에서 10% 이하, 재태기간에 비해 저체중아

(2) 특징

① 체중이 2,500g 이하로 태어난 모든 저출생체중아의 2/3정도가 미숙아, 나머지 1/3 은 부당경량아
② 마르고 쇠약. 피하조직이 적고, 피부가 느슨하고 태변이 착색
③ 임신 말기에 발생(임신중독증(toxemia), 고혈압, 당뇨병, 심장과 신장 질환이 원인)
④ 호흡곤란, 저산소증과 산성증(acidosis)이 신생아에게 나타남
⑤ 진단
　㉠ 선천성 기형 검사, 초음파 검사
　㉡ TORCH(톡소플라즈마증), 풍진(rubella), 거대세포바이러스(cytomegalovirus), 단순포진(herpes simplex)에 대한 항체여부 검사

(3) 작은체중아 간호

① 글리코겐과 지방 보유율이 낮아 저혈당 발생 : 포도당 공급이 중요
② 칼슘 공급
③ 만성태아저산소증으로 자궁 내 반응으로 적혈구 과다가 나타남, 고빌리루빈(황달) 시 광선요법

4) 큰체중아

(1) 정의

체중이 90% 이상, 재태연령에 비해 과체중아

(2) 특징

① 유전이나 모체가 당뇨병인 경우 발생
② 당뇨병 태아 : 저혈당(모체의 고혈당 → 태아 인슐린 생산증가 → 고인슐린혈증 → 출생 후 포도당은 공급받지 못하나 고인슐린혈증 → 저혈당)
③ 출생 시 손상 : 경부 혹은 상박신경총 손상, 횡격막신경 손상, 쇄골골절, 두혈종, 경막하혈종, 두부나 안면의 피하출혈

1) 무호흡 ★★

(1) 정의

① 20초 이상 무호흡 또는 짧지만 서맥이나 청색증을 동반하여 호흡이 중단되는 것

② 기도 분비물(점액)이나 부적절한 체위로 인해 발생

(2) 증상

① 청색증, 서맥, 창백, 근긴장 저하가 나타남

② 미숙아에게 흔하며 재태 기간이 짧을수록 발생 빈도 증가

(3) 간호

① 발이나 등을 부드럽게 두드리거나 돌려 눕힘으로 촉각을 이용하여 호흡을 자극

② 흡인 후 산소 공급(100%)

③ 저산소증 예방을 위한 산소 공급

④ 수유 시 주의 깊게 관찰

⑤ methylxanthines투여 : 중추신경계에서 호흡 자극

⑥ Ambu bag이나 마스크 환기법

(4) 합병증

① 미숙아 망막증 : 산소치료의 원인

② 만성폐변화 : 산소요법, 기계적 호흡의 원인

③ 공기누출증후군 : 기계적 호흡보조로 인함

2) 신생아 일과성 빈호흡

(1) 정의

태아 폐액의 흡수가 늦은 '젖은 폐'에서 나타남

(2) 원인

제왕절개술로 출생한 아기, 경산부의 아기, 산모의 마취 및 과진정으로 복압이 감소된 경우, 둔위분만, 저출생체중아, 주산기 가사, 당뇨병 산모의 아기

(3) 진단검사 : 흉부 X-ray, 임상증상

(4) 치료 및 간호

① 산소 공급, 산소포화도 측정

② 예후가 양호하여 3~5일에 완치간호

3) 태변흡인증후군(meconium aspiration syndrome, MAS) ★

(1) 정의

태아 질식이나 자궁 내 스트레스로 인해서 태아의 항문 괄약근이 이완되면서 태변이 자궁 강 내로 배출되고 태변이 함유된 양수가 태아나 신생아의 기도로 흡인된 상태

(2) 원인

① 과숙아에서 많이 발생
② 분만 전 질식기간과 관련, 심폐기능 문제 유발 시

(3) 증상

① 호흡 장애 : 태변 흡인 수 시간 후 빈호흡, 헐떡거리는 호흡, 신음호흡
② 청색증
③ 흉부함몰, 흉부 과팽창과 원통형 흉곽
④ 제대나 피부에 태변 착색

(4) 치료 및 간호

① 흡인으로 분비물 제거
② 분비물 배액을 위해 머리를 낮추는 자세, 산소공급
③ 기계적 환기요법 실시
④ 세균성 폐렴이 없으면 항생제 투여가 필요 없음
⑤ 대사성 산증 예방을 위해 중탄산나트륨 투여

4) 영아돌연사증후군(sudden infant death syndrome, SIDS) ★★

(1) 정의

대개 수면 중에 발생하는 1세 이하의 영아의 갑작스럽고 설명할 수 없는 죽음

(2) 원인

① 불명확
② 위험요인 : 미숙아, 다태임신 분만아, 저출생체중아
③ 간접흡연 노출, 열악한 산전치료, 낮은 사회경제적 상태, 임신 중 약물사용, 문화적 영향, 낮은 산모의 연령
④ 2~4개월 영아, 남아, 겨울에 빈발

(3) 간호

예방 교육 : 엎드려서 재우지 않음, 무호흡 모니터 사용, 수면 중 인공젖꼭지 적용

5) 호흡곤란증후군(Respiratory distress syndrome, RDS) ★

(1) 정의

폐의 미성숙으로 인해 폐포를 팽창시키는 계면활성제가 부족하여 호흡곤란이 초래되는 질환

※ 계면활성제(surfactant) : 폐포의 상피세포에서 분비되는 표면활성 인지질

폐포의 표면장력을 감소시켜 폐포의 팽창을 용이하게 하고 폐포가 쭈그러드는 것을 방지하는 물질 (재태기간 28주경 생산)

(2) 증상

① 계면활성제 부족 → 무기폐 → 저산소증, 고탄산혈증 → 대사성 산증 → 산혈증

② 호흡곤란, 흉부함몰, 빈호흡, 호흡성 산증, 흡기성 견축, 역설적 시소호흡, 흡기성 비익확장

③ 흉부 X-ray 상 폐포에 망상과립형 양상(불투명 유리 모양)

④ 호흡성, 대사성 산증으로 뇌손상 위험

(3) 간호

① 지지 간호 : 산소 소모 최소, 적절한 영양과 순환 유지, 적절한 환경 유지(중성 온도 환경, 습도), 증발에 의한 수분 손실과 열 손실 최소화, 산혈증을 교정하기 위해 sodium bicarbonate(중조)정맥 투여

② 호흡 간호 : 인공계면활성제, 보충요법 지속적인 정상 범위 내의 산소 공급, 적절한 가스 교환과 조직관류를 유지하기 위해 기계적 호흡 필요

6) 신생아 용혈성 질환

(1) Rh 부적합 용혈성 질환(태아적아구증) ★

가. 정의

산모와 신생아의 혈액형 부적합에 의한 항원-항체 반응의 결과로 나타나며, 산모의 면역 글로불린 G(IgG) 항체가 태반을 통해 태아의 적혈구를 공격할 때 발생

나. 원인

① 어머니 Rh(-), 태아 Rh(+) 혈액형 일 때 나타남

② 두 번째 아기일 때 영향 : 첫 번째 임신 시에는 산모에게 Rh+항체가 생기며 두 번째 임신 시에 Rh+항체가 태아를 공격

다. 증상

① 출생 시 핵황달(혈중 빌리루빈 18~20mg/dL)과 빈혈(Hb 5gm/dL 이하)

② 양수는 녹색이나 갈색, 태아수종

라. 예방

① 임신 28~32주에 예방적 면역글로불린(RhoGAM) 투여 ★

② 분만 혹은 유산 72시간 내 항 Rho(D)-면역글로불린(RhoGAM) 300㎍ 투여

→ 모체의 혈액에서 항체가 발견되면 효과 없음

(2) ABO 부적합 용혈성 질환

가. 정의

① 태반을 통과한 산모의 ABO 혈액형 항체가 출산 후 신생아의 적혈구 항원과 결합하여 적혈구를 파괴

② D동종면역에 비해 경하고 의미있는 빈혈을 일으키는 경우는 거의 없음

나. 원인

① 산모 O형, 태아 A형 또는 B형일 때 동종 항체 anti-A, anti-B를 형성하여 IgG 항체에 존재 → 태반 통과

② 첫 분만에서 발생빈도 높음

(3) 용혈성 질환의 치료 및 간호중재

가. 교환수혈 : 제대정맥을 이용

① Direct Coombs test(영아의 항 Rh 항체 역가 평가) 양성

② 제대 혈액의 Hb농도가 12g/100ml 이하

③ 빌리루빈이 24시간 이내 만삭에서 20mg/100ml 이상

④ 미숙아에서 15mg/100ml 이상일 때

⑤ 혈액량은 출생아 혈액량의 2배(85% 교환)

나. 광선요법 : 혈중 빌리루빈 수치가 10mg/dL 이상

다. 자궁 내 수혈 임부의 항체수치 상승, 양수검사 시 빌리루빈 농도 상승 시

7) 고빌리루빈혈증 ★★★

(1) 정의

혈액 내 빌리루빈의 농도가 정상보다 증가한 상태

(2) 원인 ★

① 신생아의 적혈구 수명이 짧아 빌리루빈 생성 증가

② 간의 대사 미숙 : 간접빌리루빈을 직접빌리루빈으로 전환하는 효소(glucuronyl transferase)부족

③ 모유수유 : 모유에 포함되는 전환효소의 포합작용을 방해하는 효소로 인해 발생, 1~2일 수유 중단시 급격 감소, 다시 수유해도 재발하지 않음

④ 패혈증 등

(3) 증상

얼굴에서 시작한 황달이 복부, 발로 진행

(4) 진단

① 신생아 빌리루빈 5mg/dl 이상일 때 황달 관찰

② 생리적 황달 : 생후 2~3일에 나타나서 약 7일 후에 소실, 신생아의 55~70%에서 관찰, 혈중 빌리루빈 5mg/dl 이상일 때 관찰

③ 병리적 황달 : 출생 후 24시간 이내 발생, 혈청 빌리루빈의 농도가 12mg/dl 이상, 2주 이상 황달의 지속

④ 황달이 공막, 손톱, 피부에 나타남

(5) 치료 및 간호 ★★★★

가. 광선요법 ★★

① 빌리루빈 15mg/dl 이상 시, 피부의 빌리루빈을 광선을 적용함으로 체외로 배설

② 생식기 보호 : 신생아에게 기저귀만 채우고 탈의 (남아 고환 보호)

③ 눈 보호 : 불투명 안대적용

④ 불감성 수분 소실로 인한 탈수 예방 : 수분 보충

⑤ 체온 자주 감시(방사열을 생성하여 체온 상승 가능, 탈의로 인해 오한 가능)

⑥ 윤활용 오일이나 로션을 피부에 바르지 않기

⑦ 모유수유로 발생한 황달인 경우 일시적 중단

⑧ 광선치료기와 아기와의 거리는 45~60cm가 적당

⑨ 체위변경(∵ 골고루 적용)

나. 제대 정맥을 이용한 교환수혈

다. 알부민 투여(∵ 빌리루빈과 결합성 높여줌)

8) 미숙아 망막증(수정체후부 섬유증식증) ★★

(1) 정의

출생 시 망막의 혈관이 완전히 형성되지 않은 미숙아가 출생 후 망막에 비정상적인 섬유혈관증식의 발생

(2) 원인

① 망막의 미숙

② 고농도 산소요법 후 빈발

(3) 증상

망막의 수액누출과 출혈, 망막박리로 실명

(4) 예방

① 미숙아나 출생 후 6시간 이상 산소치료를 받은 신생아를 대상으로 4~6주에 망막검사를 시행하여 조기에 발견

② 산소농도 모니터링

(5) 간호

산소농도 모니터링, 빛 노출 방지

9) 미숙아 괴사성 소장 대장염 ★★

(1) 정의

① 소장·대장 등 장이 괴사를 보이는 염증성 장 질환

② 전체 미숙아의 1~5%(20% 정도는 사망)

(2) 원인

① 장기 미숙, 면역력 저하, 저산소증으로 장으로 가는 혈류가 부족

② 위장관에 구멍이 생겨 복막염이 발생 → 합병증으로 신생아 괴사성 장염

(3) 증상

담즙이 포함된 구토, 복부 비대, 소화력 저하, 혈변, 체온 저하, 청색증, 호흡곤란

(4) 치료 및 간호

① 즉시 금식
② 비위관 흡인으로 복압을 감소시키기 위해 위장관 배액으로 감압
③ 수액공급, 항생제, 장 절제술

10) 신생아 패혈증

(1) 정의

신생아의 혈액 감염

(2) 원인

박테리아, 바이러스, 진균, 특발성 혹은 비특이성 면역결핍

(3) 증상

모호하고 비특이적, 호흡기나 위장관 증상, 체온 불안정, 기면

(4) 치료 및 간호

① 항생제 치료, 적절한 항생제 농도를 유지
② 에너지 보존, 산소요법, 수혈 등

11) 뇌실 주위-뇌실 내 출혈 ★

(1) 정의

뇌실 안이나 뇌실 주변에 혈액이 고이는 것

(2) 원인

미숙아의 경우 두개 내 출혈에 민감

(3) 진단

① 뇌초음파 : 출혈 확인저체중아(1,500~1,800g 이하), 외상이나 저산소증
② CT : 뇌수종 확인

(4) 치료 및 간호

① 신경학적 변화나 심혈관의 상태 변화를 확인
② 침상 머리를 20~30° 상승, 매일 두위를 측정
③ 급격한 체위변경 주의,
④ 뇌압상승이 유발되는 자극을 피함 : 출혈 시작 2주내에 뇌실 팽창 시작

12) 신생아 저혈당증

(1) 정의

신생아의 혈액에서 포도당이 과다하게 소모된 것. 혈당 농도가 40mg/dl 미만

(2) 원인

미숙아, 과숙아, 과체중아 등

(3) 증상

저혈당, 신경과민, 수유량 저하, 기면상태, 경련, 무호흡 등

(4) 진단

혈당 확인, 소변에서 케톤 확인

(5) 치료 및 간호

① 구강섭취 : 5% 포도당액, 처방된 우유, 모유수유
② 구강섭취가 어려운 경우에는 위관영양

13) 신생아 저칼슘혈증

(1) 정의

신생아의 혈청 칼슘농도가 7mg/dl 이하

(2) 원인

모체의 당뇨병, 출생 시 질식, 부당경량아

(3) 증상

근육연축, 진전, 자극과민성, 신경과민, 심전도 변화, 경련

(4) 치료 및 간호

① 구강 칼슘 투여 : 수유 시 투여
② 정맥 칼슘 투여 : 침윤 징후 확인

♡ ℗ ◎ We Are Nurse 아동간호학

단원별 문제

• • • •

01 뇌실 내 출혈이 있는 미숙아에 대한 체위로 옳은 것은?

① 침대 머리를 15~20° 가량 하강한다.
② 침대 머리를 20~30° 가량 상승한다.
③ 침대 발치를 15~20° 가량 상승한다.
④ 무릎 아래 베개를 올려놓아 30° 가량 상승시킨다.
⑤ 머리와 경추를 일직선으로 유지한다.

해설 두개내압 상승을 예방하기 위해 침대 머리를 20~30° 가량 상승

02 고농도 산소를 투여할 때 발생 가능한 합병증은?

① 미숙아 망막증   ② 태변흡인증후군
③ 영아돌연사   ④ 신생아 일과성 빈호흡
⑤ 간헐적 무호흡

해설 미숙아에게 장기간 고농도 산소주입 시, 산소치료의 원인

03 미숙아에게 수분전해질 불균형이 나타나기 쉬운 이유는?

① 신체 대사율이 낮다.
② 피부를 통한 불감성 수분 소실이 많다.
③ 피부의 수분 투과성이 낮다.
④ 소변 농축 능력이 과도하다.
⑤ 체중에 비해 체표면적이 좁다.

해설 [미숙아 수분전해질 불균형 이유]
① 신체 대사율이 높음
② 불감성 수분 소실이 많음
③ 피부의 수분 투과율이 높음
④ 소변 농축 능력이 부족
⑤ 체중에 비해 체표면적이 넓음

04 신생아 호흡곤란증후군으로 진단받은 미숙아가 신생아 집중 치료실에 입원했을 때 가장 먼저 준비해야 하는 약물은?

① 폐계면활성제　　　　　　　② 면역글로블린
③ 알부민　　　　　　　　　　④ 스테로이드
⑤ 5% calcium gluconate

해설 호흡 간호 : 인공계면활성제, 보충요법 지속적인 정상 범위 내의 산소 공급, 적절한 가스 교환과 조직관류를 유지하기 위해 기계적 호흡 필요

05 광선요법을 받은 신생아에서 특히 주의 깊게 관찰해야 하는 경우는?

① 출생 후 12시간 이내 황달 신생아
② 모체 혈액형 A형, 신생아 O형인 경우
③ 모체 혈액형 RH(+), 신생아 RH(-)형인 경우
④ 공막, 얼굴에 황달이 있는 신생아
⑤ 출생 3일 후 황달이 시작된 신생아

해설 출생 후 24시간 이내 황달은 용혈성 질환으로 인한 병리적 황달의 가능성이 높아 주의 깊게 관찰해야 함

06 재태기간 28주, 출생 시 체중 1,500g으로 태어난 미숙아를 사정할 때 신체적 특징으로 맞는 것은?

① 발바닥의 주름이 선명하다.
② 발뒤꿈치가 귀에 닿지 않는다.
③ 귀의 연골이 잘 발달되어 있다.
④ 파악반사가 강하다.
⑤ 늘어진 자세로 신전되어 있다.

> **해설** [미숙아 특징]
> ① 얼굴 : 눈 돌출, 귀 연골이 미약하고 부드러움, 눈 사이 가까움, 턱은 들어감
> ② 피부 : 피하지방이 적어 피부가 쭈글거림, 손바닥, 발바닥 주름이 거의 없음, 표피와 진피의 결합력 부족 및 각질 층 미성숙으로 손상이 쉽게 나타남.
> ③ 근골격계 : 관절이완, 늘어진 자세(신전)
>   • 굴곡 반응의 증가는 태아가 임신 40주에 도달했다는 것을 의미
>   • 스카프 징후 : 앙와위 상태에서 손을 잡고 목을 지나 반대쪽 어깨까지 당길 때 저항이 없음
> ④ 성기
>   • 여아 : 음핵 돌출, 대음순이 발달되어 있지 않음
>   • 남아 : 고환이 서혜부나 복강내에 있음

07 다음 중 재태 기간 34주, 체중 2,100g으로 태어난 신생아 분류로 옳은 것은?

① 정상아 – 저체중출생아   ② 미숙아 – 저체중출생아
③ 미숙아 – 극소 저체중출생아   ④ 과숙아 – 극소 저체중출생아
⑤ 미숙아 – 초극소 저체중출생아

> **해설** 37주 이전 출생아는 미숙아, 2,500g 이하 출생아는 저체중출생아이다.
> • 저체중출생아 : 출생 시 체중이 2,500g 미만
> • 극소 저체중출생아 : 출생 시 체중이 1,500g 미만
> • 초극소 저체중출생아 : 출생 시 체중이 1,000g 미만

08 다음 중 미숙아의 특성으로 옳은 것은?

① 솜털이 많다.
② 몸은 굴곡되어 있다.
③ 몸에 태지가 증가되어 있다.
④ 고환이 음낭에 내려와 있다.
⑤ 음핵이 돌출되어 있지 않다.

> **해설** [미숙아의 특성]
> ① 얼굴 : 눈 돌출, 귀 연골 미약하고 부드러움, 눈 사이 가까움, 턱은 들어감
> ② 피부 : 피하지방이 적어 피부가 쭈글거림, 손바닥, 발바닥 주름이 거의 없음, 솜털이 많음. 표피와 진피의 결합력 부족 및 각질 층 미성숙으로 손상이 쉽게 나타남
> ③ 근골격계 : 관절이완, 늘어진 자세(신전)
> ④ 성기
>   • 여아 : 음핵 돌출, 대음순이 발달되어 있지 않음
>   • 남아 : 고환이 서혜부나 복강내에 있음

09 출생 후 12시간 이내에 황달이 나타났다면 무엇을 의미하는가?

① 모유 황달   ② 생리적 황달
③ 병리적 황달   ④ 생리적 빈혈
⑤ 태아흡인 증후군

> **해설** [신생아황달]
> - 생리적 황달 : 생후 2~3일에 나타남, 1주 혹은 2주 이상 황달 지속
> - 병리적 황달(핵황달) : 출생 후 24시간 이내 발생, 혈청 빌리루빈의 농도가 12mg/dl 이상, 2주 이상 황달의 지속
> - 황달이 공막, 손톱, 피부에 나타남

10 미숙아에게 호흡곤란증후군과 초자양막증후군이 발생하는 원인은 무엇인가?

① 동맥관개존   ② 호흡기감염
③ 정상발달의 지연   ④ 기침반사 저하
⑤ 계면활성화제 부족

> **해설** 계면활성화제 부족 : 호흡곤란증후군, 초자양막증후군

11 과숙아의 특징에 대한 설명으로 옳지 않은 것은?

① 태지가 많고, 짙은 노란색 혹은 초록색이다.
② 머리카락이 많다.
③ 피부가 건조하고 갈라져서 벗겨져 있다.
④ 손톱, 발톱이 자라 있다.
⑤ 태변 흡인 증후군 발생률이 높다.

> **해설** [과숙아 특징]
> - 태지가 감소, 짙은 노란색 혹은 초록색의 태지
> - 피부가 건조하고 갈라져서 벗겨짐
> - 머리카락 숱이 많으며 피하지방 적음
> - 손톱, 발톱 자라 있음, 키가 크고 마름

12 다음 중 초유를 먹지 않은 신생아에게 모체로부터 공급되지 않는 항체는 무엇인가?

① IgA
② IgM
③ IgD
④ IgG
⑤ IgE

해설 IgA (초유를 먹지 않은 경우)

13 미숙아 신생아가 집중 치료실에 입원하였다. 가장 먼저 수행해야 할 간호는?

① 미숙아의 혈당을 측정한다.
② 미숙아의 감염예방에 초점을 맞춘다.
③ 미숙아의 심음을 청취한다.
④ 미숙아의 제대결찰부위를 살핀다.
⑤ 미숙아의 호흡상태를 살핀다.

해설 [미숙아의 간호]
• 우선적 간호 : 기도확보, 호흡유지
• 체온유지, 감염예방, 영양 공급

14 생리적 황달에 대한 설명으로 옳은 것은?

① 생후 24시간 이내에 생긴 황달이다.
② 생후 3일경에 혈중 빌리루빈 수치가 5mg/dL이다.
③ 생후 1일경에 혈중 빌리루빈 수치가 20mg/dL 이상이다.
④ 생후 3일경에 총 빌리루빈 수치가 15mg/dL 이상이다.
⑤ 생후 1일경에 황달이 출현하여 1일 5mg/dL 이상 급상승한다.

해설 생리적 황달 : 생후 2~3일에 나타남, 1주 혹은 2주 이상 황달 지속
병리적 황달 : 12mg/dL 이상, 2주 이상 지속

15 부당경량아(작은체중아)의 특징으로 알맞은 것은?

① 고혈당증이 나타남
② 저산소증과 알칼리증이 나타남
③ 마르고 쇠약함
④ 출생 시 쇄골골절이 주로 나타남
⑤ 적혈구 감소가 나타남

[특징]
- 체중이 2,500g 이하로 태어난 모든 저출생체중아의 2/3 정도가 미숙아, 나머지 1/3은 부당 경량아
- 마르고 쇠약. 피하조직이 적고, 피부가 느슨하고 태변이 착색
- 임신 말기에 발생(임신중독증(toxemia), 고혈압, 당뇨병, 심장과 신장 질환이 원인)
- 호흡곤란, 저산소증과 산성증(acidosis)이 신생아에게 나타남

16 당뇨병 산모가 아기를 분만했을 때 아기에게 주의 깊게 관찰해야 하는 것은?

① 출혈　　　　　　　　　② 고혈당
③ 저칼슘혈증　　　　　　④ 고빌리루빈혈증
⑤ 저체중

[신생아 저칼슘혈증의 원인]
모체의 당뇨병, 출생 시 질식, 부당경량아

17 Rh 부적합 용혈성 질환에 대한 설명으로 옳은 것은?

① 첫 번째 임신 시에 발생한다.
② 엄마는 Rh+, 아기는 Rh-시에 발생한다.
③ 출산 후 모체의 혈액에서 항체를 확인한 후 RhoGam을 산모에게 투여한다.
④ 임신 28~32주에 예방적 RhoGam(면역글로블린)을 투여한다.
⑤ 첫째 아이는 출생 시 생리적 황달이 나타난다.

[원인]
- 어머니 Rh 음성, 태아 Rh 양성일 때 나타남
- 두 번째 이기일 때 영향 . 첫 번째 임신 시에는 산모에게 Rh+항체가 생기며 두 번째 임신 시에 Rh+항체
  가 태아를 공격
[치료 및 간호]
- 임신 28~32주에 예방적 면역글로블린(RhoGAM) 투여
- 분만 혹은 유산 72시간 내 Rho(D)-면역글로불린(RhoGAM) 300mg 투여
  → 모체의 혈액에서 항체가 발견되면 효과 없음

18 병리적 황달을 앓는 신생아를 위한 간호로 옳은 것은?

① 광선치료　　　　　　　② 비위관 삽입
③ 미온수 목욕　　　　　　④ 회음부 간호
⑤ 계면활성화제 투여

해설 [치료 및 간호]
- 광선요법
  - 빌리루빈 15mg/dl 이상 시, 피부의 간접 빌리루빈을 체외로 배설
  - 신생아에게 기저귀만 채운 후 광선요법을 실시(눈과 남아의 경우 고환을 가려 줌)
  - 수분 보충, 체온 감시
  - 모유수유로 발생한 황달인 경우 모유수유 대신 조제유를 공급
- 교환수혈
- 알부민 투여

19 신생아의 생리적 황달에 대한 설명으로 옳은 것은?

① 높은 백혈구 수치
② 출생 후 24시간 이내에 발생
③ 모유수유 시 5~7일에 나타남
④ 생후 2~3일에 나타남, 1주 혹은 2주 이상 황달 지속
⑤ 출생 후 24시간 이내 발생, 혈청 빌리루빈의 농도가 12mg/dl 이상

해설 • 생리적 황달 : 생후 2~3일에 나타남, 1주 혹은 2주 이상 황달 지속
   • 병리적 황달(핵황달) : 출생 후 24시간 이내 발생, 혈청 빌리루빈의 농도가 12mg/dl 이상, 2주 이상 황달의 지속

20 다음 중 영아돌연사증후군에 대한 설명으로 옳은 것은?

① 대개 출생 직후 발생하는 신생아 돌연사를 말한다.
② 여아에게 자주 발생한다.
③ 임신 중 흡연한 산모의 미숙아에게 위험률이 높다.
④ 예방을 위해 신생아를 엎드려 재우는 습관을 기른다.
⑤ 부드러운 침대에서 재우는 습관을 기른다.

해설 [영아돌연사증후군(sudden infant death syndrome, SIDS)]
   (1) 정의 : 대개 수면 중에 발생하는 1세 이하의 영아의 갑작스럽고 설명할 수 없는 죽음
   (2) 원인 : 불명확, 2~4개월 영아, 남아, 겨울에 빈발
      → 위험요인 : 미숙아, 다태임신 분만아, 저출생체중아, 간접흡연 노출, 열악한 산전치료, 낮은 사회경제적 상태, 임신 중 약물사용, 문화적 영향, 낮은 산모 연령
   (3) 간호
      예방 교육 : 엎드려서 재우지 않음, 무호흡 모니터 사용

21 미숙아 무호흡에 대한 설명으로 옳은 것은?

① 청색증과 빈맥이 동반됨
② 근긴장도가 높음
③ 계면활성화제 투여
④ 미숙아 망막증이 발생하므로 산소를 투여하지 않음
⑤ 영아의 발이나 등을 부드럽게 두드리거나 영아를 돌려 눕혀서 호흡을 자극

해설 [미숙아 무호흡 시 간호]
• 피부자극(영아의 발이나 등을 부드럽게 두드리거나 영아를 돌려 눕혀서 호흡을 자극)
• 흡인 후 산소 공급
• Ambu bag이나 마스크 환기법
• 수유 시 주의 깊게 관찰
• 저산소증 예방위한 산소 공급

22 다음 중 미숙아 무호흡증(apnea) 증상과 관계없는 것은?

① 창백   ② 빈맥
③ 피부색 변화   ④ 불규칙한 호흡
⑤ 근 긴장저하

해설 [증상]
• 서맥, 청색증, 창백, 근 긴장저하
• 미숙아에게 흔하며 재태기간이 짧을수록 발생 빈도 증가

23 태아 폐액의 흡수가 늦은 '젖은 폐'에서 나타내는 것을 무엇이라 하는가?

① 태변흡인증후군   ② 신생아 일과성 빈호흡
③ 영아돌연사증후군   ④ 호흡곤란증후군
⑤ 무호흡

해설 [신생아 일과성 빈호흡]
(1) 정의 : 태아 폐액의 흡수가 늦은 '젖은 폐'에서 나타남
(2) 간호 : 산소공급, 산소포화도 측정

24 다음 중 무호흡의 정의로 옳은 것은?

① 15초 이하 무호흡, 서맥과 청색증 없음
② 10초 이상 무호흡, 빈맥과 청색증 동반
③ 15초 이하 무호흡, 빈맥과 청색증 동반
④ 20초 이상 무호흡, 서맥과 청색증 동반
⑤ 30초 이하 무호흡, 빈맥과 청색증 동반

〈해설〉 신생아 무호흡 정의 : 20초 이상 무호흡 또는 짧지만 서맥이나 청색증을 동반하여 호흡이 중단되는 것

25 미숙아 망막증에 대한 간호로 적절한 것은?

① 수분섭취를 감소시킨다.
② 고농도 산소요법을 실시한다.
③ 피부건조를 막기 위해 전신에 오일을 바른다.
④ 산소농도를 확인하고 빛 노출을 방지한다.
⑤ 항생제 치료를 실시한다.

〈해설〉 미숙아 망막증 간호 : 산소농도 확인, 빛 노출 방지

26 3주 동안 미숙아집중치료실에서 치료중인 환아가 괴사성 소장대장염이 의심된다. 특이 소견으로 맞는 것은?

① 비담즙성 구토   ② 복부둘레 감소
③ 제대 탈출   ④ 혈액이 섞인 토물
⑤ 혈변

〈해설〉 [괴사성소장대장염 증상]
복부 비대, 소화력 저하, 혈변, 체온 저하, 청색증

CHAPTER 02

♡ ℗ ☺
We Are Nurse

위아너스
간 호 사
국가시험
이 론 편

영양/대사 문제를 가진 아동 간호

아동간호학

UNIT 01   아동의 소화기계 특성 ★

① 위식도 역류 : 하부 괄약근의 미숙으로 발생
② 지방흡수 장애 : 영아의 경우 담즙산의 부족으로 발생
③ 황달 : 간기능 미숙
④ 유당흡수 장애 : 출생 후 3개월 동안은 락타아제의 부족으로 발생

UNIT 02   아동의 소화기계 사정 ★★

① 출생력, 식이력, 신체검진, 임상검사, 진단검사
② 아동의 수분전해질 불균형의 원인
　㉠ 체중에 비해 체표면적이 넓어 피부를 통한 불감수분의 손실이 많음
　㉡ 기초대사율이 높고 호흡이 성인에 비해 빠름
　㉢ 신장기능이 미숙하고 사구체 여과율 낮음
　㉣ 수분의 섭취량과 배설량도 성인에 비해 높음
　㉤ 세포외액의 물 분포가 성인에 비해 많음

UNIT 03   영양/대사 문제를 가진 아동의 간호

1) 탈수 ★★★★

(1) 탈수의 유형 ★

　가. 등장성 탈수(수분과 전해질의 손실이 체내 비율과 거의 같음)
　　① 단순 체내 총 수분량 결핍 : 설사, 구토, 기아 등에 의해 발생
　　② 혈장 Na+=130~150mEq/L 유지

③ 피부 건조, 탄력성 부족, 말초혈류 감소, 맥박과 호흡 빠름, 천문 함몰

④ 증상이 진행되면 저혈량성 쇼크

나. 저장성 탈수(수분 정체되고 전해질 소실)

① 혈장 Na+=130~150mEq/L 이하

② 구토, 만성 설사, 출혈, 신부전, 이뇨요법, ADH 과다분비 등 신장수분 배설에 문제

③ 피부 차고 끈적끈적함, 탄력성 저하, 긴장도 저하, 빈맥, 기면, 혼수, 경련

다. 고장성 탈수(나트륨 소실보다 수분 소실이 많음)

① 혈장 Na+=130~150mEq/L 이상

② 화상, 발열, 요붕증

③ 피부 창백, 높고 날카로운 울음, 경련

(2) 탈수의 정도 ★★

① 영아의 탈수 정도 : 경증(체중의 5%), 중등도(10%), 중증(15%) ★

② 소아의 탈수 정도 : 경증(체중의 3%), 중등도(6%), 중증(9%)

(3) 증상 ★★

① 피부 점막의 건조, 움푹 들어간 눈, 바르고 약한 맥박, 천문 함몰, 피부긴장도 저하, 빈맥, 사지 냉감·반점, 체중감소, 핍뇨

② 쇼크 : 대천문 함몰, 빈맥, 혈압하강

③ 최소 5%의 수분결핍 시 4가지 증상 중 2가지 관찰가능

㉠ 점막 건조

㉡ 눈물이 나오지 않음

㉢ 아파 보이는 표정

㉣ 모세혈관 충전시간 2초 이상

④ 전해질 불균형의 후기 증상 : 테타니, 경련

(4) 치료 및 간호

① 수분 및 전해질의 불균형을 교정하고 잠재적 원인을 치료

② 경구용 수분공급 : 재수화 용액으로 천천히 보충

• 적용조건 : 경증, 의식 명료하고 깨어 있음

• 수분공급량은 체중에 의해 결정함

• 4~6시간에 걸쳐 서서히 손실 수분을 신속히 보충

• 등장성, 저장성 탈수 시 신속한 수분보충

• 고장성 탈수 시 갑작스런 수분을 보충할 경우 수분중독이 나타나므로 금기

③ 정맥수액 ★

㉠ 대상

• 중증의 탈수나 심한 설사, 지속적인 구토(금식 후)로 구강을 통해 수분과 전해질을 전달할 수 없을 경우

• 극도의 피로나 혼수, 위장 팽만이 심각한 아동

• 일차목표 : 세포외액량을 신속히 증가시켜 순환량을 회복시켜 쇼크 예방

　　ⓒ 방법 : 등장액(생리식염수)

2) 설사 ★★★

(1) 원인

감염, 영양 장애, 오염된 음식, 기생충, 위생불량, 로타바이러스 등

(2) 임상증상

① 소변량 감소(4시간 이상 소변을 보지 않거나 24시간 동안 젖은 기저귀가 6개 이하)

② 입술건조, 체중감소, 식욕 부진

③ 전해질 불균형, 복부 불편감

(3) 진단

대변 양상의 변화(Watery stool, 녹색 대변, 혈액, 농이 섞인 대변 양상), 대변배양검사

(4) 치료 및 간호 ★★★

① 원인균 판명될 때까지 격리, 철저한 손 씻기 및 배설물관리 철저

② 체액 균형 감시하며 수분 공급(실온으로 공급), 중증 설사 시 정맥 수액요법

③ 경구재수화 용액 : 수분과 전해질 공급

④ 설사를 유발하는 음식 금지(꿀물, 과일쥬스)

⑤ 최소한의 수분섭취(빈번한 수유는 연동운동 유발)

⑥ 대사성 산독증 관찰

⑦ 필요시 금식 : 장 휴식

⑧ 모유수유 지속, 조제유는 낮은 농도로 시작해서 서서히 정상 농도로 조정

⑨ 체중측정

⑩ 인공젖꼭지, 편안한 체위, 회음부 간호

3) 구토 ★★★

(1) 원인

감염, 알러지, 대사 장애, 멀미, 폐색 등

(2) 증상

① 투사성 구토 : 유문협착증

② 녹색 토사물 : 장폐색(십이지장 이하)

③ 선홍색 토사물 : 혈액이 소화액과 접촉하지 않은 경우

④ 변 냄새가 나는 토사물 : 대장폐색, 복막염

⑤ 구토가 심할 때는 위산의 소실로 대사성 알칼리증 초래

(3) 치료 및 간호

① 구토양상 사정

② 좌위, 측위 : 흡인예방을 위해 기도확보

③ I/O check

④ 원인에 따른 치료

⑤ 수유 시 소량씩 자주

⑥ 탈수 시 정맥주입으로 수분과 전해질 보충

⑦ 대사성 알칼리증 관찰

4) 변비

(1) 정의

① 딱딱한 대변이 잘 배출되지 않거나 대변배설이 어려운 것

② 배변의 빈도나 일관성의 변화

③ 3일 이상 변 배출이 없는 경우

④ 1주에 3회 이상을 보아도 배변 시 통증, 혈액이 섞이는 경우

(2) 원인

가. 장의 구조적 결함

선천성 거대결장, 밀폐항문, 장협착

나. 전신질환

갑상선 기능 저하증, 부갑상선 기능 항진증, 비타민 D 과잉으로 인한 고칼슘혈증, 만성 납중독, 신경장애(뇌성마비)

다. 약물 : 항우울제, 아편제, 항콜린성 약물

라. 발달단계별 원인

① 영아

• 원인 : 부적절한 식이관리, 과도한 수유량 섭취, 모유나 조제유에서 전유로 변화 시

• 교정 : 조제유에 수분량 증가, 나이든 영아는 곡류, 채소, 과일섭취 증가

② 아동기

• 원인

- 1~3세 : 환경변화, 투약(철분제제, 이뇨제, 제산제, 항경련제)

- 학령기 : 만성변비, 환경적 변화, 스트레스, 배변습관의 변화, 저섬유식이, 적은 수분섭취, 과도한 유제품섭취

• 교정 : 단순변비 시 식이중재, 수분섭취 증가, 고섬유질 식이, 대변완화제 사용

(3) 병태생리

장기간 변 참음 → 변이 직장을 신전·이완시켜 배변의 긴박감 못 느낌 → 배변 동안 외부 항문 괄약근이 오히려 수축됨

(4) 치료 및 간호

① 단순 변비 시 식이중재, 고섬유식이, 완화제, 등장성 관장, 행동프로그램

② 항문 열상 시 : 따뜻한 생리식염수로 좌욕, 스테로이드제제 사용

③ 장세척, 정상적인 배변습관 촉진, 식이 수정

④ 가족 교육

5) 영아 산통 ★★★

(1) 정의

생후 3개월 이하의 영아에서 발작적인 울음과 보챔이 하루 3시간 이상, 최소 한 주 동안 3회 이상, 3주 동안 지속 발생하는 발작적 복통

(2) 원인

영아의 기질, 소화흡수 능력의 미성숙, 알레르기

(3) 증상

① 영아가 팔과 다리를 끌어당기는 특징

② 주로 늦은 오후나 저녁 산통 때문에 울음

③ 3~4개월 소실, 영아기 일시적인 증상이나 감별 필요

(4) 간호 ★★★

① 사정 : 영아의 식습관, 일상적인 일이 우는 행위와 관련 있는지, 어떤 시도를 했는지, 스트레스 수준과 지지 체계를 확인

② 복부를 부드럽게 마사지

③ 자세변경 자주 시행, 따뜻한 곳에 복위로 눕힘

④ 소량씩 자주 수유

⑤ 수유 중간, 후 트림 자주 시키기

⑥ 환경을 변화시켜줌(예 : 아동을 차에 태워 외출)

⑦ 따뜻한 수건, 따뜻한 물 제공

6) 구순과 구개열 ★★★

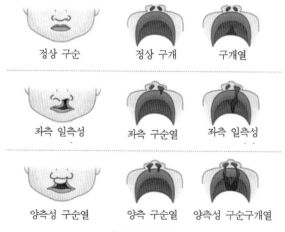

[구순과 구개열]

(1) 정의

얼굴기형 중 가장 흔하며, 구순(입술) 및 구개(입천장)을 만드는 조직이 적절히 붙지 않았거나 떨어져 있는 갈림증

(2) 원인

① 유전적 요인

② 환경적 요인 : 부모의 연령, 모성의 알코올 섭취, 엽산과 비타민이 부족한 식이, Diazepam과 같은 약물에 노출, 풍진 감염(모체), 모성 흡연, 방사선 노출

(3) 임상증상

① 구순(토순)은 편측 혹은 양측에 발생하며 입술의 가벼운 패임이 있는 것부터 콧구멍 안쪽까지 완전히 분리되어 있는 경우까지 다양

② 구개파열은 구순을 동반하거나 안할 수 있으며 경구개와 연구개에 발생

(4) 교정시기

① 구순 : 가능한 조기수술(생후 3~6개월), 모아결속 증진, 수유용이

② 구개열 : 생후 6~12개월, 언어 발달에 영향을 주기 전에 교정

(5) 치료 및 간호

가. 수술 전 간호

① 충분한 영양공급을 위해 길고 구멍이 큰 젖꼭지, 부드러운 플라스틱, 압축용기 사용

② 상체를 세우고 똑바른 자세로 수유하는 것이 효과적

③ 질식 예방을 위해 수유 중간 쉬는 시간 갖기, 트림 자주 시킴

나. 수술 후 간호 ★★★★

① 구순 교정의 경우 복위는 금지(수술 부위 닿지 않도록), 앙와위 혹은 측와위 취함, 호흡유지와 분비물 관리

② Logan bow 적용 : 봉합부위 긴장 완화를 위한 금속 장치

③ 팔꿈치 억제대 사용 : 봉합부위 보호를 위해

④ 노리개 젖꼭지, 빨대, 설압자 사용금지

⑤ 1~2주 동안 치아를 닦지 않고 물로 헹구어 냄

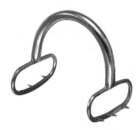

[Logan bow]

7) 식도폐쇄(Esophageal atresia)/기관식도루(Tracheo esophageal fistular, TEF) ★★★★★

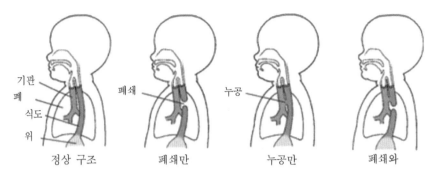

[식도폐쇄/기관식도루]

(1) 정의

식도에 나타나는 선천성 기형으로 식도 폐쇄만 단독으로 발생할 수 있고, 식도-기관 누공 혹은 누공과 폐쇄가 동시에 나타나기도 함

(2) 발생 빈도

남아와 여아 모두 비슷하게 발생하며 미숙아에게서 호발

(3) 증상

① 3Cs : coughing(기침), chocking(수유 시 질식), cyanosis(청색증) ★
② 거품 섞인 다량의 타액, 수유 시 구토와 기침 발생(흡인성 폐렴 위험)
③ 비위관이나 흡인 카테터 삽입의 어려움

(4) 치료 및 간호

가. 수술 전 간호 ★★
　　① 우선적 중재 : 구강분비물을 5~10분마다 흡인
　　② 반좌위(∵ 역류 방지)
　　③ 금식, 정맥수액 주입
　　④ 흡인예방 간호 : 고개 옆으로 돌리기

나. 수술 후 간호 ★★
　　① 노리개 젖꼭지를 물려 빨기 욕구, 연하반사 유지 ★
　　② 호흡상태 관찰, 수액공급과 적절한 영양공급, 체온조절 유지
　　③ 통증 완화, 수술부위 감염예방
　　④ I/O check, 소량씩 천천히 수유

8) 비후성 유문협착증 ★★★★

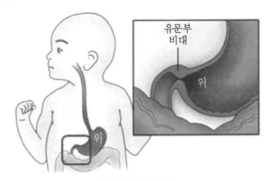

[비후성 유문협착증]

(1) 정의

원인이 밝혀지지 않은 유문근(위에서 장으로 이동하는 부분의 근육)의 비후로 유문강이 좁아져 있는 수유 후 구토가 발생하는 질환

(2) 증상 ★★★★

① 수유 직후 담즙을 포함하지 않은 <u>분출성(투사성) 구토</u>
② <u>올리브 모양의 덩어리(우상복부)</u>
③ 구토 후 배고파서 안절부절 못함
④ 체중 감소 및 변비, 탈수, 농축된 소변
⑤ 대사성 알칼리증(위산, 칼륨 손실)

(3) 치료 및 간호 ★

① 수술 전 : 구토로 인한 탈수, 대사성 알칼리증 교정이 중요
• 비위관으로 위 감압
• 복부 팽만과 구토 방지를 위해 낮은 압력으로 흡인하여 배출량, 농도, 색깔을 관찰
• 흡인의 위험성을 줄이기 위해 침상머리 높여 줌
• 구토 시 기도흡인 예방 위해 측위를 취함
② 수술 : 유문근 절제술
③ 수술 후
• 소량씩 시작하여 양을 늘리는 수유 방법. 섭취량, 배설량 관찰
• 수유 후 오른쪽 반좌위

9) 장중첩증 ★★★★★

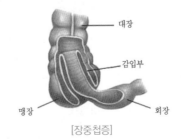

[장중첩증]

(1) 정의

장의 한 부분이 윗부분의 장 속으로 말려 들어간 질환

(2) 원인 및 빈도

① 대부분 원인 불명

② 용종이나 이물질 같은 특정한 병변, 바이러스성 감염 확인

③ 생후 6개월 정도의 건강하고 영양상태가 좋은 <u>남아</u>에게 흔함

④ 1,000명 출생 당 1~4명, 생후 3~9개월 발생

(3) 진단 : 바륨관장검사, 직장검사

(4) 임상증상 ★★★

① <u>갑자기 심한 복통</u>

② 담즙 섞인 구토

③ 혈액과 점액이 섞인 젤리 모양의 혈변

④ <u>우상복부에 소시지 모양의 덩어리</u>

⑤ 복부팽만

⑥ 창백

⑦ 진행되면 장괴사

(5) 치료 및 간호 ★★★★

가. 비외과적 감압

① 감압을 위해 금식

② 공기 관장

③ 바륨 관장 : 정수압을 이용하여 환원(금기 : 기계적 폐쇄, 고열, 구토, 복막염, 쇼크)

나. 적절한 영양 공급과 배변 상태 확인

다. 수술

감압 실패 시, 천공, 복막염 발생 시

10) 선천성 거대결장 ★

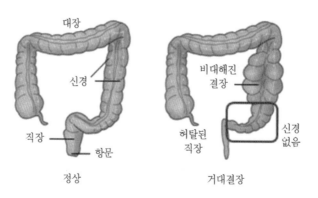

[선천성 거대결장]

(1) 정의

결장과 직장의 신경절세포의 부재로 장에서 항문 쪽으로 장의 내용물이 이동할 수 없는 선천성 질환

(2) 특징

① 모든 신생아 장폐색증의 1/4을 차지
② 남아에게 4배 흔함
③ 아주 드문 경우 가족적인 유형
④ 장 팽만과 허혈은 장벽 팽만을 초래하고 이는 대장염을 유발, 심한 경우 사망

(3) 증상 ★

① 신생아 장폐색 시 : 출생 24시간 내 태변 배출을 하지 못함
② 담즙이 포함된 구토, 복부팽만
③ 악취 나는 리본 모양의 대변
④ 왼쪽 하복부 덩어리 촉진
⑤ 변비
⑥ 복통

(4) 진단

① 바륨관장 : 이완된 근위부와 좁아진 원위부를 확인 가능
② 대장 조영술, 직장 생검(확진)
③ 검사 결과 직장은 비워 있으며, 내괄약근이 단단하며, 액체변의 누출을 확인할 수 있고 만약 무신경절이 짧다면 가스가 축적되어 있음
④ anorectal manometry(항문, 직장 내압검사) : 직장 안으로 풍선이 달린 카테터를 삽입한 후 내괄약근의 반사반응을 확인하는 검사
   → 정상반응 : 외괄약근 수축으로 내괄약근이 이완됨
⑤ 연령별 임상 증상으로 진단
   • 신생아기 : 태변 배출의 실패나 장폐색의 임상증상으로 진단 확인
   • 영아, 아동기(과거력 중요) : 만성적 증상으로 변비

(5) 치료 및 간호

① 치료 : 무신경절 제거술, 일시적인 결장루 형성술
② 비위관 삽입 및 개방성 유지
③ 복부팽만 감시 : 장음의 확인
④ 배액량 측정 기록 : 결장루, 비위관
⑤ 변비 : 등장성 관장
⑥ 가족 교육 : 결장루형성술 관리
⑦ 직장검진 : 6개월마다 협착 방지를 위해 시행

- 수술 전 : 비위관 삽입, 영양 결핍 교정, 불편감 완화, 수분과 전해질 균형
- 수술 후 : 위장 감압 유지(장음이 들릴 때까지), 영양(구강영양 혹은 위루 영양을 통해 적은 양으로 시작, 점차 양과 횟수를 늘림)

11) 위식도 역류(Gastroesophageal reflux, GER)

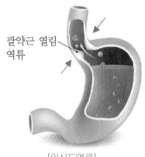

괄약근 열림
역류

[위식도역류]

(1) 정의

위 내용물이 하부식도 조임근의 장애 또는 불능으로 역류하는 현상

(2) 원인 및 빈도

① 영아기 하부식도 괄약근의 미성숙으로 힘주기, 울음, 기침으로 발생
② 미숙아 및 뇌성마비, 다운증후군, 두부손상 등 신경학적 장애
③ 조임근 부위 근육 및 신경의 발달지연, 기능 부족
④ 남아가 여아보다 3배 더 많음

(3) 증상

① 역류 : 담즙이 없고 소화되지 않은 내용물과 점액으로 구성
② 구토, 체중감소, 혈변, 토혈, 빈혈, 무호흡, 폐렴의 재발, 출혈 유발, 성장지연
③ 흡인 시 기침 발생

(4) 진단

상부 위장관 바륨검사, 산 역류검사, 식도경 검사, 상부 위장관 내시경

(5) 치료 및 간호

① 소량씩 자주 섭취(2~3시간마다), 식후 트림시키기, 농축 고칼로리유
② 조유식에 곡분을 섞어 점도를 높여서 수유(구토방지)
③ 상체를 높이는 자세(upright position)
④ 제산제 복용(H-2 blocker), ranitidine(Zantac)
⑤ 급성 출혈 시 : 위세척, 얼음식염수 사용하지 않음
⑥ 위저부 추벽성형술

12) 감염성 위장염

(1) 원인

오염된 물이나 음식으로 인한 위장의 감염

(2) 증상

구토, 설사, 이급후증(배변 후 시원하지 않고 또 변을 보고 싶은 느낌), 탈수, 발열

(3) 치료 및 간호

① 수분 보충 : 당분이 높은 음료는 제외
② 감염예방 : 손씻기, 개인위생
③ 영양 : 정상식(고당/고지방은 피함)

13) 충수염

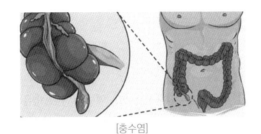

[충수염]

(1) 원인

① 굳은 대변의 찌꺼기에 의한 충수 내강의 폐쇄로 인함
② 바이러스성 감염 후에 흔히 발생하는 부종성 림프조직이 충수를 폐쇄
③ 세균 침범이 일어남, 급속으로 퍼져 복막염 초래, 진행성 복막염은 기능적 소장의 폐색을 일으킬 수 있음

(2) 진단

① 일차적으로 병력, 신체검진에 기초
② 열, 구토, 복통, 증가된 백혈구수
③ 초기 : 배꼽 주변 통증이 가장 심한 부위
　→ 배꼽에서 전상 장골능 사이의 2/3 지점에 위치한 McBurney point
④ 반발 압통이 있으나 아동에게 신뢰할 만한 증상은 아님
⑤ 임상검사 : CBC, UA(요로감염과 감별위해), HCG(자궁외임신과 감별위해-가임기 여성은 산과)

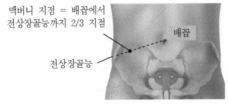

맥버니 지점 = 배꼽에서
전상장골능까지 2/3 지점

배꼽

전상장골능

[맥버니 지점]

(3) 임상증상

우하복부 통증, 열, 복부강직, 장음의 감소나 부재, 구토

(4) 치료 및 간호

① 외과적 치료 : 충수절제술

② 충수파열시 항생제 : ampicillin, gentamicin, clindamycin, 7일~10일 동안 사용

　가장 흔한 합병증 : 복강 내 종양

③ 진통제 투여

④ 금지 : Hot pack, enema, 완화제 → 천공 위험

⑤ 주의 : 발열을 동반한 복막염의 징후 관찰

→ 장천공 이후 통증이 갑자기 줄었다가, 다시 통증이 증가(주로 통증이 확산되며 복부가 딱딱해지는 증상 동반), 점진적인 복부팽만, 심계항진, 빠르고 얕은 호흡, 창백, 오한 및 과민성 등 포함

14) 유당 불내성증

(1) 정의

락타아제 부족으로 모유와 우유에 있는 당, 일반적인 조제유의 구성 성분, 치즈와 아이스크림 같은 유제품에 포함되어 있는 이당류인 유당을 소화시키는 능력이 없음

(2) 원인 및 특징

① 유전

② 출생 시 우유를 먹은 영아에게 식초냄새가 남

③ 폭발적이고 거품이 나는 물 같은 대변과 함께 복부팽만이 생김

④ 4~5세 아동의 유일한 증상은 우유를 싫어하는 것

(3) 증상

심한 설사, 산성 대변, 성장 장애, 고장, 트림, 장내 가스

(4) 치료 및 간호

① 유당섭취 제한(우유, 유제품도 제한)

② 제한식이에 대한 부모교육

③ 적절한 영양 섭취 : 단백질, 칼슘, 칼로리

15) 중독

(1) 발생빈도와 원인

① 영아 : 입으로 물질을 탐색하는 경향이 있어, 중독물질을 섭취하는 사고가 쉽게 발생

② 유아 : 호기심에 의한 중독

③ 아동 : 약물과 가정 내 제품을 환각제로 실험해 보는 경향

④ 청소년 : 고의적인 시도가 많아 치사율 또한 높음

(2) 증상

① 타이레놀 : 오심, 구토, 우상복부통증, 기면, 혼란

② Benzodiazepine : 졸음, 기면, 말더듬증, 운동실조, 저혈압

③ Salicylates : 오심, 구토, 과다호흡, 이명, 열, 지남력장애

(3) 치료 및 간호

① 주로 중독유형과 양의 노출, 노출시간은 아동의 감수성에 따라 달라짐

② 위세척

㉠ 섭취 후 1~2시간 이내에 사용해야 효과적

㉡ 섭취 물질이 독성이 강할 때, 기도유지가 위험해질 가능성이 있는 경우 사용

㉢ 금기 : 부식제 섭취, 관을 삽입하지 않았는데 구역반사가 억제된 아동

③ 활성탄 : 구강중독에 효과적, 독성물질을 감소시키는 데 효과적(섭취 2시간 이내에 사용)

④ 설사제 사용

⑤ 해독제 사용

16) 납 중독

(1) 원인

① 납중독 : 혈액 내 납수치 10mg/dL 이상

② 성인보다 아동의 납 흡수 능력과 민감성이 크며, 취약한 반응

(2) 임상증상

① 중추신경계

㉠ 칼슘 능력 차단, 청각장애, 학습장애, 주의 산만, 불안정, 충동적, 정신발달지연

㉡ 세포막 투과 증가 → 뇌 수분 증가 → 뇌압 상승 → 경련, 저능아, 마비, 실명 → 혼수, 사망

② 혈액계 : 골수의 조혈세포 → RBC 감소 → 빈혈

③ 신장계 : 근위 세뇨관 세포 파괴 → 당, 단백질, 아미노산, 인산 과다 배출

④ 기타증상 : 급성 복통, 구토, 변비, 식욕부진, 두통, 발열, 성장 지연

(3) 치료

① 착화요법

작용기전 : 금속의 배설을 증가시켜 체내 부하량을 감소시키고 위장관에서의 독성 금속의 흡수를 줄이는 것

17) 괴사성 장염 ★★

(1) 원인

세균 증식, 미성숙한 위장의 면역체계, 장의 허혈

(2) 증상

① 담즙 섞인 구토물, 혈변, 점액변

② 복부 팽만, 위정체, 구토

③ 저혈압, 무호흡, 불완전한 호흡, 황달, 소변량 저하

④ 수유곤란, 기면

(3) 치료 및 간호

① 수유중지, 비위장 흡인(∵ 감압 목적)

② 정맥을 통한 항생제 투여, 전해질(PH교정)균형 유지

③ 앙와위, 측위(복부 압력 줄이기 위해)

④ 비위관 유지 : 복부팽만 완화, 감압

⑤ 수유 재시도(1주일 후) : 끓인물, 전해질 용액부터 희석 조제유로 점진적 시행

18) 궤양

(1) 원인

위산 과다분비, 담즙산 과다분비, 프로스타글란딘 결핍, 아스피린, NSAIDs 등

(2) 증상

화끈거림, 공복 시 경련성 통증, 복부 불편감, 토혈, 혈변

(3) 치료 및 간호

① 부드러운 식이제공, 소량씩 자주 섭취, 카페인 제거

② 출혈 시 비위관으로 흡인, 실온의 식염수로 위세척

③ 항궤양성 약물을 투여한지 1시간 이내에 제산제를 투약하지 않음. 아스피린 사용을 금함

④ 균형 잡힌 식이 제공

⑤ 커피 찌꺼기 양상의 구토, 체중감소, 검은 변, 통증, 설사 시 병원에 방문함

19) 염증성 장 질환

(1) 원인

바이러스, 음식 알레르기, 혈관염, 면역기능 장애, 유전적 소인 등

(2) 증상

① 궤양성 대장염 : 대장에 호발, 설사, 출혈과 빈혈, 통증 없음, 덩어리 없음

② 크론병 : 위장관 전체, 혈액이 섞이지 않은 설사, 발열, 복부의 덩어리, 체중 감소, 누공과 폐색

(3) 치료 및 간호

① 크론병 : 비경구영양(급성기), 비위관을 통한 장관영양

② 궤양성 대장염 : 유제품 피함, 저자극성, 저섬유질, 저지방, 저잔여식, 고단백식이섭취, 결장절제술

③ 약물 : 관장, 스테로이드 규칙적 복용, 제산제
④ 영양관리 : 엄격한 제한식이, 우유를 포함하지 않은 균형 잡힌 영양식, 비타민, 철분, 엽산 추가
⑤ 가족교육과 지지

20) 바이러스성 간염

(1) 원인

간염바이러스, 풍진, 거대세포 바이러스, 단순포진 바이러스

(2) 증상

① A형 간염 : 대변과 구강으로 전염
  • 무증상과 무황달(6세 이하 70%), 식욕부진, 불안, 피로
② B형 간염 : 혈액과 체액으로 전염
③ 무황달기 : 식욕부진, 오심, 구토, 복통
④ 황달기 : 두드러기, 짙은 색의 소변, 밝은 색의 대변

(3) 진단검사

간기능검사(AST, ALT, 빌리루빈), 항원-항체검사, 간생검

(4) 치료 및 간호

① 지지요법 : 안위, 균형 잡힌 영양공급
② A형 간염 : 손씻기, 기저귀 교환 시 소독, 노출 즉시 면역글로불린 접종
③ B형 간염 : HBV 백신 접종, 노출 후 2주 이내 면역글로불린 접종
④ 충분한 영양공급 : 고단백, 고탄수화물, 고열량 저지방식이
⑤ 휴식, 전반적인 지지간호
⑥ 철저한 개인위생, 손씻기

(5) 간염 전파 예방

① A형 간염 : 대변-구강 경로, 접촉에 주의, 손씻기, 장갑 사용, 감염된 음식 취급자 확인
② B형 간염 : 비경구적 경로, 개인보호장비(장갑, 마스크, 고글), 안전한 주사투여

21) 담관폐쇄

(1) 원인

원인불명, 간외담관이 없거나 폐쇄된 상태

(2) 증상

황달, 무담즙 회백색 대변, 담즙이 착색된 소변, 간비대, 소양증, PT/aPTT 지연

(3) 진단검사

① 간기능검사, 혈액응고검사, 대사선별검사, 소변과 대변검사
② 간생검, 담관촬영술

(4) 치료 및 간호

① 간문장문합술(Kasai 수술) : 공장의 분절로부터 담도를 대체하는 방법 → 실패하면 간이식

② 섭취 칼로리 증가 : MCT(중간사슬지방산) oil 공급, 비타민 공급

③ 수술 후 감염예방, 합병증 예방(상행성 담관염, 문맥성 고혈압, 출혈 등)

④ 영양지지 : 적절한 칼로리와 비타민 제공. 단백질 제한(간성 뇌손상 예방)

⑤ 피부간호 : 소양증과 황색증 발생을 억제하기 위해 오트밀 목욕, 부드러운 크림, 장갑 착용

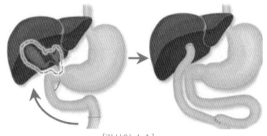

[카사이 수술]

22) 직장, 항문 기형 ★

비정상적 발달로 인해 항문의 개구 이상, 누공을 형성하는 선천적 기형

(1) 증상

① 배변 곤란

② 복부팽만, 녹색소변(누공)

③ 태변을 배출하지 못함 : 출생 후 24시간 이내 태변 확인

(2) 치료 및 감호

① 수술 : 풍선 확장술

② 감염 및 수술 부위 손상 예방

23) 서혜부 탈장

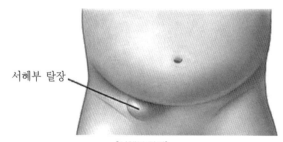

서혜부 탈장

[서혜부 탈장]

(1) 정의

복강 내 기관(대부분에서 소장)이 서혜부를 통해 튀어 나와 덩어리 모양으로 나타나는 현상

(2) 원인

① 태생기에 작은 탈장 낭이 서혜부를 통해 내려오게 되는데 대부분에서 출생 전후로 내려오는 길(구멍)이 막히는데, 남아 있어서 밀려 내려오게 됨
② 미숙아
③ 탈장의 가족력이 있는 경우
④ 다른 선천성 기형(요로계 기형 등)이 동반된 경우
⑤ 만성 호흡기 질환으로 만성적인 기침을 하는 경우

(3) 진단

새끼손가락을 서혜관에 넣어 본 후 복압상승 유도(발사바 수기) 후 내용물이 닿는지 확인

(4) 증상

① 영아 : 울거나 기침할 때 복압상승으로 촉지
② 덩어리가 만져지나 무통성
③ 감돈 : 탈장 구멍에 장이 끼어 혈액순환이 안 되어 괴사 발생

(5) 치료 및 간호

① 외과적 봉합 : 복강경 수술
② 복압 감소(봉합부위 보호)
③ 동통 간호
④ 수술 후 간호 : 감염예방, 수술부위는 깨끗하고 건조하게 유지, 젖은 기저귀 갈아주기

단원별 문제

01 생후 3일 된 신생아가 출생 후 태변이 없고, 복부 팽만, 담즙 섞인 구토 증상을 보였다. 이 환아의 선천성 거대결장의 확진을 위한 검사는?

① 임상증상   ② 직장 X선 검사
③ 바륨관장   ④ 직장 생검
⑤ 복부초음파

> **해설** [선천성 거대결장]
> 확진을 위한 검사 : 무신경절 확인을 위한 직장 생검

02 구순과 구개파열 신생아에게 교정수술이후 가장 우선적인 간호진단은?

① 조직손상과 관련된 급성통증
② 조직손상과 관련된 감염의 위험성
③ 신체적 결함과 관련된 자아상의 변화
④ 신체적 결함과 관련된 부모역할 혼란
⑤ 연하기능장애와 관련된 비효율적인 기도확보

> **해설** [수술 후 간호]
> ① 구순 교정의 경우 복위는 금지(수술 부위 닿지 않도록 함), 측와위 취함, 호흡유지와 분비물 관리
> ② Logan bow 적용 : 봉합부위 긴장 완화를 위한 금속 장치
> ③ 팔꿈치 억제대 사용 : 봉합부위 보호를 위해
> ④ 노리개 젖꼭지, 빨대, 설압자 사용금지
> ⑤ 1~2주 동안 치아를 닦지 않고 물로 헹구어 냄

03 영아가 1~2일 동안 4~5회 설사를 하였고, 체중이 9kg에서 8.5kg으로 감소하였다. 적절한 간호 중재는?

① 꿀물을 먹인다.　　　　　　　② 좋아하는 과일주스를 먹인다.
③ 모유수유는 중단한다.　　　　　④ 정맥으로 수액을 주입한다.
⑤ 경구재수화용액을 먹인다.

> **해설** [설사의 치료 및 간호]
> ① 원인균이 판명될 때까지 격리, 철저한 손 씻기 및 배설물관리 철저
> ② 체액 균형 감시하며 수분 공급(실온으로 공급)
> ③ 경구재수화 용액 : 수분과 전해질 공급
> ④ 설사를 유발하는 음식 금지(꿀물, 과일쥬스)
> ⑤ 최소한의 수분섭취(빈번한 수유는 연동운동 유발)
> ⑥ 대사성 산독증 관찰
> ⑦ 필요시 금식 : 장 휴식
> ⑧ 모유수유 지속, 조제유는 낮은 농도로 시작해서 서서히 정상 농도로 조정
> ⑨ 체중측정
> ⑩ 인공젖꼭지, 편안한 체위, 회음부 간호

04 11개월 된 영아가 갑자기 심하게 울고 점액과 혈액이 섞인 대변을 보고 담즙 섞인 구토가 있어 응급실에 왔다. 우상복부에 소시지 모양의 덩어리가 촉지되어 공기관장이 처방되었다. 부모는 아기가 아파 울고 있어 관장은 하지 않겠다고 한다. 관장을 하지 않아도 되는지 문의 할 때 간호사의 대답은?

① "통증 완화를 위해 진통제를 사용하고 진행하겠습니다."
② "항생제를 사용하여 완화되는지 지켜보도록 하죠."
③ "복부 팽만이 나아지면 그 때 관장하겠습니다."
④ "시간을 가지고 천천히 관장을 하면 아프지 않을 겁니다."
⑤ "지연되면 장괴사 가능성이 있으니 바로 관장을 하는 것이 좋습니다."

> **해설** [장중첩증 임상증상]
> ① 갑자기 심한 복통　　　　② 담즙 섞인 구토
> ③ 점액성 혈변　　　　　　　④ 우상복부에 소시지 모양의 덩어리
> ⑤ 복부팽만　　　　　　　　⑥ 창백
> ⑦ 진행되면 장괴사
> [치료 및 간호]
> ① 바륨/조영제/공기 관장, 비외과적 감압
> ② 금식
> ③ 수술 : 감압 실패, 천공, 복막염 발생 시

05 기관식도누공이 의심되는 증상은?

① 수유 시 질식　　　　　　　② 올리브모양의 대변
③ 장음의 저하　　　　　　　　④ 빠는 반사 소실
⑤ 담즙 섞인 구토물

> **해설** [기관식도누공 증상]
> ① 3Cs : coughing(기침), chocking(수유 시 질식), cyanosis(청색증)
> ② 거품 섞인 다량의 타액, 수유 시 구토와 기침 발생(흡인성 폐렴 위험)
> ③ 비위관이나 흡인 카테터 삽입의 어려움

06 구순 구개열이 있는 영아의 수술 후 적절한 간호중재로 옳지 않은 것은?

① 측와위로 눕힌다.
② Logan bow를 적용한다.
③ 팔꿈치 억제대를 사용한다.
④ 노리개 젖꼭지를 사용하여 울음을 달랜다.
⑤ 빨대나 설압자 사용을 금한다.

> **해설** [수술 후 간호]
> ① 구순 교정의 경우 복위는 금지(수술 부위 닿지 않도록 함), 측와위 취함, 호흡유지와 분비물 관리
> ② Logan bow 적용 : 봉합부위 긴장 완화를 위한 금속 장치
> ③ 팔꿈치 억제대 사용 : 봉합부위 보호를 위해
> ④ 노리개 젖꼭지, 빨대, 설압자 사용금지
> ⑤ 1~2주 동안 치아를 닦지 않고 물로 헹구어 냄

07 식도폐쇄와 기관식도루로 진단을 받은 신생아에게 적용할 우선적인 간호중재는?

① 특수 분유를 경구로 소량씩 주입한다.
② 위관영양을 실시한다.
③ 구강을 통해 가루로 만든 항생제를 준다.
④ 구강분비물을 5~10분마다 흡인한다.
⑤ 머리를 30° 정도 낮추는 자세를 취한다.

> **해설** [수술 전 간호]
> ① 우선적 중재 : 구강분비물을 5~10분마다 흡인
> ② 반좌위
> ③ 금식, 정맥수액 주입
> ④ 흡인예방 간호 : 고개 옆으로 돌리기

08 다음 중 영아의 탈수 증상으로 알맞은 것은?

① 피부긴장도 증가　　　　　② 서맥
③ 혈압의 상승　　　　　　　④ 대천문 함몰
⑤ 모세혈관 충전시간 1초

> **해설** [탈수]
> • 증상 : 피부·점막 건조, 천문 함몰, 피부긴장도 저하, 빈맥, 사지 냉감·반점
> • 쇼크 : 대천문 함몰, 빈맥, 혈압하강
> • 최소 5%의 수분결핍 시 4가지 증상 중 2가지 관찰가능 : 점막 건조, 눈물이 나오지 않음, 아파 보이는 표정, 모세혈관 충전시간 2초 이상

09 2세 된 아동에게 설사로 인한 탈수에 대한 중재로 적절하지 않는 것은?

① 고장성 탈수 시 지체하지 말고 수분 보충
② 체액균형 감시
③ 실온으로 수분 공급
④ 원인균 판명될 때까지 격리
⑤ 장휴식을 위해 금식

> **해설** [치료 및 간호]
> • 체액 균형을 감시하며 수분 공급(실온으로 공급)
> • 고장성 탈수 시 갑작스런 수분을 보충할 경우 수분중독이 나타나므로 금기
> • 정맥수액

10 3개월 된 영아가 하루에도 몇 번씩 다리를 배에 붙이고 심하게 운다고 걱정을 한다. 산통이 의심되는 상황에서 교육 내용으로 옳지 않은 것은?

① 영아의 배를 따뜻하게 하고 부드럽게 마사지 해준다.
② 소량씩 자주 수유한다.
③ 환경을 시원하게 해준다.
④ 따뜻한 곳에 복위로 눕힌다.
⑤ 트림을 반드시 시킨다.

해설 [산통]
① 사정 : 영아의 식습관, 일상적인 일이 우는 행위와 관련이 있는지, 어떤 시도를 했는지, 스트레스 수준
  과 지지 체계를 확인
② 복부를 부드럽게 마사지
③ 자세변경 : 따뜻한 곳에 복위로 눕힘
④ 소량씩 자주 수유
⑤ 수유 중간, 후 트림 자주 시키기
⑥ 환경을 변화시켜줌
⑦ 따뜻한 수건, 따뜻한 물 제공

11 영아기에 변비가 발생하게 되는 주된 원인은 무엇인가?

① 감염 　　　　　　　　　② 영양불량
③ 모유수유 　　　　　　　④ 조제유에서 우유로 전환
⑤ 고섬유소 식이

해설 [변비의 원인]
- 식이(저섬유식이, 적은 수분섭취, 과도한 유제품섭취)
- 소화기계 구조적 장애
- 신경장애(뇌성마비)
- 약물(항우울제, 아편제, 항콜린성 약물)
- 영아때 수유량이 지나치게 많거나 조제유에서 우유로 전환하는 과정에서 주로 발생

12 심한 설사로 인하여 탈수된 영아에게 있어 가장 우선적 처치는 무엇인가?

① 수분섭취를 권장한다. 　　　② 매일 체중을 측정한다.
③ 처방된 수액을 주입한다. 　　④ 섭취량과 배설량을 기록한다.
⑤ 활력징후, 피부상태를 사정한다.

해설 중증설사 시 가장 우선적인 처치 : 탈수로 인한 쇼크를 확인하기 위해 활력징후, 피부상태를 사정

13 다음 중 심한 설사와 구토를 호소하고 있는 3세의 아동에게 나타나는 증상은 무엇인가?

① 체중증가 　　　　　　　② 촉촉한 피부
③ 저칼륨혈증 　　　　　　④ 호흡성 알칼리증
⑤ 소변량 감소

해설 설사와 구토로 인한 탈수의 증상 : 갈증, 피부탄력성 감소, 건조한 피부, 소변량 감소, 무기력, 체중감소 등

14 다음 중 장중첩증 아동의 임상증상으로 옳은 것은?

① 묽은 변
② 담즙 섞인 구토
③ 단단한 암녹색 변
④ 지방성의 악취나는 변
⑤ 고열

해설 장중첩증 임상증상 : 갑자기 심한 복통, 우상복부에 소시지 모양의 덩어리, 점액성 혈변, 담즙 섞인 구토, 복부팽만, 창백

15 장중첩증 아동의 진단과 치료로 적절한 방법은?

① 바륨관장
② CT 검사
③ 결장루 형성
④ 결장경 검사
⑤ 글리세린 관장

해설 장중첩증 진단 : 바륨관장검사, 직장검사

16 충수염의 원인은 무엇인가?

① 장감염
② 고혈당
③ 풍진감염
④ pica
⑤ 유전

해설 충수염의 원인 : 염증의 변화(혈액에서 발생), 장감염, 기생충, 장의 협착이나 염전

17 다음 중 식도폐쇄 시 가장 먼저 나타나는 증후는 무엇인가?

① 호흡장애
② 오심
③ 구토
④ 수유 시 질식
⑤ 복부팽만

해설 식도폐쇄 시 우선적으로 나타나는 증상은 수유 시 질식, 역류, 청색증, 기침이다.

18 원인이 밝혀지지 않은 유문근의 비후로 유문강이 좁아져 우유를 먹을 때 구토를 발생하는 질환은 무엇인가?

① 장중첩증
② 비후성 유문협착증
③ 식도폐쇄
④ 기관식도루
⑤ 선천성 거대결장

해설 비후성 유문협착증 정의 : 원인이 밝혀지지 않은 유문근(위에서 장으로 이동하는 부분의 근육)의 비후로 유문강이 좁아져 우유 먹을 때 구토 발생

19 구개파열 아동의 수술 후 간호로 알맞은 것은?

① 수술 후 복위를 취한다.
② 노리개 젖꼭지를 적용한다.
③ 빨대를 사용하여 수분을 공급해 준다.
④ 구강간호를 위해 1~2주 치아를 닦아준다.
⑤ 봉합선 관리 위한 Logan bow, 팔꿈치 억제대를 사용한다.

해설 [구개파열 수술 후 간호]
• 구순 교정 복위는 금지(수술 부위 닿지 않도록 함), 앙와위 혹은 측와위
• 봉합선 관리 위한 Logan bow, 팔꿈치 억제대 사용
• 노리개 젖꼭지, 빨대, 설압자 사용금지
• 1~2주 동안 치아를 닦지 않고 물로 헹구어 냄

20 선천성 거대결장 환아의 간호중재로 옳은 것은?

① 원유에 과즙을 타서 준다.
② 결장루와 비위관을 통한 배액량을 측정·기록한다.
③ 원유에 곡분을 넣어 진하게 준다.
④ 비경구적으로 수분, 전해질을 공급한다.
⑤ 탈지유 중 고단백질을 강화한 우유를 준다.

해설 [선천성 거대결장의 치료 및 간호]
• 무신경절 제거술, 일시적인 결장루 형성술
• 비위관의 개방성 유지
• 복부팽만 감시
• 장음의 확인
• 결장루와 비위관을 통한 배액량을 측정·기록
• 가족에게 결장루형성술의 간호교육하기

21 다음 중 식도폐쇄의 증상으로 옳은 것은?

① 거품 섞인 다량의 타액   ② 수유 직후 담즙을 포함하지 않은 분출성 구토
③ 올리브 모양의 덩어리   ④ 구토 후 배고파서 안절부절 못함
⑤ 농축된 소변

> **해설** [식도폐쇄 증상]
> • 거품 섞인 다량의 타액, 수유 시 구토와 기침 발생
> • 3Cs : coughing(기침), chocking(수유 시 질식), cyanosis(청색증)
> • 비위관이나 흡인 카테터의 삽입 어려움

22 구순과 구개열의 수술 후 아동에게 적절한 체위는?

① 복위   ② 측와위
③ 배횡와위   ④ 쇄석위
⑤ 슬흉위

> **해설** 구순 교정 복위는 금지(수술 부위 닿지 않도록 함), 측와위

23 선천성 거대결장 환아에게서 나타날 수 있는 증상이 아닌 것은?

① 복부 팽만   ② 고열
③ 태변 배출 지연   ④ 변비
⑤ 복통

> **해설** 선천성 거대결장의 증상 : 복부팽만, 구토, 태변 배출 지연, 변비, 리본 모양의 대변, 복통

24 굳은 대변의 찌꺼기에 의한 충수 내강의 폐쇄로 인해 발생되는 질환은 무엇인가?

① 충수염   ② 비후성 유문협착증
③ 식도폐쇄   ④ 기관식도루
⑤ 선천성 거대결장

> **해설** [충수염의 원인]
> • 굳은 대변의 찌꺼기에 의한 충수 내강의 폐쇄로 인한 것
> • 바이러스성 감염 후에 흔히 발생하는 부종성 림프조직도 충수를 폐쇄
> • 세균 침범이 일어남, 전체로 급속히 퍼져 복막염 초래, 진행성 복막염은 기능적 소장의 폐색을 일으킴

25 유당불내성증의 증상으로 옳은 것은?

① 심한 설사　　　　　　　　② 태변 배출 지연
③ 점액성 혈변　　　　　　　　④ 담즙 섞인 구토
⑤ 우상복부에 소시지 모양의 덩어리

> 해설　[유당 불내성증 증상]
> • 심한 설사, 산성 대변, 성장 장애, 고장, 트림, 장내 가스

26 다음 중 아동에게 철분결핍성 빈혈이 가장 호발하는 시기는?

① 1개월~5개월　　　　　　　② 6개월~3세
③ 3세~5세　　　　　　　　　④ 7세~10세
⑤ 11세~13세

> 해설　출생 후 6개월 이후에는 모체로부터 공급받았던 철분이 부족하여 철분결핍성 빈혈이 호발함

27 유문협착증 신생아의 가장 우선적으로 고려해야 하는 간호는?

① 체액 부족　　　　　　　　　② 급성 통증
③ 체온조절 능력 부족　　　　　④ 비효과적 기도 청결
⑤ 발열

> 해설　구토로 인한 탈수, 대사성 알칼리증 교정이 중요

28 다음 중 생후 4개월 이하의 영아에서 발작적인 울음과 보챔이 하루 3시간, 최소 한 주 동안 3회 이상 발생하는 상태를 무엇이라고 하는가?

① 신생아 황달　　　　　　　　② 신생아 변비
③ 영아 산통　　　　　　　　　④ 영아 충수돌기염
⑤ 영아 분리불안장애

> 해설　[산통]
> 생후 4개월 이하의 영아에서 발작적인 울음과 보챔이 하루 3시간, 최소 한 주 동안 3회 이상 발생하는 상태

CHAPTER 03

호흡기 문제를 가진 아동 간호

아동간호학

UNIT 01 호흡기 감염의 이해

1) 원인균

(1) 바이러스

RSV(respiratory syncyvial virus, 호흡기 세포융합 바이러스)

(2) 세균

① β-용혈성 연쇄상구균(β-hemolytic streptococci)
② 포도상구균
③ 용혈성 인플루엔자
④ 폐렴구균

2) 영향을 미치는 요인

(1) 연령

① 3개월 미만 : 모체로부터 받은 항체 IgA의 작용으로 감염률 낮음
② 3~6개월 : 모체로부터 받은 항체 감소로 감염률 증가
③ 유아~학령전기 : 바이러스 감염률 증가함
④ 5세 이상 : 바이러스에 의한 감염 감소, 크루프(croup) 증가, β 연쇄상구균 감염 증가

(2) 저항력

면역체계, 영양결핍, 빈혈, 피로, 흡연, 낭포섬유증식증, 심장기형, 알레르기, 천식이 있을 시 저항력이 떨어짐

(3) 기도의 크기

① 기도의 직경이 작고 호흡구조 사이의 간격이 짧음
→ 점막의 부종과 분비물 증가로 기도가 더 좁아지고 병원체가 빠르게 이동하여 감염부위가 넓게 퍼지게 됨

② 영아는 유스타키오관이 비교적 넓고 짧고 곧으며 수평면에 위치하고 관을 둘러싼 연골이 미발달되어 성인에 비해 중이염이 자주 발병

③ 계절 : 겨울, 봄에 호발

3) 호흡기계 문제를 가진 아동의 일반적인 증상

① 창백한 피부

② 피로 또는 무력감

③ 열, 기침

④ 호흡곤란

⑤ 호흡수 증가

⑥ 코의 분비물 또는 막힘

⑦ 인후통

⑧ 청진 시 협착음, 천명, 수포음

⑨ 구토 혹은 설사

⑩ 흥분 혹은 불안

UNIT 02 호흡기 문제를 가진 아동 간호

1) 중이염 ★★★

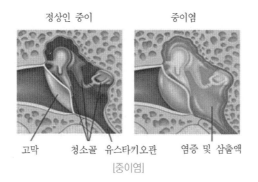

정상인 중이   중이염

고막   청소골 유스타키오관   염증 및 삼출액

[중이염]

(1) 빈도

아동 90%가 생애 첫 4년 이내 최소 한 차례 급성중이염을 경험

(2) 원인

① 중이관이 성인에 비해 짧고 넓고 곧은 해부학적 특성, 6개월~2세 호발

② 간접흡연 시 증가

③ streptococcus pneumoniae, hemopholus influenza, staphylococcus aureus

④ 선행요인 : URI, 알레르기 비염, 부비동염, 구개열, 면역결핍, 부적절한 수유방법 등

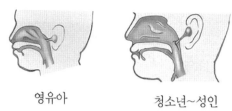

영유아 　　　　　청소년~성인

[유스타키오관]

(3) 병태생리

① 3세 이하 아동은 유스타키오관이 짧으며 곧고 수평으로 위치함 : 작은 세균과 비인두 분비물이 쉽게 중이로 들어가 중이염에 걸릴 확률 증가

② 염증 발생 시 삼출물 중이에 축적 : 소리 전달을 방해

③ 삼출물 부피 증가할수록 중이 압력 증가 : 발견 못하면 고막 파열 가능성

(4) 증상

① 아픈 귀를 잡아당기거나 비빔

② 머리를 이쪽저쪽으로 돌림

③ 울음, 안절부절못함

④ 발열, 구토

⑤ 만성으로 진행되면 청력장애 가능성

(5) 진단

① 이경검사, 배양검사, 고실계측기 검사

② 고막을 이경으로 검사하면 붉고 돌출되어 보임

③ 반사는 감소하거나 나타나지 않음

(6) 치료 및 간호 ★

① 자연적 호전 : 낮은 위험군, 안위 및 구강진통제 2~3일 제공 → 증상 완화

② 항생제(amoxicillin, cephalosporin, erythromycin)투여 : 2주, 고위험군

③ 고막절개술 : 3~4개월 이상 지속되는 만성중이염

④ 합병증 : 전도성 청력상실과 언어관련 문제

⑤ 만성중이염 치료목적 : 청력상실과 언어발달지연 최소화 → 청력검사 실시

⑥ 고열 시 열성 경련 예방 위해 해열제 투여

⑦ 영아의 상체를 올린 자세에서 수유(∵ 앙와위로 수유 시 비인두에 우유가 고여 유스타키오관으로 들어갈 확률 높아짐)

⑧ 코 세게 풀지 않도록 하기, 한쪽 코 막고 풀기 → 이물질이 유스타키오관을 통해 중이로 이동

⑨ 가족교육 : 보호자는 일차적으로 통증감소 → 아세트아미노펜, 이부프로펜, 국소진통제, 수술 부위 아래로 찜질팩

⑩ 수분공급, 증상이 모두 소실되어도 처방대로 항생제 적용

⑪ 청각장애 관찰, 주기적 병원방문

2) 알레르기성 비염 ★

(1) 특징

① 알레르기성 비염(건초열)

② 중이염, 부비동염, 천식에 영향

(2) 원인

① 집먼지 진드기, 풀, 꽃가루, 깃털, 동물털, 동물비듬, 곰팡이 등

② 실내, 실외 알레르기 항원에 대한 Ⅰ형 알레르기 반응에 의해 나타남

③ 알레르기 항원에 자주, 지속적으로 노출되게 되면 만성 비강충혈이 나타남

(3) 증상

① 만성재채기, 비강충혈, 맑은 콧물, 구강호흡, 눈과 코, 귀의 소양증, 습하고 확대된 비갑개

② allergic salute(알레르기 인사; 손바닥으로 코를 문질러 가로로 생긴 줄)

③ allergic gape(구강호흡으로 늘 입을 벌림)

④ allergic shiner(눈 밑의 다크 써클; 눈 밑에 어두운 부분 형성)

(4) 진단

① 일반혈액검사 : 상승된 IgE 혈청과 호산구 수치

② 비강도말 검사, 알레르기 피부 반응검사, 방사성 알러지 흡착 검사

(5) 치료 및 간호 ★

① 환경 조절과 알레르기 유발 물질을 제거

ㄱ 제습기를 사용하여 곰팡이 수 조절

ㄴ 봄철에는 창문을 닫는 것이 알레르기 항원 노출의 최소화

ㄷ 실내 습도 30~50% 유지

② 비충혈 완화 : 공기 가습, 직립자세, 운동을 통해 비혈관을 수축해 코막힘을 완화, 비강 내 식염수 세척

③ 약물 요법 : 항히스타민제(부작용 : 불면, 피로, 식욕부진, 비강울혈, 오심, 구토), 비강 내 스테로이드제, 항류코트리엔제

④ 면역요법 : 약물요법에 효과가 없을 경우

3) 부비동염

(1) 정의

비강 통로에 두꺼운 점막이 축적되어서 섬모의 기능이 손상 받은 결과로 부비동의 염증

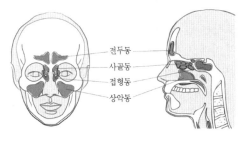

(2) 원인
① 급성 부비동염 : 세균에 의한 부비동의 염증
② 부비동염 : 상기도 감염으로 비강에서 염증 진행

(3) 증상
① 전형적인 증상
② 맑은 양상 또는 화농성의 콧물, 기침, 발열(38.9℃), 두통, 경한 인후통 동반, 안와부 종, 부비동 부위 촉진 시 동통
③ 치료되지 않은 상태로 방치 시 뇌의 감염, 다른 심각한 합병증 초래

(4) 진단
① 아동의 병력과 신체 사정에 기초
② 균에 따라 급성 부비강염의 임상진단
  ㉠ 10~14일 동안 호전 없이 콧물 있음
  ㉡ 최소한 3일 동안 화농성 콧물이 남
  ㉢ 39℃ 이상의 발열
③ 감기로 인한 X-ray 검사로 확인

(5) 치료 및 간호
① 일반적 치료 : 통증 완화, 항생제와 진통제 적용
② amoxicillin 항생제 : 10~14일간
③ 식염수 점적과 스프레이(부비동염을 치료하는데 효과적) : 비강 분비물 이동 촉진, 분비물 액화
④ 가습유지, 수분 섭취
⑤ 가족교육 : 투약 방법, 코를 세게 풀지 않도록 주의
⑥ 합병증 예방 및 관찰 : 중이염, 수막염

4) 기관지염(Bronchitis)

(1) 호발
4세 이하의 아동에서 발생빈도가 가장 높다, 겨울에 빈번

(2) 원인균
바이러스, 박테리아, 곰팡이, 알레르기, 공기오염(간접흡연) 등 다양함

(3) 증상
① 상기도감염과 함께 발생
② 마른 기침(특히 밤에 심함)
③ 그 후 2~3일 내 분비물 있는 기침

(4) 치료 및 간호
① 대증요법 : 영양섭취, 휴식, 적절한 습도 유지, 필요시 산소 공급

② 진해제 투여

③ Ribavirin 투여 : 항바이러스 약물, 초기 투여 시 효과

5) 세기관지염(Bronchiolitis) ★★

(1) 호발연령

① 6~12개월(대부분 2세 이하), 6개월경에 가장 빈도 높음, 가장 흔한 하기도 감염

② 2세 이후는 드묾

③ 겨울과 봄에 많이 발생

(2) 원인균

① 대부분 바이러스(주요 원인 : RSV, 호흡기 세포융합 바이러스)

② Parainfluenza virus, mycoplasma pneumoniae

(3) 증상

호흡곤란, 빈호흡, 발열, 천명음, 발작성 기침, 객담, 비익확장, 흉부 견축과 늑골하 함몰을 동반한 폐기종, 천식과 감별 필요

(4) 치료 및 간호 ★

① 호흡곤란과 저산소증 예방 : 차가운 습도(빈호흡으로 인한 불감성 수분손실 예방)가 있는 산소공급

② 항생제 금지 : 이차성 세균성 감염의 합병증(폐렴)이 있을 경우에만 투여

③ 입원치료 : 폐질환, 심장질환, 흉부견축 동반한 빈호흡 시, 수분섭취 부적절 시

④ 기관지확장제 투여, 에피네프린 분무기

⑤ 감염예방 : 다른 아동과 격리(RSV감염, 전염성이 높음), 손 씻기

⑥ 안위제공 : 에너지 소모를 줄이기 위해 불필요한 자극은 피함

⑦ Ribavirin(항바이러스제제) 투여

⑧ 반좌위(∵ 호흡곤란 완화),자주 체위변경(∵ 객담 배출이 용이하도록)

⑨ 수분섭취(객담을 묽게 함), 흉부 물리요법(구토 예방 위해 수유 1시간 전 실시), 비강 분비물이 있을 때 비강 흡인 ★

⑩ 에너지 소모를 줄이기 위해 불필요한 자극을 피함, 정서적지지(아동과 부모)

6) 폐렴 ★★

(1) 정의

미생물 감염에 의해 발생하는 폐 조직의 염증

(2) 발생빈도와 원인

① 호흡장애, 신경근육 질병, 병원 내 병원균에의 노출, 면역 결핍에 의해 발생

② 아동기에 빈번 : 특히 영아, 어린 아동

③ 저개발 국가의 사망률과 관련

④ 아이들에게 나타나는 대부분의 폐렴은 지역사회 획득폐렴(Community-acquired pneumonia)

(3) 증상

① 일반적인 폐렴의 증상
- 발열, 저산소증
- 다양한 호흡장애 증상 : 빈호흡, 기침, 악설음, 호흡음 감소

② 세균이 원인인 폐렴
- 갑작스럽게 시작(견축), 급성 발병, 발열(38.5℃), 빈호흡, 흉통(심호흡시 통증 심해짐)

(4) 치료 및 간호 ★★

가. 종류별 치료방법 : 원인균과 증상에 따라 다름
   ① 바이러스성 폐렴 치료 : 대증요법, 세균에 의한 중복감염 시 항생제 사용 15
   ② 원발성 비정형성 폐렴 치료 : 대증요법
   ③ 세균성 폐렴은 항생제, 침상안정, 해열제, 산소/수분 공급(∵ 환기를 최대화, 탈수 예방), 체위변경, 반좌위, 일측성인 경우는 감염된 폐 쪽으로 측위(∵ 부목효과), 적절한 습도 유지

나. 관리방법
   ① 대부분 폐렴에 걸린 아동 : 보통 가정에서 관리
   ② 3주 이하 혹은 3개월 이하의 유아의 발열 증상 : 입원치료
   ③ 병원에 가야 하는 아동 : 산소요법과 분비물 배출을 촉진하기 위해 흉부 물리 치료

다. 기타 중재(치료목표 : 환기를 최대화, 탈수 예방)
   ① 충분한 수분섭취
   ② 적절한 산소 공급
   ③ 구강섭취가 가능한 아동 : 좋아하는 것을 일정한 간격으로 제공
   ④ 통증 사정이 중요(기침하거나 숨을 깊게 쉴 때 마다 흉막이 아프기 때문에)
     → 통증을 최소화 : 숨을 깊게 쉬지 말기, 기침을 하지 않도록 노력, 진통제 사용

라. 호흡기계 격리 방법 : 원인균을 확인할 때까지 아동은 격리가 필요
   ① 간호사와 가족은 반드시 마스크, 가운 착용
   ② 바람직한 손씻기 방법 수행
   ③ 아동을 위한 개인 공간 제공
   ④ 병실문 앞에 '격리'라는 안내문을 부착

7) 천식 ★★★

(1) 정의

만성염증, 기관지 수축, 기관지 과민반응을 특징으로 하는 호흡기 질환

(2) 원인

① 알레르기성 과민 반응

② 유전적 소인
③ 외부로부터의 기관지 압박, 기도 내 이물질, 광범위한 기관지 염증, 운동 후 기관지 경축, 차가운 공기, 정서적 요인

(3) 증상

① 재발성의 마르고 발작적인 기침
② 호기성 호흡곤란, 가슴 답답함
③ 천명음(과도공명음), 호흡음이 거칠고 폐 전체 잡음 청진
④ 거품 있는 맑은 가래
⑤ 술통형 흉부, 등을 앞으로 구부린 앉은 자세
⑥ 밤과 새벽에 천식 증상이 심해짐

(4) 진단

① 신체검진, x-ray, 피부단자검사, RAST(radioallergosorbent test)
② 폐활량 측정법(5세 이상의 아동에게 권장)
③ 최대 호기 속도 측정법
④ 호산구 증가

(5) 치료 및 간호

① 알레르기원 제거
② 약물요법 : 급성 발작의 치료
   ㉠ 일차적 약물 : $\beta2$ adrenergic agonist(속효성 $\beta2$ 항진제) : albuterol(ventolin, 네블라이저, 경구), levalbuterol(xopenex, 네블라이저), terbutaline(brethine, brethaire, 경구, 네블라이저, 피하, 정맥) → 흡입제 사용 시 적은 양으로 강력한 효과를 지녀 부작용을 줄임
   ㉡ 기관지 확장제(epinephrine, theophiline, aminophylline)
   ㉢ 흡입용 항히스타민제 : 경증의 지속성 환아들에게 사용
   ㉣ 코티코스테로이드 : 천식치료에 반응이 없는 환아에게 사용
③ 탈감작 : 알레르기원을 피하에 조금씩 양을 증가시키며 주입
④ 천식발작 시 좌위, 산소공급, 높은 습도 제공
⑤ 부모 교육 및 정서적 지지 : 네블라이저나 흡입기 사용법 교육, 천식발작을 예방하는 것이 중요함
⑥ 퇴원 후 부모교육 ★
   ㉠ 가정 내에 알레르기원(집먼지 진드기, 꽃가루, 동물 털) 제거, 악화 요인(음식 등) 제거
   ㉡ 부드러운 면제품 사용(베개 커버, 옷)
   ㉢ 심한 일교차에 노출되지 않도록 함
   ㉣ 집안 청소 : 물걸레 이용
   ㉤ 운동 : 일상생활 활동과 적당한 운동 권유

ⓗ 실내 습도를 적절하게 유지

8) 인두염 ★★★

(1) 원인

① 바이러스, A군 β 용혈성 연쇄상구균이 가장 흔함
② 4~7세 호발, 겨울에 빈번

(2) 증상

① 초기 : 발열, 권태, 식욕부진
② 중기 : 연하곤란, 인후통, 침 흘림
• 어린 아동 : 인후통, 열, 전신권태, 식욕부진
• 큰 아동 : 연하곤란, 40℃ 고열, 두통, 식욕부진, 복통, 구토

(3) 치료 및 간호

① 대증치료 : 바이러스 감염
② A군 β 용혈성 연쇄상구균 감염 : 10일간 페니실린 요법, 페니실린에 민감한 아동은 erythromycin 투여
③ 해열제, 진통제 : 아세트아미노펜, 이부프로펜
④ 급성기 : 경부 통증 완화 위해 온·냉습포 적용, 침상안정, 큰 아동은 따뜻한 식염수 함수
⑤ 실내 습도를 높게 하여 분비물 배출을 도움
⑥ 분비물로 인한 전파 예방

(4) 합병증

연쇄상구균성 감염 시 : 류마티스열, 화농성 중이염, 급성사구체신염, 폐렴, 골수염으로 진행

9) 편도선염 ★★★★★

(1) 원인

① 대부분 세균, 바이러스 감염
② 성인보다 큰 아동의 편도

(2) 병태생리

① 편도는 림프조직, 구개인두에 위치, 세균체로부터 신체 보호, 항체형성
② 아동은 인두강 내 림프조직 비대 → 편도염, URI 빈발

(3) 증상

① 공기나 음식물의 통과가 어렵거나 구강호흡
② 인후통, 연하곤란, 발열
③ 구강호흡 → 구강점막 건조 → 통증 악화

(4) 치료

① 바이러스성 인두염의 경우 대증요법

② A군 β용혈성 연쇄상구균 감염의 경우 항생제 치료

③ 수술 요법 : 인두편도의 비후로 호흡곤란, 연하곤란 시

④ 진통제, 해열제 투여 : 통증, 열 감소

⑤ 대증요법, 식염수로 양치질

⑥ 편도선 수술 금기 : 구개파열, 급성 감염의 동반, 혈액질환, 치료되지 않은 전신질환

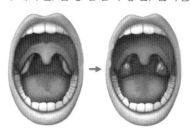

(5) 간호

① 침상안정, 연식이나 유동식 공급

② 따뜻한 식염수로 함수, 가습기, 해열/진통제 공급

③ 편도선절제술 후 간호 ★★★

   ㉠ 측위, 반복위, 복위로 배액 분비 촉진

   ㉡ 출혈 징후 사정 : 가장 주의 깊게 모니터링

     → 빈맥, 청색증, 토혈, 과도한 삼키기, 맥박 증가, 혈압 저하, 불안 관찰

   ㉢ 인후통 완화 : 얼음목도리, 진통제 투여

   ㉣ 아세트아미노펜 투여

   ㉤ 금지 : 기침, 빨대 사용, 아스피린 복용

④ 퇴원 교육

   ㉠ 통증 호소 시 진통제, 얼음목도리 사용

   ㉡ 삼키는 행위 주의 깊게 관찰(초기 출혈 증싱), 자극직 양념, 지나친 칫솔질 피하기

10) 크룹 ★★★★★

(1) 정의

① 컹컹 거리는 개 짖는 듯한 쇳소리 기침을 하며 천명음, 기도 부종, 호흡곤란을 동반하는 호흡장애 질환

② 후두 염증과 더불어 기관이나 기관지에 염증이 발생하는 범위에 따라 후두염, 후두기관지염으로 구분하기도 함

③ 쉰 목소리나 기침이 주 증상으로 나타나는 후두의 염증

(2) 종류

가. 급성 후두개염 ★★★★

   ① 호발 연령 : 3~7세

② 원인균 : 세균, haemophilus influenza virus 감염

③ 심각한 폐쇄성 염증과정으로 즉각적 응급조치 필요

④ 발병 양상 : 갑자기 발생하여 급격히 호흡곤란으로 진행

⑤ 증상

- 고열, 인후통
- 4대 증상 : 침 흘림, 연하곤란, 말하기 어려움, 흡기 시 어려움

⑥ 치료 및 간호 ★★★

    ㉠ 기도 확보를 위한 응급물품 준비 → 심한 호흡곤란 시 기관 내 삽관 혹은 기관 절개술 시행

    ㉡ 아동의 목에서 배양검사 금지 (∵ 설압자, 면봉의 자극으로 완전기도 폐쇄를 유발)

    ㉢ 스테로이드제제 투여 : 부종 감소, 기관 내 삽관 제거 24시간 전 투여

    ㉣ 항생제 치료 ★ : 세균성인 경우 우선적 중재, 정맥 내로 7~10일간 투여

    ㉤ 아트로핀 : 호흡기 분비물을 건조시키므로 사용 금기

    ㉥ 토근시럽 투여로 후두경련 완화

    ㉦ 차가운 공기 흡입 : 후두경련 완화를 위해

나. 급성 후두기관기관지염 ★★★

① 호발연령 : 3개월~8세, 크룹 중 가장 흔한 형태

② 원인균 : 바이러스(RSV, parainfluenza virus)

③ 발병 : 미열과 함께 서서히 진행

④ 증상 : 흡기 시 천명, 쇳소리 기침, 호흡곤란, 불안정, 미열

⑤ 치료 및 간호 ★

    ㉠ 찬 증기 : 혈관 수축

    ㉡ 크룹텐트(격리하지 않음) : 분비물 액화를 위한 고습도와 산소 제공

    ㉢ 에피네프린 분무(호흡곤란 심할 때) : 기관지 확장, 점막혈관수축

다. 연축크룹(급성 경련성 후두염) ★

① 정의 : 초저녁에서 한밤중 사이 갑자기 발생하는 후두 경련

② 호발연령 : 1~3세 호발

③ 원인 : 알레르기, 정신심리적 요인, 식도역류 등이 원인, 재발 경향

④ 증상 : 경한 증상으로 잠자리에 들었다가 쇳소리 기침, 흡기 시 시끄러운 소리, 불안정으로 잠을 깸

⑤ 치료 및 간호

    ㉠ 찬 수증기 : 후두경련의 완화

    ㉡ 정신신경학적 요인 완화

    ㉢ 에피네프린 치료

라. 세균성 기관지염

① 대부분의 원인은 포도상구균

② 통상적인 후두기관지염 치료에 반응 없음

③ 다량의 화농성 분비물

(3) 빈도

대개 7세 이하의 아동, 특히 6~36개월 사이의 아동에서 빈번

(4) 원인

파라인플루엔자바이러스, 인플루엔자 A와 B, 호흡기세포융합바이러스, 아데노바이러스, 리노바이러스

(5) 증상

① 자정에 갑자기 쉰 목소리
② 개 짖는 듯한 기침
③ 콧물, 인후통, 열 포함한 상기도 바이러스 감염 증상
④ 흡기 시 천명
⑤ 경부 연조직, 늑간근, 흉골 수축

(6) 치료 및 간호

① systemic steroids 투여 : 경구 또는 근육주사로 덱사메타손 공급
② 분무용 에피네프린 : 기도 염증 감소
③ 산소 공급 : 저산소증 예방
④ 찬 수증기 가습 : 후두경련 완화
⑤ 자주, 소량으로 구강 수분 공급
⑥ 해열제
⑦ 안위제공, 불안 감소

11) 낭포성 섬유증(cystic fibrosis)

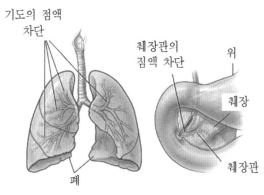

[낭포성 섬유증]

(1) 정의

일차적으로 호흡기와 위장관에 영향을 미치는 상염색체, 열성 유전 질환

(2) 원인

① 상염색체 열성 유전

② 외분비선(세기관지, 소장, 췌장, 담관)에서 분비물의 높은 점도의 점액으로 분비관이 막힘

(3) 병태생리

① 외분비샘의 기능저하

② 기도 분비물의 탈수를 일으켜, 기도폐쇄와 부적절한 분비물 배출이 원인

(4) 증상

가. 기관에 따른 증상

① 호흡기계 : 천명음, 건조하고 마른기침, 폐렴, 기관지염, 곤봉형 손가락, 원통형 흉곽 등

② 소화기계 : 지방변, 태변 장폐색, 성장부전, 출혈, 볼록 나온 배, 빈약한 둔부, 가는 사지

③ 외분비선 : 땀에서 나트륨이 과도함

④ 생식기 : 불임

나. 진행 시 증상

① 폐의 이환은 낭포성섬유증 대부분의 질병과 사망률의 원인이 됨

② 당뇨병을 초래하는 포도당 불내성과 인슐린의 결핍은 낭포성섬유증을 가진 청소년과 성인에서 진행 → 영양 상태와 폐 상태가 아급성으로 나빠짐

③ 10% 정도에게 간질환

(5) 진단

면역반응성 트립시노겐 분석, 땀분석, DNA검사, 양수검사, 융모막 검사, 신생아 선별검사

(6) 치료 및 간호

① 폐의 기능 회복과 영양 섭취를 최대화

· 호흡기계 : 분비물 제거(체위배액, 흡입치료), 감염에 관한 약물치료(소염제, 객담용해제, 기관지 확장제)

· 소화기계 : 고칼로리, 고단백 식이, 췌장 효소 보충, 지용성 비타민 보충

② 악화 요인제거, 폐질환의 진행을 느리게 함

③ 부모교육 : 구강 및 흡입용 항생제와 기도 청결 요법

12) 기관지폐 이형성증(Bronchopulmonary dysplasia, BPD)

(1) 원인

① 산소공급과 기계적 환기요법(양압환기)을 받은 영아의 급성 폐손상, 영아기 만성폐쇄성 폐질환

② 미숙아에게 호발, 동맥관개존증을 동반하는 경우 많음

(2) 증상

① 호흡곤란 : 산소 부족, 빈맥, 빈호흡, 견축, 복근과 보조근 사용증가

② 영아의 체중감소, 저산소증, 수유곤란, 불안정, 코를 벌렁거림, 입술을 오므리는 호흡

(3) 진단검사 : 방사선 촬영 시 침윤이 나타남

(4) 치료 및 간호중재

① 산소치료 : 양압 환기와 인공호흡기는 가능한 한 빨리 중단함, 산소는 후드, 텐트, 마스크, 캐뉼라를 통해 산소포화도를 유지하며 공급함

② 약물치료 : 이뇨제, 기관지 확장제, 항생제

③ 수분제한 : 폐 실질에 수분이 고이는 것을 예방

④ 영양 : 고칼로리 분유 제공, 소량씩 자주

13) 결핵 ★★

(1) 정의

Mycobacterium tuberculosis에 의한 감염

(2) 원인

① 비말감염이나 직접 접촉을 통한 감염

② 잠복성 결핵은 오랜 시간 동안 잠복, 증상이 나타나지 않지만, 다른 사람들에게 전염

(3) 소아결핵의 특징

① 결핵균이 결절의 조직 안에 잠복해 있다가 아동의 저항력이 낮아질 때 다시 활동성 결핵으로 발현

② 사춘기 전·중·후 호발, 생후 3년(폐외 결핵)

③ 초기에는 폐 하부, 국소 림프절 침범이 흔함

(4) 증상

① 감염 초기 단계에는 무증상

다른 사람에게 병원균이 전파되지 않으며 X-ray 상 정상이나 피부반응 검사 상 양성

② 질병을 방어할 힘이 부족하면 질병으로 악화

③ 권태감, 식욕부진, 림프절 증대, 열, 만성적 기침, 가래생산, 객혈, 땀, 체중 감소가 결핵과 관련된 일반적인 증상

(5) 진단

① 신체사정, x-ray 검사

② Mantoux 피부반응검사

→ PPD(Purified Protein Derivative)를 전박내측에 피내주사, 48~72시간 이후 결절 사정, 경결 5mm 미만 음성, 5~9mm 의양성, 10mm 이상 양성

※ 결핵으로 진단 된 가족과 함께 거주하는 아동 → 경결이 5mm이상일 때 양성이라고 판단

③ 객담과 같이 체액 안에 Mycobacterium tuberculosis균 추출 검사(박테리아균 배양 검사 실시 → 배양검사로 세균이 확인될 때 정확한 진단)

④ 결핵 피부테스트는 증상 없이 잠복 결핵 감염을 가진 사람들을 진단하는 데 가장 효과적

⑤ 피부테스트는 3개월 이하의 아이에서는 신뢰하지 않음

(6) 치료 및 간호

① 잠복 결핵 감염 → 결핵 질환으로 진행

② 잠복 결핵 감염 : 무증상, 유아, 아동, 청소년의 치료는 8~10주간 매일 isoniazid를 복용, 합병증 예방을 위해 항결핵 약물 투여

③ 결핵 질환(증상 발현, 피부반응검사 양성, 흉부방사선 이상) → 6개월~1년 항결핵제 복용

④ 약물병행요법 : 2가지 혹은 3가지 병행(내성예방)

　　예 INH+Rifampin, INH+Ethambutol, INH+Rifampin+Streptomycin(Ethambutol)

⑤ 활동성 결핵 ★ : 아동의 객담 검사에서 병원균이 나오지 않을 때까지 격리, 적절한 영양(단백질, 칼슘, 고열량 식이)과 휴식, 학교 출석 가능, 약물복용의 중요성 교육, 마스크 착용, 손씻기

14) 이물질 흡인 ★★

(1) 원인

손에 잡히는 대로 입으로 가져가는 영아기의 특성

(2) 증상

기관지 폐쇄(우측호발), 심한 기침, 구역, 천명음, 구토, 무호흡, 청색증

(3) 치료 및 간호

① 이물질 제거 : 후두경 검사, 기관지경 검사, 손가락으로는 제거하지 않음

② 1세 이하 영아 : 등 두드리기와 흉부 압박법(머리를 몸통보다 낮추고 구조자의 팔 위에 얼굴을 높이 지지하여 견갑골 사이 등을 두드림)

③ 2세 이상 아동 : 하임리히 요법(공기를 밀어냄으로 기침을 유발하여 배출)

단원별 문제

01 세기관지염의 가장 흔한 원인균은?

① RSV
② Adenovirus
③ Parainfluenza virus
④ Mycoplazma pneumonia
⑤ Rhinovirus

해설 주요 원인 : RSV, 호흡기 세포융합 바이러스

02 크룹 아동의 특징적 증상은?

① 마른 기침
② 술통형 흉곽
③ 귀를 잡아당김
④ 개 짖는 듯한 쇳소리 기침
⑤ 끈적하고 진한 객담

해설 컹컹 거리는 개 짖는 듯한 쇳소리 기침을 하며 천명음, 기도 부종, 호흡곤란을 동반하는 호흡장애 질환

03 급성 연쇄상구균성 인두염의 합병증이 아닌 것은?

① 골수염
② 화농성 중이염
③ 신증후군
④ 류마티스열
⑤ 급성 사구체신염

해설 류마티스열, 화농성 중이염, 급성 사구체신염, 폐렴, 골수염으로 진행

정답 📷　01. ①　02. ④　03. ③

04 폐렴이 의심되어 입원한 아동의 X선 촬영 결과 왼쪽의 일측성 폐렴이 관찰될 때 가장 적절한 체위는?

① 복위　　　　　　　　　　　　② 우측위
③ 좌측위　　　　　　　　　　　④ 쇄석위
⑤ 반좌위

해설 폐를 확장시키는 편안한 자세는 반좌위를 취하나 일측성일 경우 침범된 쪽으로 누워 부목효과와 불편감
해소에 도움을 줌

05 5세 남아가 갑자기 고열과 인후통, 불안, 흡기 시 불편감을 비롯한 심한 호흡곤란을 호소하며 응급실에 내원하였다. 급성후두개염이 의심될 때 우선되는 간호중재는?

① 정맥으로 수액을 공급한다.
② 입술오므리기 호흡을 하게 한다.
③ 면봉을 이용하여 입 안쪽에서 세균배양 검사를 시도한다.
④ 가습기를 제공하고 산소마스크를 준비한다.
⑤ 기도 확보를 위한 응급 장비를 준비한다.

해설 [치료 및 간호]
㉠ 기도 확보를 위한 응급물품 준비 → 심한 호흡곤란 시 기관 내 삽관 혹은 기관절개술 시행
㉡ 아동의 목에서 배양검사 금지 (설압자, 면봉의 자극으로 완전기도 폐쇄를 유발)
㉢ 스테로이드제제 투여 : 부종 감소, 기관 내 삽관 제거 24시간 전 투여
㉣ 항생제 치료 : 정맥 내로 7~10일간 투여
㉤ 아트로핀 : 호흡기 분비물 건조시켜 사용 금지
㉥ 토근시럽 투여로 후두경련 완화
㉦ 차가운 공기 흡입 : 후두경련 완화를 위해

06 천식발작으로 입원한 8세 아동이 퇴원하게 되었다. 부모교육으로 적절한 것은?

① 학교 체육활동은 천식발작을 유발하므로 참여시키지 않는다.
② 매일 먼지가 나지 않도록 빗질로 청소를 한다.
③ 실내 습도를 65% 정도로 유지하여 가습을 충분히 한다.
④ 거실 바닥은 미끄러지지 않도록 양털 카페트를 깔아 둔다.
⑤ 베개는 부드러운 면제품을 사용한다.

해설 [퇴원 후 부모교육]
ㄱ 가정 내에 알레르기원(집먼지 진드기, 꽃가루, 동물 털) 제거, 악화 요인(음식 등) 제거
ㄴ 부드러운 면제품 사용(베개 커버, 옷)
ㄷ 심한 일교차에 노출되지 않도록 함
ㄹ 집안 청소 : 물걸레 이용
ㅁ 운동 : 일상생활 활동과 적당한 운동 권유
ㅂ 실내 습도를 적절하게 유지

07 인두염 아동에게 가습기를 적용하는 이유는?

① 기침 완화를 위해
② 통증을 완화시키기 위해
③ 환아를 안정시키기 위해
④ 분비물을 액화시키기 위해
⑤ 호흡곤란을 완화시키기 위해

해설 인두염의 아동에게 가습기를 적용하여 분비물을 액화함

08 아동에게 중이염이 자주 발생하게 되는 원인은 무엇인가?

① 중이의 기형
② 미숙아
③ 당뇨병
④ 류마티스열 감염
⑤ 유스타키오관이 성인에 비해 짧고 곧음

해설 [중이염의 원인]
• 유스타키오관이 성인에 비해 짧고 곧은 6개월~2세 호발
• 간접흡연 시 증가
• streptococcus pneumoniae, hemopholus influenza, staphylococcus aureus

09 편도선절제술 후 통증을 호소하는 환아를 위해 적용할 수 있는 가장 적절한 간호는 무엇인가?

① 아스피린을 투여한다.
② 따뜻한 보리차를 먹인다.
③ 딸기 아이스크림을 먹도록 한다.
④ 심호흡을 실시하도록 한다.
⑤ 얼음목도리를 적용한다.

해설 편도선 수술 후 통증 호소 시 진통제, 얼음목도리 사용

10 크룹으로 진단된 아동에 대한 중재로 옳은 것은?

① 따뜻하고 습한 공기를 제공한다.
② 구강으로 수분 투여는 제한한다.
③ 불안해하므로 진정제를 투여한다.
④ 호흡곤란이 심하면 에피네프린을 제공한다.
⑤ 감염 위험이 있으므로 부모와 격리한다.

> **해설** [크룹의 치료 및 간호]
> • 찬 증기 : 혈관 수축
> • 크룹텐트(격리하지 않음) : 분비물 액화를 위한 고습도와 산소 제공
> • 에피네프린 분무(호흡곤란 심할 때) : 기관지 확장, 점막혈관수축

11 아동의 천식 치료 시 흡입요법 적용에 대한 설명으로 옳은 것은?

① 분말흡입기가 영아에게 적합하다.
② 효과가 경구 투여보다 느리다.
③ 약물투여량이 경구보다 많다.
④ 스테로이드제 치료를 바로 시행하기에 좋다.
⑤ 적은 양으로 강력한 효과를 가질 수 있다.

> **해설** 흡입제 사용 시 적은 양으로 강력한 효과를 가짐으로 부작용을 줄임

12 알레르기성 비염의 증상이 있는 아동에게 나타나는 증상은 무엇인가?

① 비출혈   ② 눈 밑의 다크서클
③ 점액 높은 콧물   ④ 과다호흡
⑤ 호흡성 알칼리혈증

> **해설** 알레르기성 비염의 증상 : 맑은 콧물, 코의 가려움, 재채기, 눈 밑의 다크서클

13 편도선염 아동의 간호중재로 옳은 것은?

① 기침하기   ② 아스피린 투약
③ 칫솔질 철저히 하기   ④ 앙와위 취하기
⑤ 연식이나 유동식 공급

[편도선염의 간호]
　① 침상안정, 연식이나 유동식 공급
　② 따뜻한 식염수로 함수, 가습기, 해열/진통제 공급
　③ 편도선절제술 후 간호
　　㉠ 측위, 반복위, 복위로 배액 분비 촉진
　　㉡ 출혈 징후 사정 : 가장 주의 깊게 모니터링 → 빈맥, 청색증, 토혈, 과도한 삼키기, 맥박 증가, 혈압
　　　저하, 불안 관찰
　　㉢ 인후통 완화 : 얼음목도리, 진통제 투여
　　㉣ 아세트아미노펜 투여
　　㉤ 금지 : 기침, 빨대 사용, 아스피린 복용
　④ 퇴원 교육
　　㉠ 통증 호소 시 진통제, 얼음목도리 사용
　　㉡ 삼키는 행위 주의 깊게 관찰(초기 출혈 증상), 자극적 양념, 지나친 칫솔질 피하기

14 다음 중 폐렴 환아의 간호중재로 옳은 것은?

① systemic steroids 투여　　② 에피네프린 분무
③ 반좌위, 체위변경　　④ 금식
⑤ 침범된 폐가 위로 올라가게 눕기

폐렴시의 간호 중재는 반좌위, 체위변경 자주, 폐렴이 일측성인 경우 침범된 쪽으로 눕힘

15 급성 중이염 아동의 증상으로 옳은 것은?

① 소변량 감소　　② 호흡 시 천명음
③ 소음에 대한 과민 반응　　④ 비강 충혈
⑤ 안절부절 못하며 귀를 잡아딩김

중이염의 증상은 수면장애, 식욕저하, 안절부절 못함, 귀 잡아당김, 청력저하/소실, 발열, 구토

16 비강 통로에 두꺼운 점막이 축적되어서 섬모의 기능이 손상 받은 결과로 발생하는 호흡기 질환은
무엇인가?

① 중이염　　② 편도선염
③ 크룹　　④ 부비동염
⑤ 폐렴

부비동염 정의 : 비강 통로에 두꺼운 점막이 축적되어서 섬모의 기능이 손상 받은 결과로 나타남

17 비염의 아동에게 나타나는 allergic salute란 무엇인가?

① 손바닥으로 코를 문질러 가로로 생긴 줄
② 구강호흡으로 늘 입을 벌림
③ 눈 밑의 다크 써클
④ 만성재채기
⑤ 비강의 충혈

> **해설** • allergic salute(알레르기 인사 : 손바닥으로 코를 문질러 가로로 생긴 줄)
> • allergic gape(구강호흡으로 늘 입을 벌림)
> • allergic shiner(눈 밑의 다크 써클 : 눈 밑에 어두운 부분 형성)

18 아동의 결핵의 진단 시 PPD 검사를 실시하려고 한다. 적절한 검사 방법은 무엇인가?

① 피내주사   ② 피하주사
③ 근육주사   ④ 정맥주사
⑤ 피부도포

> **해설** Mantoux 피부반응검사 : PPD를 전박내측에 피내주사, 48~72시간 이후 결절 사정

19 다음 중 천식 환아의 증상은 무엇인가?

① 비강충혈   ② 인후통
③ 술통형 흉부   ④ 불쾌한 입냄새
⑤ 계속해서 삼키는 증상

> **해설** [천식의 증상]
> • 재발성의 마르고 발작적 기침, 거품이 있는 끈끈한 객담, 가슴 답답함, 호흡곤란
> • 천명음(과도공명음), 밤에 천식 증상이 심해짐
> • 호흡음이 거칠고 폐 전체 잡음 청진
> • 거품 있는 맑은 가래
> • 등을 앞으로 구부린 앉은 자세, 술통형 흉부

20 천식치료에 반응이 없는 환아에게 사용할 수 있는 약물은?

① 코티코스테로이드   ② epinephrine
③ theophiline   ④ aminophylline
⑤ antihistamine

• 약물요법 : 급성 발작의 치료
  ㉠ 일차적 약물 : β2 adrenergic agonist(속효성 β2 항진제) : albuterol(ventolin, 네블라이저, 경구),
    levalbuterol (xopenex, 네블라이저), terbutaline(brethine, brethaire, 경구, 네블라이저, 피하, 정
    맥) → 흡입제 사용 시 적은 양으로 강력한 효과를 가짐으로 부작용을 줄임
  ㉡ 기관지 확장제(epinephrine, theophiline, aminophylline)
  ㉢ 흡입용 항히스타민제 : 경증 지속성 환아들에게 사용
  ㉣ 코티코스테로이드 : 천식치료에 반응이 없는 환아에게 사용

21 천식 발작이 있을 때 적절한 체위로 옳은 것은?

① 앙와위로 한다.   ② 엎드려 눕힌다.
③ 옆으로 눕힌다.   ④ 반좌위로 한다.
⑤ 똑바로 앉힌다.

천식 발작 시 똑바로 앉혀서 호흡을 용이하게 도움

22 다음 중 편도선절제술을 받은 환아에게 제공되는 중재로 옳은 것은?

① 기침을 격려한다.   ② 앙와위로 눕힌다.
③ 아스피린을 투약한다.   ④ 빨대를 사용한다.
⑤ 측위나 반복위를 취하게 한다.

[편도선절제술 후 간호]
  • 측위, 반복위, 복위로 배액 분비 촉진
  • 과도한 삼키기, 맥박 증가, 혈압 저하, 불안 관찰(분비물과 구토물의 출혈)
  • 얼음목노리, 진통제 투여(인후통 완화)
  • 아세트아미노펜 투여, 아스피린은 출혈 위험이 있어 사용 금지함
  • 기침하지 않도록 교육

23 편도선절제술 후 수술부위 출혈의 유무를 알기 위해 관찰해야 하는 것은?

① 과도하게 삼키는 모습   ② 심한 기침
③ 천명음   ④ 맥박 감소
⑤ 체온 증가

편도선 수술 후 과도한 삼키는 증상은 출혈의 증후임

24 천식 아동의 발작 증상이 심해지는 때는 하루 중 언제인가?

① 식후　　　　　　　　　② 식전
③ 한밤 중　　　　　　　　④ 오전
⑤ 오후

> **해설** 천식 발작은 한밤 중에 심함

25 일차적으로 호흡기와 위장관에 영향을 미치는 상염색체, 열성 유전 질환으로 기도 분비물의 탈수를 일으켜, 기도폐쇄와 부적절한 분비물이 배출되는 질환은 무엇인가?

① 중이염　　　　　　　　② 편도선염
③ 크룹　　　　　　　　　④ 부비동염
⑤ 낭포성 섬유증

> **해설** 낭포성 섬유증(cystic fibrosis) 정의 : 일차적으로 호흡기와 위장관에 영향을 미치는 상염색체, 열성 유전 질환

26 생후 8개월 된 남자아이가 코감기 이후, 안절부절 못하고 열이 나며 잘 먹지 않고 손으로 귀를 잡아당기며 운다. 외관상 귀의 상처는 보이지 않는데, 우선적으로 해결해야 할 간호는?

① 기도폐쇄　　　　　　　② 청력손상
③ 통증　　　　　　　　　④ 영아 산통
⑤ 귀에 이물질

> **해설** 영아가 호흡기 감염 이후 열이 나며 잘 먹지 않고 귀를 비비는 증상이 나타난다면 중이염을 의심, 이통에 관한 우선적 중재
> [중이염 증상]
> ① 아픈 귀를 잡아당기거나 비빔　　　② 머리를 이쪽저쪽으로 돌림
> ③ 울음　　　　　　　　　　　　　　④ 안절부절못함
> ⑤ 발열　　　　　　　　　　　　　　⑥ 구토
> ⑦ 만성으로 진행되면 청력장애 가능성

CHAPTER 04

We Are Nurse

위아너스
간 호 사
국가시험
이 론 편

심혈관 문제를 가진 아동 간호

아동간호학

 UNIT 01   신생아의 순환

1) 태아 순환(placental circulation)

① 모든 물질의 교환은 태반에서 제대정맥을 통해 태아에게 유입
② 태아는 폐를 우회하는 순환
③ 영양분과 산소는 제대정맥을 통해 간순환을 하고 정맥관을 통해 하대정맥으로 들어감
④ 난원공에서 좌심방, 좌심실을 거쳐 대동맥을 통해 관상동맥(심장)과 뇌에 산소공급
⑤ 상체에서 되돌아온 혈액은 상대정맥을 통해 우심방으로 들어가 삼첨판(오른 방실판막)
  과 우심실을 통해 폐동맥으로 들어감
⑥ 폐순환의 저항이 높아 소량의 혈액이 폐동맥 분지를 통해 폐조직에 전달됨

2) 태아 순환의 통로

① 태아기에는 폐를 통해 산소 공급의 기능이 저하되어 있어 폐를 우회하는 순환
  → 출생 후 첫 호흡을 통해서 폐로의 산소 공급이 가능
② 태아 순환의 특성
  ㉠ 정맥관 : 제대정맥과 하대정맥 사이에 위치 → 출생 후 정맥관 인대로 변화
  ㉡ 난원공 : 우심방과 좌심방 사이에 위치 → 출생 후 막힘
  ㉢ 동맥관 : 폐동맥과 대동맥 사이에 위치 → 출생 후 막힘
  → 정맥관, 난원공, 동맥관은 출생 후 사라져야 정상적인 심폐 기능이 가능

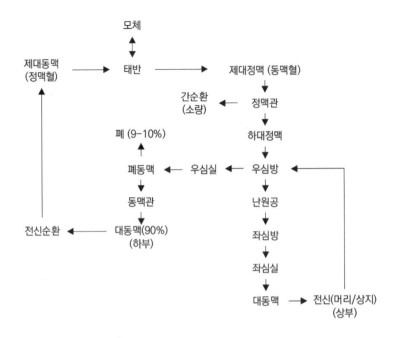

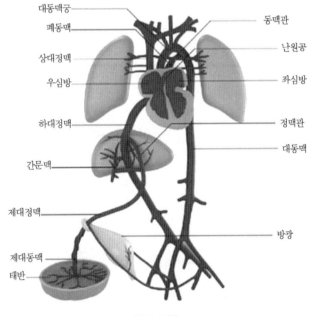

[태아 순환]

3) 신생아 순환의 변화 ★

① 첫 호흡과 동시에 물로 채워졌던 폐는 공기로 대치되며 산소에 의해 폐혈관 확장
② 폐동맥혈류 증가 → 좌심방 압력 증가-우심방 압력 감소 → 두 심방간 압력 차로 난원공 막힘
③ 출생 시 탯줄이 막히면서 혈류가 없어지므로 정맥관이 막힘

④ 출생 후 혈액 내 산소량이 높아지고, 증가된 산소분압은 동맥관의 수축을 일으켜 동맥관이 닫힘

      ㉠ 동맥관은 대개 출생 후 10~15시간에 기능적으로 막히고 2~3주 후면 영구적으로 막힘

      ㉡ 2~3주 전에 prostaglandin E_1 투여 시 동맥관이 다시 열릴 수 있음

🩺 UNIT 02   심혈관 문제를 가진 아동의 사정

1) 외모

자세, 활동, 안절부절못함, 무기력, 영양상태, 다운증후군, 곤봉형 손톱

2) 피부

창백, 청색증(휴식/활동), 발한, 얼룩덜룩한 피부, 부종, 눈주위 부종, 전신부종

> ※ 청색증
>
> ① 산화되지 않은 혈액이 100ml당 5g이 되면서 피부, 점막, 손톱 등이 푸른색으로 변색되는 것
> ② 폐로 유입되는 혈액량 부족
> ③ 저산소증의 생리적 반응 : 호흡곤란, 곤봉모양의 손가락과 발가락 (6개월 이상 낮은 산소 포화도 유지 시 손가락 끝이 곤봉처럼 뭉툭해짐, 혈류 증가를 위해 모세혈관의 과다형성, 연조직의 섬유화로 기인), 조직 저산소증의 보상으로 적혈구 생산 증가(Hct/Hb 상승)
> ④ 합병증 : 다혈구혈증, 철결핍성 빈혈, 우좌단락을 통한 동맥 순환

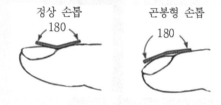

정상 손톱   곤봉형 손톱

3) 활력징후

(1) 호흡

    ① 빈호흡(영아 60회, 2세 50회, 3세 35회 이상)
    ② 호기성 신음, 비공 확대, 견축

(2) 맥박

    ① 빈맥(영아 160회, 유아 120회, 3세 100회 이상)
    ② 불규칙한 맥박(부정맥), 약하고 가는 맥박(불규칙한 관류, 쇼크), 하지맥박 감소(대동맥 축착), 뛰는 맥박(동맥관개존증, 대동맥 판막 폐쇄 부전)

(3) 혈압

상하지 혈압의 차이(하지가 상지보다 20mmHg 이상 낮을 때는 대동맥 축착 의심)

(4) 흉부

① Thrill : 전흉벽 위에 손가락 끝을 대어 보면 느낄 수 있음
② 심잡음(murmur) : 선천성 심장질환을 확인하는 가장 일반적인 방법

(5) 복부

간비대(우측 늑골 가장자리에서 3cm 이상 커진 경우)

UNIT 03 심혈관 문제를 가진 아동 간호

1) 울혈성 심부전 ★

(1) 원인

폐동맥의 관류 과다와 폐정맥의 울혈로 빠른 부정맥이나 느린 부정맥, 만성 빈맥(심방 조동, 심방 이소성 빈맥) 등이 나타나는 질환, 좌우단락

(2) 병태 생리

① 심근수축의 장애 → 심박출량의 저하 → 폐와 전신적 정맥울혈 발생
② 전신적 정맥울혈 → 간의 울혈과 간비대/폐정맥 울혈 → 폐부종

(3) 증상

① 심장비대, 빈맥, 말발굽 리듬, 약한 맥박, 빈호흡
② 발한, 차고 축축한 사지
③ 창백, 부종, 불안정
④ 성장 지연이나 불충분한 체중 증가
⑤ 견축, 천명음, 나음이나 수포음
⑥ 간비대, 소변량 감소와 부종

(4) 진단

① 과거력, 신체검진, 혈액검사
② 흉부 X-ray : 심장비대 확인
③ 심초음파 : 선천성 결손이나 심근병의 유무파악, 심장크기와 심장비대 이완 사정
④ 심도자술 : 심장의 판막, 심방 및 심실, 혈관의 이상 유무 확인
　※ 검사 전 주의 : 6시간 금식
　※ 검사 후 주의
　　• V/S 측정, 출혈, 심장 기능, 감염(발열 증상) 합병증 관찰
　　• 시술부위 모래 주머니 약 30분간 압박지혈, 시술 부위 아래 맥박에 대한 대칭성, 동일성 확인, 시술 부위와 다른 발의 냉감 차이 여부
　　• 6~24시간 동안은 똑바로 사지를 편 채 침상안정 (침상에서 배설, 음식 섭취)
　　• 수분 섭취로 조영제 배출 촉진
　　• 기침이나 재채기가 날 때는 손바닥으로 시술 부위를 압박 한 채함

(5) 치료 및 간호

가. 치료의 목표 : 심장근육의 기능의 향상, 에너지공급과 보존

나. 약물치료

① 이뇨제 : 폐와 정맥 울혈을 감소시켜 증상 완화-furosemide(Lasix)

② Digoxin(Lanoxin) 투여 ★

ㄱ 심근 수축력 강화, 심박동수 느리게, 소변 배설량 증가

ㄴ 12시간마다, 규칙적 투여, 혈청 수준 일정하게 유지

ㄷ 부작용 : 오심&구토, 식욕부진, 무기력, 부정맥, 서맥

ㄹ 서맥을 유발할 수 있으므로 1분 동안 맥박 측정(맥박 100회/분 미만시 약물투여 금지)

③ 디곡신 + 이뇨제 : 저칼륨혈증을 발생할 수 있으므로 주기적으로 혈청 칼륨수치 측정

④ 혈관 확장제 : 혈관저항을 감소시킴으로써 심박출량을 증가

⑤ 안지오텐신 변환 효소(ACE) 억제제 : capto-pril(Capoten), enalopril(Vasotec)

다. 영양

분유에 평상시 보다 적은 양의 물을 섞어서 용량당 칼로리를 높임

라. 심장이식 수술

마. 에너지를 보존하기 위해 휴식, 심장기능의 향상을 위해 약물 투여

바. 활동지속성 강화, 감염예방, 식욕과 에너지 증가, 성장과 발달을 촉진, 교육과 정서적 지지

2) 선천적 심장질환(Congenital heart disease)

신생아 1000명 중 약 10명에서 발생, 그 가운데 40%는 생후 1년 이내 진단

(1) 원인

① 90%가 알려지지 않음. 유전적, 환경적 요인의 상호작용의 결과로 발생함

② 모체와 관련된 당뇨병, 페닐케톤뇨증, 알콜 섭취, 임신 중 풍진 감염, 고령산모, 염색체 이상 등의 유전적 기형

(2) 증상

① 비효율적인 호흡 양상(호흡곤란, 저산소증, 가장 흔한 간호 문제), 빈맥과 빈호흡(HR > 160, RR > 60)

② 심장잡음(murmur)

③ 성장지연(조직내 산소량 부족, 영양섭취 불량)

④ 운동능력 저하, 수유 곤란, 호흡곤란(동맥혈 산소 포화도, 심박출량 감소)

⑤ 호흡기감염 재발(폐혈관 울혈로 감염에 민감)

⑥ 청색증(산화되지 않은 헤모글로빈 축적)

⑦ 곤봉모양의 손가락(clubbing finger)

⑧ 슬흉위(심장 부담을 줄이려고 정맥혈귀환을 막는 자세)

⑨ 적혈구 증가(조직 저산소증에 대한 보상작용)

⑩ 조직 저산소증 → 대사성 산혈증 → 사망

                        → 뇌조직 변화(실신, 경련, 지능저하)

⑪ 심장부전 : 동맥혈내 산소포화량 감소 → 심장수축 증대 → 빈맥 → 울혈성 심부전 초래

※ 선천성심질환 교정술 후 심박출량 감소를 예측할 수 있는 증상 ★ : 약한 맥박, 사지 냉감, 소변량 감소, 저혈압, 진행 시 조직 저산증으로 인한 대사성 산증

(3) 분류

① 비청색증형 심질환 : 비산화혈이 체동맥 순환내로 유입되지 않는 경우

    심실중격 결손, 심방중격 결손, 동맥관개존증, 대동맥 축착, 대동맥 협착, 폐동맥 협착

② 청색증형 심질환 : 비산화혈이 체동맥 순환내로 유입되는 경우

    TOF, 삼첨판 폐쇄, 대동맥 전위, 총폐정맥환류 이상, 총동맥간증, 좌심형성부전

(4) 선천성 심장질환의 종류

① 심방사이막결손 : 두 심방 사이의 비정상적인 개구 존재, 좌-우 단락 형성

② 심실사이막결손 : 좌우측 심실 사이의 비정상적인 개구 존재, 좌-우 단락 형성

③ 동맥관개존증 : 출생 1주일 이내에 닫혀야 할 동맥관의 폐쇄부전, 좌-우 단락 형성

④ 대동맥축착 : 주로 하행 대동맥의 동맥관 부위가 잘록하게 좁아진 기형, 상지 혈압이 높고 하지 혈압이 낮음

⑤ 팔로 4징후군 : 심실사이막결손, 폐동맥판협착, 대동맥 우위, 우심실비대가 특징, 우-좌 단락 형성, 저산소증 초래

⑥ 삼첨판막폐쇄 : 우심방에서 우심실로 가는 삼첨판막이 완전히 막혀 있는 기형, 우-좌 단락 형성

⑦ 대혈관전위증 : 심장 발달 과정에서 우심실의 대동맥이 좌심실의 폐동맥에 연결

3) 폐혈류 증가 질환 (좌 → 우 단락)

(1) 심방중격결손(artrial septal defect, ASD) ★

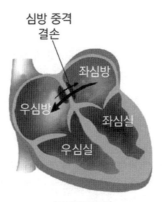

[심방중격결손]

가. 정의

심방 사이의 비정상적인 결손(구멍)이 있는 질환으로 혈액이 왼쪽 심방에서 오른쪽
심방으로 이동

나. 증상

① 비청색증형, 아동은 무증상, 울혈성 심부전으로 발전

② 허파동맥의 혈류량 증가로 수축기 잡음 발생

③ 장기간의 폐혈류의 증가로 색전의 위험성

④ 심방성 리듬 장애의 위험

다. 치료 및 간호

① 외과적 폐쇄술 : 중정도나 심한 결손

② 호흡기 감염 예방 우선적 관리

③ 이뇨제 : 울혈성 심부전 증상 조절

④ 아스피린 : 저용량으로 사용, 혈전생성 예방

⑤ 산소부족 증상을 확인, 산소요구량을 줄이기 위해 큰 젖꼭지 이용

(2) 심실중격결손(ventricular septal defect, VSD) ★

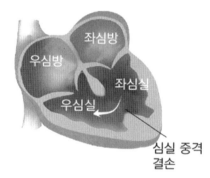

[심실중격결손]

가. 정의

① 우심실과 좌심실 사이에 비정상적인 결손(구멍)이 있는 질환

※ 가장 흔한 선천성 심질환 기형(25%)

② 좌우단락과 폐혈관의 저항 증가로 오른쪽 심실 근육의 비대와 폐정맥 울혈

나. 증상

① 비청색증형, 결손의 크기와 폐혈류량 및 폐동맥의 압력에 따라 상이

② 결손이 작으면 무증상, 결손이 크면 울혈성 심부전 증상(심장비대, 요배설량 감
소, 부종, 허약, 발육부전)

③ 심한 호흡곤란, 잦은 상기도 감염, 발한

④ 수축성 심잡음

⑤ 세균성 심내막염과 폐혈과 폐쇄성 질병 위험 증가

⑥ 좌우단락 지속 시 비가역적인 폐혈관과 우심실 비대로 우좌단락으로 변화

→ 수술 금기

다. 치료 및 간호
　① 60% 정도는 자연폐쇄
　② 울혈성 심부전 증상 시 digoxin과 이뇨제 사용
　③ 수술 : 완화수술(폐동맥 banding), 완전교정(작은 결손은 봉합으로, 큰 결손은 패치를 사용한 외과수술)
　④ 예방적 항생제

(3) 동맥관 개존증(PDA: Patent Ductus Arteriosus)

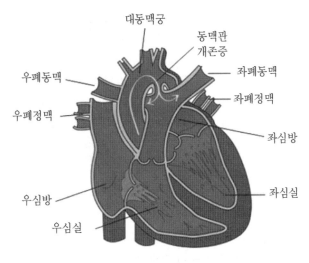

[동맥관개존증]

가. 정의
　① 태생기에 있던 동맥관(대동맥과 폐동맥 사이의 관)이 출생 1주일 내에 닫히지 않아 혈류는 압력이 높은 대동맥에서 압력이 낮은 폐동맥으로 흘러 좌-우 단락이 발생
　② 만삭아의 경우 동맥관은 대개 출생 후 10~15시간에 기능적으로 폐쇄되고 해부학적으로는 대개 2~3주에 닫힘
　③ 동맥관 개존시 혈액은 대동맥에서 폐동맥으로 혈액이 단락되어 과다한 혈액이 폐로 유입되며 이미 산화된 혈액이 재산화 됨
나. 증상
　① 대부분 : 무증상, mild 성장지연, 피로를 쉽게 느낌
　② 특징적 심잡음 : 기계성 잡음, 천둥소리처럼 크게 나타남
　③ 맥압이 넓어짐(40mmHg 이상)
　④ 빈맥 : 150 이상
다. 치료 및 간호
　① 신생아나 미숙아에게 indometacin(prostaglandin 억제제)을 투여하면 동맥관이 닫힐 수 있음 → 12~18시간 후 증상 호전

② 증상이 없어도 폐혈관질환을 예방하고 감염성 심내막염의 예방을 위해 1~2세 수술
③ 심혈관 조영실에서 카테터를 이용하여 동맥관을 막는 법(VATS) 사용
④ 울혈성심부전 방지(이뇨제, 디지털리스, 수분제한)

4) 폐혈류 감소 질환(우 → 좌 단락)

(1) 팔로 4징후(tetralogy of Fallot, TOF) ★★★

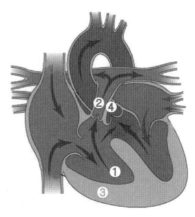

❶ 심실중격결손
❷ 폐동맥협착
❸ 우심실 비대
❹ 대동맥 우위

[팔로 4징후]

가. 정의

청색증형 선천성 심장병 가운데 가장 빈도가 높은 질환으로 심실중격결손, 폐동맥 협착, 대동맥 우위, 우심실 비대가 특징인 질환

나. 병태생리

① 심실중격결손, 폐동맥협착, 대동맥 우위, 우심실 비대가 합병되어 혈류 감소, 대동맥혈의 산소포화도 감소로 저산소증, 청색증, 다혈증 초래
② 울혈성 심부전이 동반되지 않음

다. 증상

① 청색증(주요 증상), 웅크린 자세(squatting), TET spells(과다 청색증 발작, 무산소 발작)(2세 이하, 주로 아침에 심함, 울음, 배변, 수유 시), 빈호흡, 호흡성 알칼리증
② 지속될 때, 적혈구 과다증, 곤봉형 손톱, 성장지연

라. 치료 및 간호

① 심한 청색증의 외과적 중재 : B-T(Blalock-Taussig) shunt(쇄골하동맥과 폐동맥 사이의 단락술)
② 청색증 발작 시 즉각 대처 필요, 슬흉위(정맥 순환량 증가). 모르핀(호흡중추억제)과 산소 투여
③ 적절한 철분섭취(저산소증)
④ 약물요법 : PGE_1(프로스타글라딘 E_1, 동맥관을 여는 작용), 프로프라놀롤 투여 (비선택적 베타 차단제 : 심박동 조절)

⑤ 구강위생(감염성 심내막염 예방)

⑥ 탈수 예방 및 교정(혈전 예방), 과수분 주의(심장 부담)

⑦ 대사성 산증 발생 시 중탄산염나트륨 투약

(2) 대혈관 전위(Complete D-transposition of the great arteries, TGA)

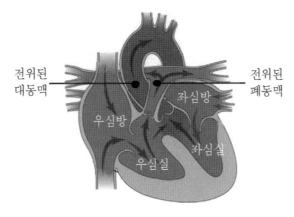

[대혈관 전위]

가. 정의

대동맥이 우심실에, 폐동맥이 좌심실에서 연결

나. 원인

① 남아에 많고 <u>사망률이 높음</u>

② 출생 후 동맥관과 난원공이 폐쇄된 후 체순환으로 산소를 운반 불가, 폐혈류 과다, 결국 폐순환 저항, 생명이 위태로움

다. 진단

① 심전도 : 심장의 우측 편위

② X선 검사 : 심장 비대, 달걀을 옆으로 놓은 듯한 형상, 폐혈관음영 증가

라. 임상증상

저산소증이 심함. 영아기에 진단, 청색증 항상 존재, 울거나 움직일 때 발작, 적혈구 과다증

마. 치료

① 체순환과 폐순환 혼합으로 산소 불포화 혈액과 산소가 포함된 혈액이 섞이도록 하기 위해 중격 결손이나 동맥관 개존증이 필요 → 동맥관은 산소가 높은 혈류로 쉽게 닫히기 때문에 산소치료는 위험

② Rashkind procedure(난원공 넓게 함)

③ Blalock-Hanlon술(난원공 확장술)

④ 완전한 수술교정(Artrial switch술, Mustard술, sening술)

(3) 삼첨판 폐쇄증(Tricuspid atresia, TA)

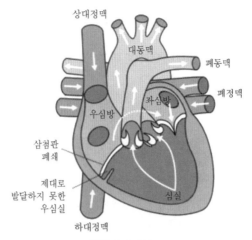

[삼첨판 폐쇄증]

가. 정의

우심방과 우심실 사이의 판막인 삼첨판 폐쇄

나. 병태생리

① 우심방에서 우심실로 가는 혈액 흐름이 방해되어 정상적으로 폐쇄되어야 할 난원공이 폐쇄되지 못함 → 우심방에서 좌심방 방향으로 혈액이 흐름

② 동맥관 개존증이 있다면 폐동맥을 통해 폐로 들어가 재산소화

③ 심실중격결손이 있다면 적당량이 우심실로 들어가서 폐동맥을 통해 산소화될 수 있음

다. 간호

청색증, 호흡곤란 및 성장장애 등 증상관찰

5) 폐쇄성 심질환

(1) 폐동맥 협착(PS, pulmonic stenosis)

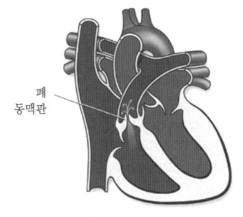

[폐동맥 협착]

가. 병태생리 : 폐동맥 폐쇄 → 우심실 비대 → 우심방으로 혈액 역류 → 울혈성 심부전

　　① 폐동맥으로 나가는 입구가 좁아져 혈류에 저항이 생겨 우심실이 비대되고 폐 혈류는 감소

　　② 우심실에서 폐동맥으로 가는 혈액이 저하되어 전체 체순환 역시 저하

나. 증상

　울혈성 심부전, 특징적인 분출성 잡음, 심확장, 활동 시 흉통, 청색증과 곤봉지, 호흡곤란, 실신, 말초 맥박이 약함, 아동은 증상이 심해지면서 세균성 심내막염 위협 증가

다. 치료

　　① 풍선성형술을 통해 좁아진 판막을 넓힘

　　② 심한 협착-개심술(폐동맥 판막절개술)

　　③ 장기적으로 재 협착되거나 판막기능부전과 같은 문제가 발생할 수 있음

(2) 대동맥 협착(AS, aortic stenosis)

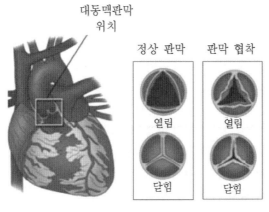

[대동맥 협착]

가. 병태생리

　대동맥 판막부위 협착 → 좌심실 비대 → 좌심방으로 혈액 역류 → 좌심방 압력증가 → 폐정맥 압력증가 → 폐혈관의 울혈

나. 증상

　피로, 운동 시 호흡곤란, 실신, 흉통, 고혈압, 수유 곤란

다. 치료 및 간호

　　① 풍선판막확장술(1차적 시행)

　　② Konno수술(대동맥 심실 성형술 : 대동맥 판막협착부위를 절개하고 인공판막으로 교체)

　　③ 심내막염의 예방적 항생제 치료

(3) 대동맥 축착(COA. coarctation of the aorta) ★

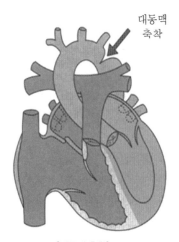

대동맥
축착

[대동맥 축착]

가. 정의

대동맥궁이 국소적으로 좁아져 결손의 근위부(상지부위)는 압력이 높고 결손의 원위부(몸체와 하지)는 압력이 낮아짐

나. 증상 ★

① 상지혈압은 높고 튀는 듯한 맥박이 촉지

② 결손 부위에 가까운 상지 고혈압(두통, 어지러움, 기절, 코피) → 결손부위의 원위부 대퇴맥박은 없거나 미약, 하지는 차고 혈압이 낮음

③ 영아기에 울혈성 심부전의 증상이 있고 혈액학적 상태가 나빠지는 경우가 흔하며 심한 산혈증과 저혈압에 빠지는 경우가 많음

④ 상지 맥박이 강하고 상지 혈압이 하지 혈압보다 최소 20mmHg 높음

⑤ 대퇴, 족부 맥박 감소, 상완과 대퇴 맥박 지연

⑥ 운동 시 다리근육의 경련성 통증(조직 무산소증)

⑦ 수족냉증

다. 치료 및 간호

① 수술 : 축착된 부위를 잘라내고 문합술(end to end anastomosis), 성형물질 이식을 통해 협착부위를 확장시키는 동맥성형술 실시(좌측 쇄골하동맥 조직이식)

② 상기도 감염과 심내막염 예방을 위한 구강간호

③ 프로스타글라딘제(동맥관 개존 유지, 외과적 중재 전), 강심제, 이뇨제, 항고혈압제 투여

④ 발을 따뜻하게 보온

6) 후천성 심질환

(1) 류마티스 열 ★★★★★★★★

가. 정의

① 심장, 관절, 중추신경계, 피하조직을 침범하는 급성 전신성 염증 질환

② 학령기 호발

나. 원인

　① A군 β-연쇄상구균성 편도선염, 인두염, 농가진 등의 질병 후 발생. 자가면역 반응

　② 차고 습한 기후에 증상이 심해짐, 가족력, 재발

다. 병태생리

　연쇄상구균 감염(상기도염, 편도선염, 인두염) → 연쇄상구균 항체 생성 → 항원에 교차반응 → 다른 조직에 반응(관절, 심장)

라. 진단

　① 연쇄상구균 항체(ASO) 역가 상승

　② 적혈구 침강 속도(ESR) 상승

　③ C-반응단백질(C-Reactive Protein, CRP : 관절염, 자가면역질환 진단) 상승

　④ P-R간격 연장

　⑤ 침범 부위 조직 검사

마. 증상 ★★

　① 주증상 : 관절과 심장의 염증(심내막, 심근, 심낭), 홍반성 발진, 고열(38℃ 이상)

　② 심근염 : 심비대, 심잡음, 빈맥, 판막 염증(승모판에서 가장 흔함)

　③ 다발성 관절염 : 통증, 부종, 종창, 이동성

　④ 피하결절 : 무통성

　⑤ 무도병 : 사지의 불수의적, 불규칙적인 움직임, 불안감이 있거나 정밀한 작업을 할 때 발생, 수면 중 완화, 일시적이며 서서히 사라짐

　⑥ 일반적 증상 : 미열, 복통, 피로, 창백, 체중감소

바. 치료 및 간호 ★★★★

　① 최선의 처방은 예방(연쇄상구균의 조기발견)

　② 예방적 Penicillin 치료 : 가장 효과적, 과민반응 시 epinephrine 투여

　③ 아스피린(관절염증 시)

　④ 스테로이드(심염)

　⑤ 심염 관리 : 선천성 심부전과 ESR이 정상으로 올 때 까지 침상안정

　⑥ 투약관리 : 페니실린 처방 시 알러지 반응 주의

　⑦ 침상안정과 활동제한, 심부담을 줄이기 위한 산소요법, 피부손상 예방, 불편감 완화, 적절한 영양섭취

　⑧ 상기도 감염예방 : 부모교육 → 재발 방지 위해 페니실린 투약의 중요성

(2) 감염성 심내막염(infective endocarditis)

가. 원인

　① 심장이나 대혈관의 선천성 혹은 후천성 기형아동에서 균혈증(bacteremia)으로 발생

　② 판막이상, 인공판막, 판막이상을 동반한 류마티스 심질환 아동에서 발생

　③ 원인균 : 연쇄상구균이 가장 흔함

나. 병태생리

① 국소감염 어느 부위에서도 혈액내로 유입(부적절한 구강 위생, 치과치료 구강, 비뇨기계, 요로, 심장수술, 장기간 삽입카테터를 통하여 감염)

② 혈액 순환에 의해 미생물들이 심내막에서 자라 증식, 피브린, 혈소판이 응집
→ 심내막염으로 진행

다. 진단

① 백혈구 증가

② 적혈구 침강속도 증가

③ 혈뇨, 용혈성 빈혈

④ X선 촬영 : 심비대

⑤ 심전도 : P-R 간격 연장

라. 증상

① 일반적으로 서서히 발생

② 원인불명의 열과 간헐열, 급성 감염 시 고열

③ 식욕부진, 권태감, 체중감소, 비장비대

④ 심장 외 색전 형성 소견

⑤ 오슬러(Osler) 결절 : 손톱 아래 선상출혈, 손바닥이 붉고 통통

⑥ 구강점막 점상출혈

⑦ 울혈성 심부전, 심부정맥, 심잡음

마. 합병증

류마티스성 심질환

바. 치료 및 간호

① 구강위생, 치과 치료 시 주의하여 예방적 관리 → 즉시 치료를 시작하고 6주 이상 고용량의 적합한 항생제 투여

② 발열 4시간마다 관찰

③ 색전증 관찰 : 경련, 부정확한 발음, 신경손상, 사지의 비대칭적인 움직임

④ 예방적 항생제 치료 : 치과치료를 비롯한 모든 세균감염위험이 있는 치료 전·후

(3) 가와사키병 ★★

가. 정의

피부 점막 림프절 증후군으로 4세 이하의 영유아에게 발생하는 급성 열성 발진증

나. 원인

① 원인불명, 남아

② 겨울과 봄에 주로 나타남

다. 증상

① 시기별 증상

• 급성기(8~10일) : 열, 갈라진 입술, 딸기혀, 발진, 사지말단의 경직성 부종, 림프절 종창, 손바닥, 발바닥 홍반

- 아급성기(10~35일) : 발가락, 손가락, 발, 손바닥의 피부 박리, 식욕부진, 불안정, 안구결막충혈, 관절염, 심근기능부전
- 회복기 : ESR 정상, 사지말단의 변화, 피부의 낙설(손가락, 발가락 끝, 항문주위), 혈소판 증가

② 기타 특징적 증상
- 5일 이상 계속되는 발열 : 항생제, 해열제에 반응하지 않음
- 입술 홍조, 마르고 갈라짐
- 부정형 발진
- 비화농성 목림프절 종창

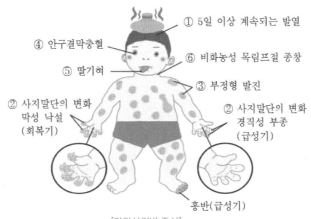

① 5일 이상 계속되는 발열
④ 안구결막충혈
⑤ 딸기혀
② 사지말단의 변화 막성 낙설 (회복기)
⑥ 비화농성 목림프절 종창
③ 부정형 발진
② 사지말단의 변화 경직성 부종 (급성기)
홍반(급성기)

[가와사키병 증상]

라. 진단기준 ★
① 해열제로 떨어지지 않는 5일 이상 지속되는 발열
② 다음 5가지 중 4항목 이상
ㄱ 화농이 없는 양측성 결막 충혈
ㄴ 입술이 홍조 및 균열, 딸기혀, 구강발적
ㄷ 부정형 발진
ㄹ 급성기의 비화농성 경부 림프절 비대
ㅁ 급성기 손발의 경성 부종과 홍조, 아급성기 손톱, 발톱 주위의 낙설

마. 임상검사
ESR, CRP, 백혈구 증가, 혈소판 증가

바. 합병증
심질환 : 관상동맥류(위험 신호 : 지속적인 발열), 울혈성 심부전, 심근경색증

사. 치료 ★
① 면역글로불린 : 고용량의 감마글로블린 정맥 투여(7일 이내) → 관상동맥 이상 발생 빈도 감소에 도움
② 아스피린 투여 : 급성기의 해열, 항염 효과, 관상동맥의 염증 완화 및 폐쇄 예방
→ 독성증상(출혈, 과호흡, 이명, 두통, 혼돈, 어지럼증 등) 관찰

아. 간호

① 심혈관 손상예방 : 울혈성 심부전 증상과 징후 관찰

② 피부통합성 증진 : 청결, 건조, 자극 없이, 부종 부위는 마찰과 지속적인 압력 받지 않도록 함

③ 탈수 예방, 체온 유지, 안위와 충분한 휴식, 부드러운 음식 제공

④ 부모교육 : 추후관리(심장 상태 주기적 사정, 심초음파 실시), 면역글로불린을 투여 했으므로 수두, MMR접종은 11개월 이후, 피부 낙설 부위는 비누나 로션 피함, 관절 동통 시 병원 방문

♡ ℔ ② We Are Nurse 아동간호학

단원별 문제

01 선천성 심장기형 아동의 가장 흔한 간호 문제는?

① 감염성 질환　　　　　　　　　② 빈혈
③ 호흡곤란과 산소부족　　　　　　④ 체중증가와 고혈압
⑤ 영양섭취 부족과 서맥

해설 [증상]
① 비효율적인 호흡 양상(호흡곤란, 저산소증, 가장 흔한 간호 문제), 빈맥과 빈호흡(HR > 160, RR > 60)
② 심장잡음(murmur)
③ 성장지연(조직내 산소량 부족, 영양섭취 불량)
④ 운동능력 저하, 수유 곤란, 호흡곤란(동맥혈 산소 포화도, 심박출량 감소)
⑤ 호흡기감염 재발(폐혈관 울혈로 감염에 민감)
⑥ 청색증(산화되지 않은 헤모글로빈 축적)
⑦ 곤봉모양의 손가락(clubbing finger)
⑧ 슬흉위(심장 부담을 줄이려고 정맥혈귀환을 막는 자세)
⑨ 적혈구 증가(조직 저산소증에 대한 보상작용)
⑩ 조직 저산소증 → 대사성 산혈증 → 사망
　　　　　　　　→ 뇌조직 변화(실신, 경련, 지능저하)
⑪ 심장부전 : 동맥혈내 산소포화량 감소 → 심장수축 증대 → 빈맥 → 울혈성 심부전 초래

02 폐혈류가 증가되는 심장질환으로 옳은 것은?

① 팔로 4징후　　　　　　　　　② 대동맥 축착
③ 폐동맥 협착　　　　　　　　　④ 삼첨판 폐쇄
⑤ 심실중격결손

해설 좌우 단락 : 심실중격결손, 심방중격결손, 동맥관 개존증

03 가와사키병의 회복기에 보일 수 있는 증상으로 옳은 것은?

① 부정형 발진   ② 딸기모양의 혀
③ 손, 발바닥의 홍반   ④ 경부림프절의 종창
⑤ 피부 낙설

> **해설** [시기별 증상]
> • 급성기(8~10일) : 열, 갈라진 입술, 딸기혀, 발진, 사지말단의 경직성 부종, 림프절 종창, 손바닥, 발바닥 홍반
> • 아급성기(10~35일) : 발가락, 손가락, 발, 손바닥의 피부 박리, 식욕부진, 불안정, 안구결막충혈, 관절염, 심근기능부전
> • 회복기 : ESR 정상, 사지말단의 변화, 피부의 낙설(손가락, 발가락 끝, 항문주위), 혈소판 증가

04 7세 남자 아동이 류마티스열 치료 후 퇴원을 하려고 한다. 재발 방지와 후유증 예방을 위해서 강조해야 할 부모교육은?

① 침상안정   ② 적절한 운동
③ 적절한 영양   ④ 투약의 중요성
⑤ 피부간호

> **해설** [치료 및 간호]
> ① 최선의 처방은 예방(연쇄상 구균의 조기발견)
> ② 예방적 Penicillin 치료 : 가장 효과적, 과민반응 시 epinephrine 투여
> ③ 아스피린(관절염증 시)
> ④ 스테로이드(심염)
> ⑤ 심염 관리 : 선천성 심부전과 ESR이 정상으로 올 때 까지 침상안정
> ⑥ 투약 관리 : 페니실린 처방 시 알러지 반응 주의
> ⑦ 침상안정과 활동제한, 심부담을 줄이기 위한 산소요법, 피부손상 예방, 불편감 완화, 적절한 영양섭취
> ⑧ 상기도 감염예방 : 부모교육 → 재발 방지를 위해 페니실린 투약의 중요성

05 2주전에 치과치료를 받은 6세 아동이 인후통과 발열을 주호소로 입원하였다. 심전도상 PR간격이 연장되었고 혈액검사 결과 연쇄상구균(ASO) 역가 상승, 적혈구 침강속도(ESR) 상승, C-반응단백질(CRP) 상승을 보였다. 예상되는 증상이나 질환은?

① 심하고 지속되는 두통   ② 딸기모양의 혀
③ 전신성 자반증   ④ 동통이 있고 움직이는 다발성 관절
⑤ 찌르는 듯한 피하통증

해설 [류마티스열 증상]

① 주증상 : 관절과 심장의 염증(심내막, 심근, 심낭), 홍반성 발진, 고열(38℃ 이상)

② 심근염 : 심비대, 심잡음, 빈맥, 판막 염증(승모판에서 가장 흔함)

③ 다발성 관절염 : 통증, 부종, 종창, 이동성

④ 피하결절 : 무통성

⑤ 무도병 : 사지의 불수의적, 불규칙적인 움직임

⑥ 일반적 증상 : 미열, 복통, 피로, 창백, 체중감소

06 가와사키병의 간호관리로 옳은 것은?

① 급성기 염증 완화를 위해 항생제를 투약한다.

② 변비 예방을 위해 섬유질이 많은 음식을 공급한다.

③ 심장 상태의 변화를 사정하고 변화에 대응한다.

④ MMR접종은 감염예방을 위해 정상적으로 6개월에 투약한다.

⑤ 피부 낙설 부위를 알칼리성 비누를 사용하여 청결하게 하고 건조시킨다.

해설 [간호]

① 심혈관 손상예방 : 울혈성 심부전 증상과 징후 관찰

② 피부통합성 증진 : 청결, 건조, 자극 없이, 부종 부위는 마찰과 지속적인 압력 받지 않도록 함

③ 탈수 예방, 체온 유지, 안위와 충분한 휴식, 부드러운 음식 제공

④ 부모교육 : 추후관리(심장 상태 주기적 사정, 심초음파 실시), 면역글로불린 투여 했으므로 수두, MMR 접종은 11개월 이후, 피부 낙설 부위는 비누나 로션 피함, 관절 동통 시 병원 방문

07 태아의 혈액 순환에 대한 설명으로 옳은 것은?

① 산소를 다량 함유한 모체의 혈액은 제대동맥이다.

② 우심방으로 들어온 혈액은 우심실과 폐동맥을 통하여 대부분 폐순환을 한다.

③ 동맥관은 제대정맥과 하대정맥을 연결하여 간을 우회한다.

④ 정맥관은 폐동맥과 대동맥을 연결하여 폐를 우회한다.

⑤ 하대정맥을 통과한 혈액은 우심방과 난원공을 통하여 좌심방으로 간다.

해설 [태아 혈액순환]

• 산소를 다량 함유한 모체의 혈액은 제대정맥

• 우심방으로 들어온 혈액은 우심실과 폐동맥을 통하여 10% 정도만 폐순환을 함

• 정맥관은 제대정맥과 하대정맥을 연결하여 간을 우회

• 동맥관은 폐동맥과 대동맥을 연결하여 폐를 우회

• 하대정맥을 통과한 혈액은 우심방과 난원공을 통하여 좌심방으로 감

08 출생 직후 정상적인 태아순환계의 변화로 옳은 것은?

① 난원공, 문맥동 폐쇄   ② 난원공, 동맥관 폐쇄

③ 동맥관, 대동맥관 폐쇄   ④ 문맥동, 정맥관 폐쇄

⑤ 정맥관, 대동맥관 폐쇄

> 해설   출생 이후 폐동맥압이 감소되면서 폐로 가는 혈액량이 증가하고 체혈압 상승, 난원공, 동맥관, 정맥관이 혈류의 압력과 산소분압으로 인해 폐쇄

09 다음 중 선천성 심장 질환 중 가장 흔한 것은 무엇인가?

① 우심실 비대   ② 대동맥 우위

③ 폐동맥 협착   ④ 대혈관 전위

⑤ 심실중격 결손

> 해설   선천성 심장 질환 중 심실중격 결손은 가장 흔함

10 선천성 심장기형 중 하행 대동맥의 동맥관 부위가 잘록하게 좁아진 기형으로 상지 혈압이 높고 하지 혈압이 낮은 증상이 나타나는 질환은?

① 대동맥 협착   ② 활로 4징후

③ 대동맥 축착   ④ 심실중격 결손

⑤ 심방중격 결손

> 해설   대동맥 축착 : 주로 하행 대동맥의 동맥관 부위가 잘록하게 좁아진 기형으로 상지 혈압이 높고 하지 혈압이 낮음

11 활로 4징후에 있어서 주요 증상은 무엇인가?

① 청색증   ② 전신부종

③ 천명음   ④ 무증상

⑤ 심잡음

> 해설   [활로 4징후의 증상]
> - 청색증(주요 증상), 곤봉형 손톱, 웅크린 자세, TET 발작(아침, 울음, 배변, 수유 시)
> - 적혈구 과다증, 성장지연

12 심질환 중 심방 사이의 비정상적인 결손(구멍)이 있는 질환으로 혈액이 왼쪽 심방에서 오른쪽 심방으로 이동하는 질환은?

① 대동맥 협착
② 심방중격결손
③ 대동맥 축착
④ 심실중격결손
⑤ 동맥관 개존증

해설 심방중격결손(artrial septal defect, ASD)의 정의 : 심방 사이의 비정상적인 결손(구멍)이 있는 질환으로 혈액이 왼쪽 심방에서 오른쪽 심방으로 이동

13 심장질환 중 폐동맥으로 나가는 입구가 좁아져 혈류에 저항이 생겨 우심실이 비대되고 폐 혈류는 감소되는 질환으로 옳은 것은

① 활로 4징후
② 폐동맥 협착
③ 삼첨판 폐쇄
④ 대혈관 전위
⑤ 동맥관 개존증

해설 폐동맥 협착(PS. pulmonic stenosis)의 병태생리 : 폐동맥 폐쇄 → 우심실 비대 → 우심방으로 혈액 역류 → 울혈성 심부전
• 폐동맥으로 나가는 입구가 좁아져 혈류에 저항이 생겨 우심실이 비대되고 폐 혈류는 감소
• 우심실에서 폐동맥으로 가는 혈액이 저하되어 전체 체순환 역시 저하

14 다음 중 심방중격결손의 중재로 적절한 것은?

① 수유시 흡인 예방을 위해 작은 젖꼭지를 이용한다.
② 저용량 아스피린을 사용한다.
③ 예방적 항생제를 사용한다.
④ Morphin을 투여한다.
⑤ Propranolol을 투여한다.

해설 [심방중격결손의 치료 및 간호]
• 외과적 폐쇄술 : 중정도나 심한 결손
• 이뇨제 : 울혈성 심부전 증상 조절
• 아스피린 : 저용량으로 사용, 혈전생성 예방
• 산소부족 증상을 확인, 산소요구량을 줄이기 위해 큰 젖꼭지 이용

15 동맥관 개존증이 있는 아동에게 주로 나타나는 증상은?

① 무증상   ② 서맥
③ 폐동맥의 낮은 산소포화도   ④ 심한 호흡곤란
⑤ 낮은 맥압

해설 동맥관 개존증 증상 : 대부분 → 무증상

16 다음 중 울혈성 심부전의 치료 목적은?

① 수술을 통해 심부전 완화   ② 심장근육의 기능의 향상
③ 심박출량 저하   ④ 감염예방
⑤ 저산소증 예방

해설 울혈성 심부전 치료의 목표 : 심장근육의 기능의 향상, 에너지공급과 보존

17 다음 중 울혈성 심부전 아동에게 디곡신을 투여하기 전후에 사정해야 할 것은 무엇인가?

① 체온을 확인한다.   ② 혈압을 확인한다.
③ 산소포화도를 확인한다.   ④ 맥박을 확인한다.
⑤ 혈당을 확인한다.

해설 디곡신을 투여하기 전, 후에 심박동수를 확인

18 대동맥 축착의 특징적인 소견으로 옳은 것은?

① 상지혈압이 하지보다 낮다.
② 대퇴부 맥박은 없거나 미약하다.
③ 심한 호흡곤란과 청색증이 나타난다.
④ 오른쪽, 왼쪽 혈압의 차이가 나타난다.
⑤ 운동시 통증이 감소한다.

해설 [대동맥 축착]
① 상지혈압은 높고 튀는 듯한 맥박 촉지
② 대퇴맥은 없거나 미약, 하지는 차고 혈압이 낮다. → 상지 고혈압(20mmHg↑)
③ 대퇴·족부 맥박 감소, 운동시 다리 근육 경련성 통증, 수족냉증

19 울혈성 심부전 아동에게 digoxin 투여 시 독성 증상으로 옳은 것은?

① 빈맥　　　　　　　　　　② 설사
③ 서맥　　　　　　　　　　④ 고칼슘혈증
⑤ 고나트륨혈증

> **해설** [Digoxin(Lanoxin) 투여]
> • 심근 수축력 강화, 심박동수 느리게, 소변 배설량 증가
> • 12시간마다, 규칙적 투여, 혈청 수준 일정하게 유지
> • 작용 : 오심&구토, 식욕부진, 무기력, 부정맥, 서맥
> • 약을 먹인 후 토할 수 있으므로 복용량을 다시 먹이지 않음
> • 서맥을 유발할 수 있으므로 1분 동안 맥박 측정
> • 맥박 100회/분 미만시 약물투여 금지

20 심방중격결손 시 울혈성 심부전의 증상을 조절하기 위해 시행되는 중재는 무엇인가?

① 외과적 폐쇄술　　　　　② 이뇨제 투약
③ 아스피린 투약　　　　　④ 산소공급
⑤ 심호흡

> **해설** [심방중격결손 치료 및 간호]
> • 외과적 폐쇄술 : 중정도나 심한 결손
> • 이뇨제 : 울혈성 심부전 증상 조절
> • 아스피린 : 저용량으로 사용, 혈전생성 예방
> • 산소부족 증상을 확인

21 아동에게 주로 나타나는 대동맥 축착의 증상은 무엇인가?

① 상지혈압은 높고 튀는 듯한 맥박이 촉지
② 원인 불명의 열
③ 성장 지연
④ 소변량 감소
⑤ 적혈구감소증

> **해설** [대동맥 축착의 증상]
> • 상지혈압은 높고 튀는 듯한 맥박이 촉지
> • 대퇴맥박은 없거나 미약, 하지는 차고 혈압이 낮음 → 상지고혈압(두통, 어지러움, 기절, 코피)
> • 영아기에 울혈성 심부전의 증상이 있고 혈액학적 상태가 나빠지는 경우가 흔하며 심한 산혈증과 저혈
>   압에 빠지는 경우가 많음
> • 상지 혈압이 하지 혈압보다 최소 20mmHg 높음

22 감염성 심내막염의 가장 흔한 원인은 무엇인가?

① streptococcus viridan 감염
② 유전
③ 모체와 관련된 당뇨병
④ 원인 불명
⑤ A군 β-연쇄상구균성 편도선염

해설 감염성 심내막염의 원인균 : streptococcus viridan가 가장 흔함

23 다음 중 아동에게 있어 청색증을 가장 잘 확인할 수 있는 신체부위는 어디인가?

① 구강점막 　　　　② 손톱
③ 발톱 　　　　　　④ 공막
⑤ 입술

해설 아동에게 있어 청색증을 확인할 수 있는 부위는 구강점막

24 저산소혈증이 나타나는 아동에게 권장할 수 있는 체위는 무엇인가?

① 앙와위 　　　　　② 복위
③ 측위 　　　　　　④ 웅크린 자세
⑤ 쇄석위

해설 저산소혈증 시에 혈액의 귀환을 높이기 위해 아동에게 웅크린 자세를 취하도록 함

25 피부 점막 림프절 증후군으로 4세 이하의 영유아에게 발생하는 급성 열성 발진증은 무엇인가?

① 류마티스열 　　　② 폐동맥 협착
③ 삼첨판 폐쇄 　　　④ 가와사키병
⑤ 감염성 심내막염

해설 가와사키병의 정의 : 피부 점막 림프절 증후군으로 4세 이하의 영유아에게 발생하는 급성 열성 발진증

26 **가와사키병의 주요 진단 기준에 해당하지 않는 것은?**

① 화농이 없는 양측성 결막 충혈
② 입술이 홍조 및 균열, 딸기혀, 구강발적
③ 다발성 관절염
④ 부정형 발진
⑤ 급성기의 비화농성 경부 림프절 비대

> **해설** [가와사키병 진단 기준]
> • 해열제로 떨어지지 않는 5일 이상 지속되는 발열
> • 다음 5가지 중 4항목 이상
> – 화농이 없는 양측성 결막 충혈
> – 입술이 홍조 및 균열, 딸기혀, 구강발적
> – 부정형 발진
> – 급성기의 비화농성 경부 림프절 비대
> – 급성기 손발의 경성 부종과 홍조, 아급성기 손톱, 발톱 주위의 낙설

27 **다음 중 류마티스 열로 입원하여 식욕부진, 관절통을 호소하는 아동을 위한 우선적인 간호중재는?**

① 침상안정   ② 피부간호
③ 활동을 장려   ④ 진통제 투여
⑤ 스테로이드 투여

> **해설** 류마티스 열을 가지고 있는 아동이 식욕부진, 관절통을 호소할 경우 침상안정과 활동제한, 산소요법을 실시한다.

CHAPTER 05

We Are Nurse

위아너스
간호사
국가시험
이론편

혈액 문제를 가진 아동 간호

아동간호학

UNIT 01 겸상 적혈구성 빈혈

1) 정의

낫 모양의 혈색소를 생산하는 만성형, 상염색체 열성 유전질환

2) 원인

유전, 극도의 스트레스나 격렬한 운동, 고도

3) 증상

용혈 및 빈혈(적혈구 수명 감소), 혈전

4) 진단

혈색소 전기영동검사, 신생아 선별 진단

5) 치료 및 간호

① 증상 완화가 목적, 부신피질 호르몬제 투여, 필요시 수혈
② 겸상세포 위기 유발요인(감염, 탈수, 저산소증, 고도, 격렬한 운동, 스트레스) 피함
③ 수분섭취 증가, 적절한 휴식 제공, 자외선 노출 피함
④ 감염 예방 : 매일 페니실린 투여
⑤ 체온 감시 : 아스피린 사용 금함(아세트아미노펜, 이부프로펜 사용)
⑥ 대기 산소가 희박한 장소에 여행할 때 주의함

UNIT 02 재생불량성 빈혈 ★

1) 정의

유전을 포함하여 다양한 원인에 의해 범혈구(적혈구, 백혈구, 혈소판 모두)감소증이 나타나는 조혈 기능의 장애

2) 원인

    ① 선천적 : 상염색체 열성 유전

    ② 후천적 : Bezen 같은 화학물질, 방사선 조사, 항신생물제제, 감염

3) 증상

    범혈구 감소증, 출혈(점상, 반상), 빈혈, 감염, 창백, 빈맥, 오심

4) 진단

    혈액검사(호중구, 혈소판), 골수천자 & 골수생검

5) 치료 및 간호

    ① 수혈, 골수이식, 줄기세포이식

    ② 범혈구 감소 : 감염예방

    ③ 혈소판 감소: 출혈예방

UNIT 03   철분결핍성 빈혈 ★★

1) 정의

    체내 저장된 철이 적혈구 생성에 필요한 양보다 감소하여 혈색소가 정상 수치보다 낮은 빈혈

2) 원인

    ① 조기 출산으로 인한 철분 결핍

    ② 모체로부터 받은 철분 고갈(만삭아 5~6개월, 미숙아 2~3개월)

    ③ 급성장기(영아기, 사춘기) 시 철분의 불충분한 섭취, 빠른 성장

       (진단검사결과 : 소구성 저색소성 빈혈)

    ④ 유아 : 식사 부족, 지속되는 설사, 흡수장애, 기생충 감염, pica(이식증)

    ⑤ 6~36개월 사이, 청소년기, 미숙아, 생리기간 결핍 빈도 높음

3) 병태생리

    ① 헤모글로빈 합성은 계속적인 철분 공급에 달려있음

    ② 헤모글로빈 1g을 만들기 위해서는 철분 3~4mg 필요

4) 임상증상

    ① 6g/dL될 때까지 증상 없을 수도 있음

    ② 불안정, 식욕부진, 피부와 점막의 창백

    ③ 장기간 빈혈 시 성장지연, 운동지속성 장애, 두뇌 손상

5) 진단

    과거력, 신체검진, 적혈구 지표, 혈청 철분

6) 치료 및 간호

① 철분 보충(식이) : 만삭아 4개월, 미숙아 2개월 이내에 시작
② 경구용 철분 보충제
③ 근육주사 시 Z-track법 이용, 주사부위 마사지 금지
④ 경구용 철분제 복용 시 주의할 점
  • 식간에 복용
  • 철분 흡수를 돕기 위해 비타민 C(오렌지 쥬스) 함께 섭취
  • 우유 섭취 1일 1.1L로 제한 (우유 성분은 철분 흡수를 방해)
  • 치아착색 방지 위해 빨대 또는 점적기 사용
  • 검은색 대변 관찰 될 수 있음
  • 부작용(위장관 자극, 오심, 구토, 설사, 변비, 식욕부진) 관찰

UNIT 04 혈우병 ★★★

1) 정의

① X 염색체에 위치한 유전자의 돌연변이로 인해 혈액 내 응고인자가 부족하게 되어 발생하는 출혈성 질환
② A형 혈우병(hemophilia A) : VIII 인자의 결핍
③ B형 혈우병(hemophilia B) : IX 인자의 결핍
④ C형 혈우병(hemophilia C) : XI 인자의 결핍

2) 원인

반성 열성 유전(남자)

3) 증상

관절강 내 출혈(무릎, 발목, 팔꿈치 혈관절증), 구강출혈, 타박상, 비출혈, 중추신경계 출혈, 검은 내변

4) 진단

① 응고시간(Clotting time)연장, PTT(Patial Thromboplastin Time) 지연
② PT(Prothrombin Time) 정상, 출혈시간(bleeding time)정상
② 걷기 시작하면서 부딪히면 어려움, 구강점막 출혈

5) 치료 및 간호 ★

① 결핍인자 보충
② 출혈예방 및 중재 : 얼음팩, 탄력붕대, 진통제, 출혈부위 고정, 충분한 압박(10~15분)상해 위험 주의, 아스피린 금지
③ 부딪히는 운동 금지, 권장운동(수영, 소프트볼, 달리기, 하이킹, 자전거 타기)

④ 안전한 환경제공 : 외상방지

⑤ 통증 시 아동의 안위 도모

⑥ 정기적 건강검진 : 필수 예방접종 시 깊게 주사하지 않음

⑦ 약품은 가능하면 주사 보다는 구강이나 항문으로 투여

⑧ 구강위생 강조

UNIT 05 특발성 혈소판 감소성 자반증 ★★

1) 정의

순환 혈소판의 파괴로 혈소판이 감소되어 출혈경향을 나타내는 혈액장애

2) 원인

① 원인불명

② 감염(풍진, 홍역)의 선행(1~3주전)

③ 자가면역반응

3) 증상

출혈, 점상출혈, 반상출혈

4) 진단

혈소판수 감소(150,000↓), 출혈시간(bleeding time) 연장, PTT, PT 정상, 점상출혈

5) 치료 및 간호

① 혈소판 수혈 : 별 효과가 없음(동종혈소판에 의해 쉽게 파괴되기 때문)

② 면역글로불린 투여

③ 스테로이드 치료(부작용 : 쿠싱증후군, 수면장애, 정서불안)

④ 비장 적출술

⑤ 타박상과 출혈 방지 : 침해적 시술은 숙련된 의료인 수행

⑥ 천자부위 10분 이상 압박, 혈소판 기능에 영향을 주는 아스피린, 이부프로펜 투여 금지

⑦ 부모교육 : 출혈예방 관련해 가구의 모서리에 스펀지 덧대도록, 부딪치는 운동 피함, 부드러운 칫솔 사용, 보호대 설치, 안전한 환경 만듦

단원별 문제

. . . .

01 혈우병 진단을 받은 9세 아동의 부모에게 제공할 교육 내용은?

① "부딪히는 운동은 피하세요."
② "통증이 있으면 아스피린을 먹이세요."
③ "입안의 감염을 예방하기 위해 치실을 이용하여 양치질을 하세요."
④ "출혈이 있으면 출혈부위를 심장보다 낮게 하여서 병원으로 오세요."
⑤ "코피가 나면 고개를 들고 콧등을 눌러 지혈하세요."

> **해설** [혈우병 간호중재 및 교육내용]
> ① 결핍인자 보충
> ② 출혈예방 및 중재 : 얼음팩, 탄력붕대, 진통제, 출혈부위 고정, 충분한 압박(10~15분)상해 위험 주의,
>   아스피린 금지
> ③ 부딪히는 운동 금지, 권장운동(수영, 소프트볼, 달리기, 하이킹, 자전거 타기)
> ④ 안전한 환경제공 : 외상방지
> ⑤ 통증 시 아동의 안위 도모
> ⑥ 정기적 건강검진 : 정기 예방접종 시 깊게 주사하지 않음
> ⑦ 약품은 가능하면 주사 보다는 구강이나 항문으로 투여
> ⑧ 치과위생 강조

02 다음 중 다양한 원인에 의해 적혈구, 백혈구, 혈소판 모두가 감소하는 범혈구 감소증이 나타나는
조혈 기능의 장애를 나타내는 질환은?

① 악성 빈혈   ② 재생불량성 빈혈
③ 겸상 적혈구성 빈혈   ④ 철분결핍성 빈혈
⑤ 혈우병

> **해설** 재생불량성 빈혈의 정의 : 다양한 원인에 의해 범혈구(적혈구, 백혈구, 혈소판 모두) 감소증이 나타나는
> 조혈 기능의 장애

정답 🎧   01. ①   02. ②

03 아동의 조혈기능에 대한 설명으로 맞는 것은?

① 적혈구 생성인자는 간에서 분비된다.
② 혈액의 정상치 변화는 성인에 비해 감염과 같은 외부자극에 덜 민감하다.
③ 수명을 다한 적혈구는 주로 간에서 제거된다.
④ 신생아 적혈구의 수명은 청소년에 비해 짧다.
⑤ 5세 이후 아동의 적혈구 생성은 주로 대퇴골과 같은 장골에서 골수가 생성된다.

> **해설** [아동기 조혈기능]
> • 적혈구 생성인자는 신장에서 분비
> • 혈액의 정상치 변화는 성인에 비해 외부자극에 민감
> • 수명을 다한 적혈구는 주로 비장, 간, 골수 내 특수세포에서 처리
> • 5세 이후에는 주로 흉골, 척추골, 늑골과 같은 단골에서 적혈구 생성, 5세 이전에는 장골에서 주고 생성

04 1세 이상 아동의 골수천자를 위한 흡인 부위는?

① 근위 비골   ② 대퇴 골두
③ 근위 경골   ④ 요골
⑤ 전 장골능

> **해설** 1세 이상 아동 : 전 장골능, 후장골능
> 영아 : 근위 경골, 전 장골능

05 혈소판 감소성 자반증 아동의 혈액 검사 결과로 옳은 것은?

① 출혈시간 연장   ② PTT 연장
③ PT 연장   ④ 헤마토크릿 상승
⑤ 백혈구수 증가

> **해설** 혈소판수 감소(150,000↓), 출혈시간(bleeding time) 연장, PTT, PT 정상, 점상출혈

06 다음 중 광선요법을 시작하는 혈중 빌리루빈 수치는?

① 5mg/dL ② 10mg/dL
③ 15mg/dL ④ 20mg/dL
⑤ 30mg/dL

> **해설** 광선요법은 혈중 빌리루빈이 15mg/dl 이상 시 실시

07 다음 중 면역기전에 의해 혈소판이 파괴되면서 순환 혈소판의 파괴로 출혈경향이 나타나는 질환은?

① 선천성 재생불량성 빈혈 ② 후천성 재생불량성 빈혈
③ 겸상 적혈구성 빈혈 ④ 철분결핍성 빈혈
⑤ 혈소판감소성 자반증

> **해설** 혈소판감소성 자반증의 정의 : 면역기전에 의해 혈소판이 파괴되면서 순환 혈소판의 파괴로 출혈경향이
> 나타나는 질환

08 혈우병 아동을 위한 적절한 간호는 무엇인가?

① 체위변경을 자주 한다.
② 수분섭취를 증가시킨다.
③ 감각적 자극을 제공한다.
④ 안전한 환경을 제공한나.
⑤ 면역글로블린을 투여한다.

> **해설** [혈우병 치료 및 간호]
> • 결핍인자 보충, 얼음팩, 탄력붕대, 진통제, 출혈부위 고정
> • 권장운동(수영, 소프트볼, 달리기, 하이킹, 자전거 타기)
> • 부딪히는 운동 금지
> • 안전한 환경제공 : 외상방지
> • 통증 시 아동의 안위 도모
> • 정기적 건강검진 : 정기 예방접종 시 깊게 주사하지 않음
> • 약품은 가능하면 구강이나 항문으로 투여
> • 치과위생 강조

09 아동의 철분결핍성 빈혈에 대한 중재로 적절한 것은?

① 식후 철분제 복용
② Z-track 주사부위를 마사지한다.
③ 우유를 충분히 먹어 철분 보충
④ 경구용 철분 보충제는 비타민 D와 함께 준다.
⑤ 경구용 철분 보충제 복용 후 변이 검은색으로 변할 수 있음을 설명한다.

> **해설** [빈혈 간호]
> ① 철분 보충(식이) : 만삭아 4개월, 미숙아 2개월 이내에 시작
> ② 경구용 철분 보충제
> ③ 근육주사 시 Z-track법 이용, 주사부위 마사지 금지
> ④ 경구용 철분제 복용 시 주의할 점
> • 식간에 복용
> • 철분 흡수를 돕기 위해 비타민 C(오렌지 쥬스) 함께 섭취
> • 우유 섭취 1일 1.1L로 제한 (우유 성분은 철분 흡수를 방해)
> • 치아착색 방지 위해 빨대 또는 점적기 사용
> • 검은색 대변 관찰 될 수 있음
> • 부작용(위장관 자극, 오심, 구토, 설사, 변비, 식욕부진) 관찰

10 철분섭취를 증가시키기 위해 권장하는 식품은?

① 우유　　　　　　　② 쇠고기
③ 고구마　　　　　　④ 달걀흰자
⑤ 치즈

> **해설** 쇠고기에는 철분이 많이 함유되어 있다.

11 혈액응고 VIII 인자의 결핍으로 발생하는 질환은 무엇인가?

① A형 혈우병　　　　② B형 혈우병
③ C형 혈우병　　　　④ 혈소판감소성 자반증
⑤ 전신성홍반성낭창

> **해설** • A형 혈우병(hemophilia A) : VIII 인자의 결핍
> • B형 혈우병(hemophilia B) : IX 인자의 결핍
> • C형 혈우병(hemophilia C) : XI 인자의 결핍

12 혈우병 아동에게 권장할 수 있는 운동은 무엇인가?

① 축구   ② 스키
③ 수영   ④ 격투기
⑤ 펜싱

해설 혈우병 아동 권장운동(수영, 소프트볼, 달리기, 하이킹, 자전거 타기)

13 특발성 혈소판감소성 자반증 아동을 위한 간호중재로 맞는 것은?

① 혈소판 수혈을 우선한다.
② 진통 시 아스피린을 투여한다.
③ 혈소판 수혈에 효과가 없으면 스테로이드를 증량하여 투여한다.
④ 면역글로블린 투여한다.
⑤ Z-track 주사를 투약한다.

해설 [특발성 혈소판감소성 자반증 치료 및 간호]
    ① 혈소판 수혈 : 별 효과가 없음(동종혈소판에 의해 쉽게 파괴되기 때문)
    ② 면역글로불린 투여
    ③ 스테로이드 치료(부작용 : 쿠싱증후군, 수면장애, 정서불안)
    ④ 비장 적출술
    ⑤ 타박상과 출혈 방지 : 침해적 시술은 숙련된 의료인 수행, 아스피린 투여 금지, 부딪치는 운동 피함
    ⑥ 천자부위 10분 이상 압박

CHAPTER 06

면역 문제를 가진 아동 간호

아동간호학

UNIT 01 아동의 면역기능

1) 아동의 면역기전

① 특이성 면역반응

㉠ 세포성 면역 : T림프구

㉡ 체액성 면역 : B림프구

- IgG : 태반 통과 항체
- IgA : 타액, 눈물, 모유
- IgE : 피부, 위장관, 호흡기 점막, 알레르기, 기생충감염

② 보체 : 면역 작용과 식작용의 기능을 보완하는 물질

③ 비특이성 면역반응 : 대식작용과 염증반응

2) 면역반응에 영향을 미치는 요인

① 유전적 요인

② 영양 및 대사 요인

③ 모유

④ 환경요인

⑤ 해부학적 요인, 스트레스 요인

⑥ 생리적 요인(위액, 호흡기관의 섬모작용) 등

UNIT 02 면역기능 장애 아동의 간호

1) 아나필락시스양 자반증

국소적 혹은 광범위한 혈관손상을 일으키는 과민성 면역학적 반응 질환

(1) 원인

① 2~8세

② 전신적인 염증성 질환

③ 촉진요인 : 약품(페니실린, 아스피린), 음식(초콜릿, 우유, 계란), 곤충물림, 세균성 혹은 바이러스 성 감염 등

(2) 임상증상

대칭적 자반증, 점상출혈, 부종, 점상발진, 혈뇨, 단백뇨, 고혈압

(3) 치료 및 간호

① 대증요법, 항생제, 스테로이드, 진통제

② 피부의 통합성 유지 : 청결, 건조, 손 씻기, 조용한 놀이 활동, 깨끗이 소실된다는 확신과지지

2) HIV 감염

(1) 정의

HIV 감염이 후천성 세포성 면역결핍증인 AIDS로 악화

(2) 원인

감염된 모체와 태아의 수직감염, 모유수유, 바늘이나 주사기 같이 사용, 성행위, 수혈

(3) 증상

① 감염 : 호흡기 감염과 중이염 반복

② 5세 이하의 영아와 어린 아동 : HIV 감염 후 AIDS로 빠른 진행

③ 아동은 신체적, 발달적으로 성장장애를 나타냄

④ 기회감염이 조기에 시작, 림프양 간질성 폐렴, 증상이 없거나 이하선 비대, 저산소증, 곤봉형 손가락

⑤ 분만 중 감염된 신생아는 폐포자충 폐렴(Pneumocystis carinii pneumonia, PCP)이 발생할 수 있음

(4) 진단검사

① HIV 노출된 아동 : 18개월 이후 바이러스 항체 진단(ELISA, Western blot) 18개월 미만은 바이러스 진단 검사(HIV DNA PCR 또는 HIV RNA)

② 계속적인 진단 검사 : CD4 + 림프구 수, HIV RNA 검사

(5) 치료 및 간호

① 바이러스의 부하를 억제 : 약물의 병합요법, 항레트로바이러스 약제

② 정상적인 성장발달을 촉진 : 약물용량 조절

③ 면역기능 유지 : 예방접종 실시

④ 아동과 가족의 정서적 지지

3) 전신홍반성 낭창(루푸스, SLE)

(1) 원인

유전, 환경, 호르몬, 면역 등과 관련

(2) 발생빈도

11~12세, 여아에게 호발

(3) 증상

① 양쪽 볼의 나비 모양의 발진

② 광과민성, 원반형 발진

③ 구강과 코의 궤양

④ 관절염, 관절통

⑤ 흉막염, 심막염, 복막염

⑥ 신장질환

⑦ 신경계 질환 : 두통, 인격 변화, 경련, 정신증

⑧ 혈액질환 : 빈혈, 백혈구감소증, 림프종, 저혈소판증

(4) 진단

① 증상 중 4가지 이상이 동시 다발적 혹은 연속적으로 보이면 진단

② 항핵항체(ANA) 검사와 DNA 항체 검사 결과 양성

(5) 치료 및 간호중재

① 스테로이드 치료, cyclophosphamide, ibuprofen

② 항경련제, 항고혈압제, 항말라리아제

③ 저염식, 저단백식이

④ 악화를 촉발하는 요인을 피함 : 햇빛, 추위 혹은 감염노출

4) 코르티코스테로이드 사용 후 부작용

(1) 원인

국소적 혹은 전신 감염을 감소를 위해 코르코스테로이드 사용

(2) 병태생리

① 항염작용 : 부종, 모세혈관 확장, 대식작용, 염증반응 억제

② 면역억제 작용 : 단핵구 감소, 대식세포 분화, T cell 생성 억제

③ 과용량 또는 오래 사용할수록 부작용이 심각함

(3) 증상

부종, 위장관계 자극 혹은 출혈, 타박상, 상처 치유 지연, 감염에 대한 민감성, 성장 제한 등

(4) 진단검사

부신피질자극호르몬(ACTH) 주입검사 : 혈청 코티졸 수치가 상승하지 않으면 부신억제를 나타냄

(5) 치료

① 스테로이드 치료 시 장기간 투약보다 고용량을 1주 이내에 투약함
② 장기 투약 시 이틀에 1회 투여
③ 스테로이드 장기 투약 환아가 급성 감염에 걸렸거나 수술 시 용량을 늘림
④ 고용량 또는 장기간 스테로이드를 투여 받는 아동은 생백신 대신 사백신 접종
⑤ 갑자기 복용을 중단하면 부신기능부전을 초래하므로 용량을 서서히 줄임

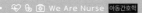

단원별 문제

01 다음 중 HIV의 감염경로로 옳은 것은?

① 공기 감염　　　　　　　　② 비말 감염
③ 접촉성 감염　　　　　　　　④ 산모-태아의 수직감염
⑤ 곤충동물매개 감염

해설 [원인]
감염된 모체와 태아의 수직감염, 모유수유, 바늘이나 주사기 같이 사용, 성행위, 수혈

02 다음 중 아낙필락시스양 자반증을 가지고 있는 아동에게 나타나는 증상으로 옳은 것은?

① 전신 홍반성 부종　　　　　② 고열
③ 대칭적 점상발진　　　　　　④ 저혈압
⑤ 혈변

해설 아낙필락시스양 자반증의 증상으로는 대칭적 자반증, 점상출혈, 부종, 단백뇨, 혈뇨, 고혈압, 관절통증과
부종 등

03 11~12세의 여아에게 호발 하는 질환으로 양쪽 볼의 나비 모양의 발진과 광과민성의 증상이 나
타나는 것은?

① 아토피 피부염　　　　　　　② 아낙필락시스양 자반증
③ 전신홍반성 낭창　　　　　　④ 천포창
⑤ 특발성 혈소판감소성 자반증

해설 [전신홍반성 낭창(루푸스, SLE)]
(1) 원인 : 유전, 환경, 호르몬, 면역 등과 관련
(2) 발생빈도 : 11~12세, 여아에게 호발
(3) 증상 : 양쪽 볼의 나비 모양의 발진, 광과민성, 원반형 발진, 구강과 코의 궤양

04 다음 중 기생충 감염에 방어역할을 하는 항체는 무엇인가?

① B 림프구   ② T 림프구

③ IgG   ④ IgA

⑤ IgE

해설 특이성 면역반응 : 세포성 면역, 체액성 면역
- 세포성 면역 : T림프구
- 체액성 면역 : B림프구(IgG : 태반 통과 항체, IgA : 타액, 눈물, 모유, IgE : 알러지, 기생충감염)

05 다음 중 전신홍반성 낭창의 치료로 옳은 것은?

① 고단백식이   ② 광선치료

③ 시원한 환경조성   ④ 스테로이드 치료

⑤ 항레트로바이러스 투약

해설 [전신홍반성 낭창의 치료 및 간호중재]
- 스테로이드 치료, cyclophosphamide, ibuprofen
- 항경련제, 항고혈압제, 항말라리아제
- 저염식, 저단백식이
- 악화를 촉발하는 요인을 피함 : 햇빛, 추위 혹은 감염노출

CHAPTER 07

피부 문제를 가진 아동 간호

아동간호학

 UNIT 01 **아구창** ★

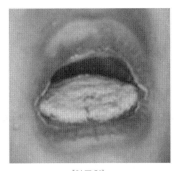

[아구창]

1) 정의

Candida albicans 곰팡이균에 의한 구강점막 질환

2) 원인

① 주로 영유아

② 감염된 산도, 유방, 젖꼭지를 통한 칸디다균의 감염

3) 증상

① 구강점막이나 혀, 잇몸에 플라그 같은 흰 반점

② 무리하게 떼어내면 출혈

③ 구강 통증으로 우유를 잘 빨지 못함

4) 치료 및 간호 ★

① 구강 점막에 nystantin 현탁액이나 연고를 적용

② 수유 후 입안을 물로 헹군 후 투약

③ 노리개젖꼭지, 유두, 우유병의 철저한 자비소독

④ 손씻기 교육

⑤ 큰 아동은 시원한 음료 제공

⑥ 칸디다성 기저귀발진 발생 시 니스타틴(항칸디다 연고)를 기저귀 교환마다 도포

UNIT 02   기저귀발진 ★★

1) 정의

기저귀를 채우는 부분에서 흔히 볼 수 있는 접촉성 피부염

2) 원인

① 기저귀를 자주 갈아주지 않아서, 모유에서 인공수유로 전환, 이유식 시작, 식이 양상의 변화, 설사로 기인됨

② 세균과 곰팡이에 의한 감염

3) 증상

엉덩이와 회음부의 홍반, 열상, 두드러기, 구진

4) 치료 및 간호

① 예방을 위해 자주 기저귀 교환, 대소변이 피부에 접촉하는 시간을 줄여줌

② 중성비누와 물로 이용하여 씻어주고 공기 중에 자주 노출시켜 건조하게 유지(둔부, 회음부)

③ 필요시 항진균제 사용

④ 국소적 스테로이드 적용

⑤ 파우더 사용 안함(흡인위험, 곰팡이 성장)

UNIT 03   아토피 피부염 ★★★★

1) 정의

영유아기에 시작하는 알레르기 반응으로 심한 가려움증을 주된 증상으로 하는 <u>만성적 염증성피부질환</u>

2) 원인 및 빈도

① 가족력, 과잉 면역성, 피부 기능이상

② 생후 2~3개월 시작, 환아의 50~60% 1세 이전 호발

③ 영아의 80% 정도 알레르기성 비염 또는 천식으로 진행

3) 증상

주 증상 : 붉은 반점, 수포성 구진, 삼출물, 가피, 심한 소양증, 귓불과 피부의 접히는 부분 호발

① 영아기 : 처음 볼에 구진 수포성 반점 → 이마와 두피, 팔과 다리, 전신으로 퍼짐
② 연장아 : 발진을 팔꿈치, 무릎, 목, 얼굴 옆면, 손과 발 긁음으로 인한 손상 → 황색 포도
    상 구균의 집락, 이차감염

4) 치료 및 간호 ★★★★

① 가려움증 완화가 간호목표(소양증이 중등도에서 심한 경우 : 항히스타민제 약물 투여),
    증상완화, 2차성 세균감염 예방이 목적
② 탈 감작 요법, 보습, 면제품 의복
③ 수분 유지 : pH 중성의 습윤성 비누 사용, 피부 깨끗이 유지, 피부 보습
④ 소양감 조절과 이차감염 예방위해 손과 팔 억제대 필요, 손톱 짧고 깨끗이 유지
⑤ 염증 부위는 목욕 후에 스테로이드 크림 적용, 1% hydrocortisone(얼굴)
⑥ 서늘한 환경 제공
⑦ 햇빛을 직접 닿지 않게, 면 소재 혼방 옷 착용
⑧ 고탄수화물 식이, 고지방식이 제한 : 알레르기 유발 제한
⑨ 목욕 : 미지근한 물, 장시간 목욕은 탈수를 초래하므로 단시간만 시행

🐾 UNIT 04 　접촉성 피부염

1) 정의

외부물질과의 접촉에 의하여 생기는 모든 피부염

2) 원인

(1) 원발성 접촉피부염

① 비누, 세제 등과 같은 알칼리와 산, 기저귀 등이 원인

(2) 알레르기성 접촉피부염

① 식물, 금속, 화장품, 방부제, 약제, 고무, 합성수지 등 많은 원인 물질이 있음
② 옻나무 : 식물 중 흔하게 발생하는 피부염
③ 니켈, 크롬, 코발트 및 수은 : 금속 물질 중 흔하게 발생

3) 증상

① 주로 홍반(동그란 붉은 점), 부종, 수포, 진물 등을 동반한 습진 형태의 병변
② 여드름성 병변, 두드러기성 병변, 다형 홍반, 색소침착, 육아종성 병변 등도 발생

4) 진단

① 첩포시험 : 원인으로 의심되는 물질을 피부에 부착하여 피부반응을 확인하는 방법
② 유발시험 : 의심되는 물질을 하루에 여러 차례, 최고 10일까지 피부에 문지르는 방법

5) 치료 및 간호

① 원인이 되는 물질에 접촉을 하지 않도록 주의
② 냉습포를 시행하여 수포성 병변을 말림
③ 수분이 많은 크림과 로션을 사용
④ 항히스타민제와 부신피질호르몬제(스테로이드) 사용

UNIT 05   농가진

1) 정의

얼굴과 사지에 소수포와 가피를 형성하는 전염성 농피증

2) 원인

① 주로 β-hemolytic streptococcus
② 불결한 위생상태, 뜨겁고 습한 환경, 상처, 침습 등 손상된 피부

3) 증상

① 유아, 학령전기 호발, 상기도감염 회복 시 나타남
② 작은 반점 → 소수포, 농포, 대수포 → 장액농성 분비물
③ 호발부위는 얼굴(코, 입주위)과 사지, 손과 발바닥에는 생기지 않음
④ 피부감염 후 16~21일째 심하지 않은 림프절 종창, 급성 사구체신염 병발
⑤ 신장염 발생 시 단백뇨, 혈뇨 나타남

4) 치료 및 간호

① 항생제 치료 : penicillin, erythromycin, clindamycin
② 병변관리 : 따뜻한 물과 비누 묻힌 수건으로 씻고 가피는 물에 불려 제거 함
③ 감염부위 : 감염 부위의 소양증이 있으므로 감염 부위를 긁었다면 다른 부위 만지지 않도록 함
④ 전파예방 : 가족들은 타올이나 빗, 식기류를 감염된 아동과 따로 사용, 손톱을 짧게 깎음

UNIT 06   화상

1) 정의

① 유아에게 가장 흔한 원인은 뜨거운 물로 인한 화상, 화염화상
② 얼굴 화상, 흡입으로 인한 호흡기 손상이 가장 긴급한 위험 상황 즉시 기관 내 삽관

2) 화상의 범위 확인

(1) 화상을 입은 전체 표면적을 비율로 평가

성인의 9의 법칙(rule of nine)은 부정확함

(2) 화상의 깊이

① 1도 : 표피 손상 및 수포 없이 유지, 홍반, 압력으로 인한 피부 창백, 통증이 심함, 48~72시간 불편함이 지속, 3~4일 내 박리가 발생

② 2도 : 습성, 번질거리며, 표면에 물집, 압력으로 창백한 상처, 통증이 심함. 접촉과 공기 흐름에 매우 민감함

③ 3도 : 다양한 색깔. 표면의 건조. 혈전 혈관 발생. 창백하지 않음, 무감각, 자가 피부 이식이 요구됨

④ 4도 : 다양한 색깔. 전층의 가죽 같은 모양. 사지운동 제한, 무감각, 사지 절단의 가능성, 자가 피부이식 필요

3) 화상의 분류

	경증	중등도	중증
부분층 화상	10% 이하	10~20%	20% 이상
전층 화상			모든 경우
치료	일반적으로 외래치료 : 1~2일 입원을 요함	입원치료 : 화상치료에 전문적인 병원	화상센터에 입원

🔵 UNIT 07 　옴 아동 간호 ⭐

1) 정의

주로 2세 이하의 아동에게 많이 발생하는 옴진드기에 의해 유발되는 감염

2) 증상

① 심한 소양증, 사람끼리 전파됨, 염증반응, 감염증, 홍반성 수포성 발진

② 발진부위 : 손가락 사이, 겨드랑이, 샅, 슬와, 영아인 경우는 얼굴이나 경부, 손바닥, 발바닥

3) 치료 및 간호

① 소양증 간호 : 손씻기, 손톱 짧게 깎기, 자주 목욕, 가려운 부분 생리식염수 냉습포

② 피부 약물 적용 : 살충효과
  • 린덴 로션 : 목 아래부터 전체 피부표면, 마른 피부에 적용
  • 퍼메트린(Elimite) 연고 5% : 머리부터 발바닥까지, 손톱과 발톱 밑에 바를 경우 이쑤시개 이용

③ 전염력에 주의 : 장갑 끼고 간호

④ 옷, 침구류, 이불을 뜨거운 물로 세탁하고 건조기로 건조

⑤ 모든 가족 구성원이 함께 치료

UNIT 08 머릿니 아동 간호

1) 정의

학령기에 매우 흔한 기생충 감염으로 주로 두피에 감염되고 전염력이 매우 높음

2) 증상

① 머리에서 이나 서캐의 발견, 심한 소양증
② 후두부, 귀 뒤, 목덜미, 눈썹부위에 발생

3) 치료 및 간호

① 이박멸제 도포하고 머릿니와 서캐 손이나 참빗으로 제거
② 1% lindane 샴푸를 7~10일 동안 반복적으로 발라줌 : 중추신경계 영향으로 임신 중 금기, 2세 미만 아동 사용금지
③ Permethrin 1% 크림 : 영아와 아동을 위한 약물
④ 감염과 전파예방, 가족 함께 치료
⑤ 이는 애완동물에 의해 전파되거나 옮겨지지 않음
⑥ 감염자는 수치심 발생(정서적 지지 : 누구나 감염될 수 있다고 설명)

UNIT 09 여드름(Acne) ★★

1) 정의

피지샘 부위에 발생하는 청소년기 염증성 피부질환

2) 원인

스트레스, 가족력, 해부학적, 신체적, 생화학적, 면역학적, 심리적 요소
남아 〉 여아 (주로 남아 17~18세, 여아 16~17세 호발)

3) 병태생리

① 얼굴, 가슴, 등 상부, 목에 과도한 피지 생산 → 피지는 부신피질의 성숙시기에 시작하고 10대 후반까지 계속적으로 증가함
② 여드름 생성 → 개방성 또는 폐쇄성으로 비염증성 손상의 결과
③ Propionibacterium acnes(피부 상재균): 모공 안에 상주하여 피지 분비 활성화를 통해 여드름 발생에 관여
→ 염증은 P. acnes의 번식과 피부에 존재하는 야성 유기체에 의하여 구진, 농포, 소결절, 낭포생성

4) 치료 및 간호 ★

① 세안 : 2~3회/일, 물과 중성비누 이용, 세게 문지르거나 짜지 않음, 지나친 세안은 피부를 건조하게 만들 수 있으므로 너무 자주 세안하지 않음

② 매일 머리 감기 : 머리 기름이 모낭을 막을 수 있을 수 있으므로
③ 균형 잡힌 식이 : 고지방, 고탄수화물 제한
④ 정서적 긴장과 스트레스 감소, 적절한 휴식 제공
⑤ 야외 활동 시 자외선 차단제
⑥ 약물적용
   - tretinoin, topical benzoyl peroxide
   - 염증이 심한 경우 광범위 항생제를 면봉으로 바름

단원별 문제

01 아토피 피부염으로 외래에 내원한 아동의 양쪽 뺨에 붉은 색의 구진과 홍반, 수포가 보이고 심한 가려움증을 호소한다. 가장 우선되는 간호중재는?

① 서늘한 환경을 제공한다.
② 면제품 옷을 입힌다.
③ 2차 감염에 대비하여 항생제를 투약한다.
④ 찬물로 세수를 자주 하도록 한다.
⑤ 경구용 항히스타민제를 복용하도록 한다.

해설 우선되는 중재 : 소양증 해소
[아토피 피부염 간호중재]
① 소양증 조절(중등도에서 심한 경우 : 항히스타민제 약물 투여), 증상완화, 2차성 세균감염 예방이 목적
② 탈 감작 요법, 목욕, 보습, 면제품 의복
③ 수분 유지 : pH 중성의 습윤성 비누 사용, 피부 깨끗이 유지, 목욕은 단시간에(미지근한 물)
④ 소양감 조절과 이차감염 예방위해 손과 팔 억제대 필요, 손톱 짧고 깨끗이 유지
⑤ 염증은 목욕이나 침액 후에 스테로이드 크림 적용, 1% hydrocortisone(얼굴)
⑥ 서늘한 환경 제공
⑦ 햇빛을 직접 받지 않게 면 소재 혼방 옷 착용
⑧ 고탄수화물 식이, 고지방식이 제한 : 알레르기 유발 제한
⑨ 목욕 : 미지근한 물, 장시간 목욕은 탈수 초래, 중성 비누

02 다음 중 기저귀 발진의 간호중재로 옳은 것은?

① 둔부를 중성비누와 물로 씻어주고 공기 중에 자주 노출시켜 건조하게 한다.
② 배변, 배뇨 후에 거품 나는 비누로 씻어 청결을 유지한다.
③ 전신적인 스테로이드제를 복용하게 한다.
④ 피부건조를 위하여 heat lamp 등을 이용한다.
⑤ 기저귀 교환 시 베이비오일이나 베이비 파우더를 적용한다.

해설 [치료 및 간호]
① 예방을 위해 자주 기저귀 교환, 대소변이 피부에 접촉하는 시간을 줄여줌
② 중성비누와 물로 이용하여 씻어주고 공기 중에 자주 노출시켜 건조하게 유지(둔부, 회음부)
③ 필요시 항진균제 사용
④ 국소적 스테로이드 적용
⑤ 파우더 사용 안함(흡인위험, 곰팡이 성장)

03 신체의 50%, 3도 화상을 입고 입원한 9세 아동을 위해 가장 먼저 시행해야 할 간호중재는?

① 감염예방을 위해 멸균유지
② 정서적 지지
③ 활동 영역지지
④ 영양 공급
⑤ 저혈량 예방을 위한 정맥 요법

해설 가장 우선간호중재 : 3도 화상을 통한 혈장 손실액 보충

04 3세 아동이 유독성 연기 흡입으로 인한 구강과 비강 점막의 부종을 호소하며 응급실에 내원하였다. 우선적으로 수행해야 할 간호는?

① 수액요법   ② 감염예방
③ 동통완화   ④ 구토유발
⑤ 기도확보

해설 얼굴, 호흡기, 흡입 화상은 기도유지, 산소공급 우선 중재

05 여드름이 있는 사춘기 아동의 간호중재로 옳은 것은?

① 가능하면 자주 세안을 하여 피부를 건조하게 한다.
② 여드름은 짜고 항세균성 비누로 강하게 세안한다.
③ 자외선 차단제나 피부 로션은 바르지 않는다.
④ 처방된 연고를 손으로 도포한다.
⑤ 균형잡힌 식이와 휴식을 제공한다.

[여드름 시 치료 및 간호]
- 항세균성 비누로 세게 문지르거나 짜지 않은 상태로 세안(1일 2회로 지나친 세안은 피부를 건조하게 하므로 너무 자주 세안하지 않음)
- 매일 머리 감기
- 균형 잡힌 식이, 정서적 긴장과 스트레스 감소, 적절한 휴식 제공
- 야외 활동 시 자외선 차단제 바름
- 약물 : tretinoin, topical benzoyl peroxide, 광범위 항생제를 면봉으로 바름

06 유아에게 가장 자주 발생하는 화상은 무엇인가?

① 화학적 화상
② 전기적 화상
③ 자외선에 의한 화상
④ 화염 화상
⑤ 뜨거운 물에 의한 화상

[화상 정의]
- 유아에게 가장 흔한 화상은 끓는 물에 데는 것
- 화염화상은 두 번째로 흔함

07 옴진드기 감염 시 적용될 수 있는 적절한 간호중재로 옳지 않은 것은?

① 옷, 침구류, 이불을 뜨거운 물로 세탁하고 건조기로 건조한다.
② 모든 가족이 치료를 함께 한다.
③ 소양증이 나타나는 부위에 nystantin 현탁액 바른다.
④ Elimite연고는 눈과 입을 제외하고 전신에 바른다.
⑤ Permethrin 5% 연고를 손톱과 발톱 밑에 바를 경우 이쑤시개 이용한다.

[치료 및 간호]
① 소양증 간호 : 손씻기, 손톱 짧게 깎기, 자주 목욕, 가려운 부분 생리식염수 냉습포
② 피부 약물 적용 : 살충효과
- 린덴 로션 : 목 아래부터 전체 피부표면, 마른 피부에 적용
- 퍼메트린(Elimite) 연고 5% : 머리부터 발바닥까지, 손톱과 발톱 밑에 바를 경우 이쑤시개 이용
③ 전염력에 주의 : 장갑 끼고 간호
④ 옷, 침구류, 이불을 뜨거운 물로 세탁하고 건조기로 건조
⑤ 모든 가족 구성원이 함께 치료

08 머릿니가 있는 아동의 간호중재로 옳은 것은?

① 애완견에게 전파될 수 있다.
② 수건을 같이 사용할 때 전파가능성이 있다.
③ 영아에게는 1% Permethrin 크림을 적용하지 않는다.
④ 임산부나 영아에게는 1% lindane 샴푸를 적용한다.
⑤ 머릿니가 몸으로 옮길 수 있으므로 전신적으로 치료한다.

> **해설** [머릿니 치료 및 간호]
> ① 이박멸제 도포하고 머릿니와 서캐 손이나 참빗으로 제거
> ② 1% lindane 샴푸를 7~10일 동안 반복적으로 발라줌 : 중추신경계 영향으로 임신 중 금기, 2세 미만 아동 사용금지
> ③ Permethrin 1% 크림 : 영아와 아동을 위한 약물
> ④ 감염과 전파예방, 가족 함께 치료
> ⑤ 이는 애완동물에 의해 전파되거나 옮겨지지 않음
> ⑥ 감염자는 수치심 발생(정서적 지지 : 누구나 감염될 수 있다고 설명)

09 농가진을 가진 아동에게 나타날 수 있는 증상으로 옳은 것은?

① 장액농성 분비물
② 자반증
③ 점상출혈
④ 심한 통증과 작열감
⑤ 구강에 흰 반점

> **해설** [농가진의 증상]
> • 유아, 학령전기 아동에서 흔함, 상기도감염 회복 시 나타남
> • 작은 반점으로 시작 → 소수포, 농포, 대수포 → 파열 시 장액농성 분비물
> • 호발부위는 얼굴(코, 입주위)과 사지, 손과 발바닥에는 생기지 않음
> • 피부감염 후 16~21일째 심하지 않은 림프절 종창, 급성 사구체신염 병발
> • 신장염 발생 시 단백뇨, 혈뇨 나타남

10 주로 팔다리와 얼굴의 소수포와 가피를 형성하는 β-hemolytic streptococcus에 의해 발생하는 전염성 농피증은 무슨 질환인가?

① 천포창
② 아토피성 피부염
③ 아구창
④ 전신홍반성 낭창
⑤ 농가진

> **해설** 농가진 : 주로 팔다리와 얼굴의 소수포와 가피를 형성하는 β-hemolytic streptococcus에 의해 발생하는 전염성 농피증

11 아구창을 일으키는 원인은 무엇인가?

① 칸디다 알비칸스균 　　　　② 과잉면역
③ HIV감염 　　　　　　　　④ β-hemolytic streptococcus
⑤ 면역 결핍

해설 아구창의 정의 : 곰팡이의 일종인 칸디다가 구강점막에 증식하는 질병

12 천식과 알레르기 결막염을 가지고 있는 아동이 홍반성 발진이 있어 계속해서 긁고 팔꿈치나 무릎에 발진이 발생하는 증상이 있다면 이 아동에게 의심할 수 있는 질환은?

① 아구창 　　　　　　　　② 천포창
③ 홍역 　　　　　　　　　④ 접촉성 피부염
⑤ 아토피성 피부염

해설 천식, 아토피성피부염, 알레르기 결막염은 과잉면역질환

CHAPTER 08

내분비 문제를 가진 아동 간호

아동간호학

We Are Nurse

위아너스
간 호 사
국가시험
이 론 편

🔲 UNIT 01　갑상샘 기능저하증 ★★★

1) 정의

갑상샘 호르몬이 적절하게 생산되지 않아 발생하는 질환

2) 원인

① 갑상샘이 형성되는 과정에서 형성 장애 또는 기형(가장 많은 원인, 80%)

② 갑상샘 호르몬 합성장애(상염색체 열성 유전, 10%)

③ 산모가 갑상선 기능저하 치료를 받았을 때, 식이 중 요오드 결핍(일시적으로 나타남)

3) 증상 ★★

① 크레틴병(선천성 갑상샘 기능저하증) 증상 : 콧등이 낮음, 큰 혀, 좁은 이마, 쉰 목소리 울음, 대천문이 크고 봉합이 넓음, 제대 탈장, 반사작용의 지연, 차갑고 얼룩얼룩한 피부, 임신기간이 길며, 체중이 평균보다 무거우나 키와 두위는 정상

② 신생아 사정 : 불충분한 수유, 기면, 2달 이상 황달 지속, 변비, 서맥, 쉰 목소리의 울음, 과숙아, 느린 반사

③ 치료하지 않으면 지능저하, 정신지체 유발할 수 있음

④ 부모는 아기가 잠도 잘 자고, 거의 울지 않아 착하고 조용한 아기라고 생각

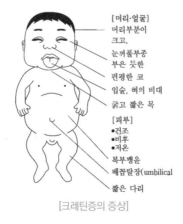

[머리·얼굴]
머리부분이
크고,
눈꺼풀부종
부은 듯한
편평한 코
입술, 혀의 비대
굵고 짧은 목

[피부]
●건조
●비후
●저온

복부팽윤
배꼽탈장(umbilical
짧은 다리

[크레틴증의 증상]

4) 진단

① T3(트리요오드티로닌), T4(티록신)하강, TSH(갑상선자극호르몬)상승
② T4와 TSH가 낮은 환자는 TSH 자극 검사 실시

5) 치료 및 간호 ★

① 치료의 목표는 T3를 정상수준으로, T4를 정상보다 높은 상태로 회복시키는 것
   ※ 조기발견과 조기 중재가 중요(∵ 저지능, 저성장 예방)
② Levothyroxine(갑상선호르몬) 1일 0.025~0.05mg 경구 투여(평생)
   → 과량 투여 시 증상 관찰 : 잠을 못 자고 떠들며, 음식은 많이 먹으나 체중은 감소하고, 초조하며, 배변 횟수가 증가하고, 설사, 더위를 견디지 못함
   → 즉시 투약 중단, 병원 방문
③ 매일 약을 복용하는 것이 중요, 약물은 으깨어서 점적기나 젖병의 꼭지에 물과 섞어서 먹임
④ 아동의 성장에 따라 호르몬의 양은 증가되어야 하며, 특히 생후 1년이 중요
⑤ 빠른 골 성장으로 인한 구루병 예방위해 비타민D와 함께 복용
⑥ 정보 제공 : 1개월 이전에 발견하여 조기 치료를 시작하면 아동은 정상적인 키와 지능 가능
⑦ 초기 진단과정에 있는 아동지지 : 부모의 죄의식, 지능박약 의심을 안심시켜 줌
⑧ 갑상선 호르몬 수치는 2세 이전까지는 6개월 마다 측정
⑨ 유전상담 필요

💊 UNIT 02 갑상샘기능항진증

1) 정의

비대된 갑상선에서 갑상선 호르몬이 과도하게 생산되는 자가면역질환

2) 발생빈도 및 원인

① 10~14세 호발, 여아가 5배 더 많이 발생함
② 가장 흔한 원인은 그레이브스병

3) 증상

빈맥, 식욕증가, 체중감소, 불안정, 고혈압, 안면홍조, 돌출된 눈, 눈꺼풀이 처지고 퇴축됨, 안구 주변의 부종, 복시, 갑상선 비대 등

4) 진단

T4, TSH 혈청검사 (T4 상승, TSH 저하)

5) 치료 및 간호

① 약물투약 : PTU(propylthiouracil), MTZ(methimazole)로 T3와 T4의 합성을 차단
   (부작용 : 관절통, 피부발진, 소양증)

② 방사선 요법 : 장기간의 항갑상샘 약물 요법을 대신하여 시도해 볼 수 있는 대안책
　　→ 방사선 요법의 합병증 : 갑상샘기능저하증(이 때, L-thyroxine 투약)
③ 갑상샘 부분 절제술

UNIT 03 당뇨병 ★★★★★

1) 정의

췌장 내 랑게르한스섬에서 인슐린을 적절히 생산해내지 못하는 상태

2) 원인

① 유전적, 환경요인, 바이러스 감염 등
② 1형(인슐린 의존성 or 소아형 당뇨병) : 랑게르한스섬에서 인슐린 생성부족 → 당대사 변화
③ 2형(비의존성 당뇨병) : 사회적 / 행동적 / 환경적 요인 → 복합적 대사 장애

3) 종류

(1) 제1형 당뇨병

① 20세 미만, 갑작스럽게 발병
② 대부분 인슐린 형성 능력부족으로 인슐린 의존성
③ 비만과 큰 관련 없음(자가면역반응)
④ 췌장호르몬이 일반적으로 없어 식이요법이나 경구용 혈당강하제 비효과적

(2) 제2형 당뇨병

① 비만형, 성인형 당뇨병, 가족력이나 비만이 원인
② 인슐린 분비 장애, 말초 조직의 인슐린에 대한 저항성, 혈당증가

4) 진단

당부하 검사, 혈당검사
• 공복 혈당 : 126mg/dl 이상
• 경구 포도당 복용 2시간 후 : 200mg/dl 이상
• 평소 : 200mg/dl 이상

5) 증상 ★★

① 다음, 다뇨, 다갈, 다식(4다)
② 당뇨성 케톤산증 : 케톤뇨, 구토, 쿠스마울 호흡, 호흡 시 아세톤 냄새(혈중 케톤체 증가 시), 혼수

6) 치료

① 인슐린 주사, 경구용 혈당강하제
　1형 당뇨병 : 인슐린 주사

2형 당뇨병 : 경구용 혈당 강하제+인슐린

② 식이요법, 운동 요법

7) 간호 ★★

(1) 인슐린 투여 방법 교육

① 성장 요구에 맞추어 3~4개월 마다 <u>인슐린 양과 칼로리 증가 필요</u>

② 인슐린 주사부위 : 상박, 복부(일정하게 흡수되는 곳), 대퇴, 둔부

③ 운동 및 피로 정도에 맞게 인슐린 주사량 조절

④ 자가주사방법 교육 : 10세 이상, 능동적 입장에서 자가 관리 하도록

⑤ 주사부위를 이동하여 같은 장소에 주사하는 것으로 인한 지방이영양증 예방

⑥ 인슐린 보관 : 시원한 곳

증상		저혈당	고혈당
발병		급속히 발병(수 분)	점진적 발병(수 일)
피부		창백, 발한	홍조, 탈수 증상
점막		정상	건조하고 각질화함
호흡		얕은 호흡	깊고 빠름(kussmaul)
맥박		빈맥	덜 빠르고 약한 맥박
호흡 시 나는 냄새		정상	과일향, 아세톤 냄새
신경학적 증상		떨림	반사 감소함
위급증상		쇼크, 혼수	산증 혼수
정신상태		집중, 언어구사, 조정 등을 잘하지 못함	감각이 둔하고 혼돈상태
내적 감정		흔들리는 감정, 배고픔, 두통, 어지러움	갈증, 쇠약, 오심, 구토, 복통
혈액	포도당	낮음 : 60mg/dL 이하	높음 : 240mg/dL 이상
	케톤	없거나 미량	많음
	삼투압	정상	높음
	pH	정상	낮음(7.25 이하)
	hematocrit	정상	높음
	HCO_3	정상	15mEq/L 이하
소변	배설량	정상	다뇨(초기)에서 빈뇨
	당	음성	높음
	아세톤	음성 또는 미량	높음

(2) 영양

① 복합 탄수화물 섭취 : 혈당을 서서히 증가시킴, 70%가량 섭취, 함량 높은 식이 섬유소

② 과일, 채소, 잡곡, 콩류 및 저지방 우유와 같은 탄수화물을 포함

③ 포화지방은 전체 열량의 7% 미만으로 제한

④ 콜레스테롤의 섭취는 하루 200mg 미만으로 제한

⑤ 단백질은 전체 열량의 15~20%를 넘지 않는 한도에서 하루 평균 체중 1kg당 0.8g을 할당하여 필요량을 계산

⑥ 하루 필요 처방 열량에 맞추어 6가지 기초식품군에 속한 교환단위 음식을 자유롭게 선택하는 식이

(3) 규칙적 운동

① 인슐린의 효과를 더욱 강화시켜 주기 때문에 당뇨병 관리에 있어서 중요한 역할

② 활동 증가에 대한 대비(인슐린 용량 조절, 음식 조절, 운동 전에 간식 제공)는 적절한 혈당을 유지하기 위해 필요

③ 운동은 인슐린의 민감성을 증가시키고, 2형 당뇨병이 있는 아동의 체중 조절에 도움

(4) 창백, 발한, 혼수의 저혈당 증상 관찰

→ 신속히 흡수되기 쉬운 탄수화물(당) 제공(사탕)

※ 야간 인슐린 용량 감소 고려 → somogyi효과 우려(취침 시 혈당이 올라갔다가 새벽 2시경 감소 후 아침에 반등)

(5) 과식, 질병, 스트레스, 월경 시 고혈당이 나타나므로 인슐린 주사량 증가

(6) 합병증 관리

① 급성합병증 : 저혈당(발한, 창백, 혼수의 증상), 고혈당(과식, 질병, 스트레스로 유발)

② 만성합병증 : 성장, 발달 지연

🔹 UNIT 04 　뇌하수체 기능저하증

1) 원인

뇌하수체 호르몬의 분비결핍이나 감소

2) 양상

① 부신피질자극호르몬 부족 : 부신피질기능저하증(저나트륨혈증, 저혈당, 저혈압 등)

② 성선자극호르몬 부족 : 2차 성징 부재 또는 결핍

③ 갑상선자극호르몬 부족 : 신체성장지연(골단판 폐쇄지연, 작은 키 등), 갑상선 저하증

④ 항이뇨호르몬 부족 : 요붕증

UNIT 05   성장호르몬 장애 ★

1) 원인

뇌하수체 기능 저하, 뇌종양, 터너증후군

2) 증상

① 성장호르몬의 결핍으로 성장지연(5 백분위수 미만)

② 작은 체구, 어려보이는 외모, 성장속도 지연, 성장 중지, 골 연령 지연

③ 외모 : 전두부 돌출, 둥근 얼굴, 하악골 함몰, 작은 코, 치아 생성 지연, 턱의 미발달

④ 고음의 목소리, 사춘기 지연, 작은 크기의 음경과 고환, 성적 성숙지연, 저혈당증

3) 진단

성장률 확인, 방사선 검사를 통한 골 연령 측정, MRI, 혈액검사, 뇌하수체 검사

4) 치료

① 성장호르몬 피하 투여 : 매일 취침전, 학령 후기 아동 자가 투여 교육, 약물 냉장보관

- 아동 : 0.15~0.35mg/kg/주
- 청소년 : 0.7mg/kg/주, 6~7일

참고 : 뇌하수체 기능항진(성장호르몬 과다 분비)

장골 과성장, 장기와 근육의 급격한 발달, 신장에 비해 체중 증가, 천문폐쇄 지연(두위증가)

UNIT 06   성조숙증 ★

1) 원인

특발성(여아에서 가장 흔함, 90%), 중추신경계 종양, 뇌손상

2) 증상

이차성징의 조기발현, 급속한 성장, 조기 골성숙, 성숙한 외모, 최종 신장은 저신장

- 여아 : 월경 시작, 유방 발달
- 남아 : 고환 크기 증가, 음경 성장

3) 진단검사

① 신체검진

② 혈액검사 : LH, FSH, testosterone, estrogen, 성선자극호르몬 방출호르몬(GnRH) 자극 검사

③ 방사선 촬영검사 : 손목

4) 치료

    ① GnRH agonist (생식샘자극호르몬방출호르몬작용제) 투여 : 월 1회 근육주사, 사춘기 시작될 때 중단

    ② 약물요법 중단 시 사춘기 진행됨

🔬 UNIT 07　　요붕증 ⭐

1) 정의

항이뇨호르몬의 분비 저하로 인한 신장의 수분 재흡수 장애로 비정상적으로 많은 양의 소변이 생성되고 과도한 갈증이 동반되는 질환

2) 원인

    ① 시상하부의 손상에 의한 신장의 수분 재흡수장애

    ② 뇌손상이 있거나 시상하부 – 뇌하수체 영역의 종양을 제거하는 수술 후에 발생하는 합병증

    ③ 뇌동맥류와 같은 혈관 기형, 뇌염이나 뇌수막염과 같은 감염, 유전적 결함 등

3) 증상 : 소변량↑, 심한 갈증과 탈수

    ① 영아의 경우 : 성장부전, 발열, 구토, 변비, 탈수는 초기임상증상

    ② 연장아 : 다뇨 및 다갈 증상이 가장 흔하게 관찰되는 첫 증상

    ③ 수면에 방해, 갈증 호소, 소변량은 하루에 수 리터에서 많게는 18L까지, 뇨비중 1.005 이하, 뇨삼투압 200mmol/L 미만, 혈중나트륨 농축 및 혈장 삼투압은 증가

[요붕증과 SIADH 증상 비교]

요붕증		항이뇨호르몬분비이상증후군(SIADH)	
• 배뇨 증가(다뇨)	• 야뇨증	• 배뇨 감소	• 고혈압
• 갈증 증가(다음)	• 탈수	• 체중 증가	• 수분정체
• 고나트륨혈증	• 요비중 < 1.005	• 저나트륨혈증	• 요비중 > 1.030
• 혈청 오스몰 상승(> 300 mOsm/kg)		• 혈청 오스몰 저하(< 280 mOsm/kg)	
• 요 오스몰 감소		• 요 오스몰 증가	

4) 진단

고나트륨혈증, 요비중저하, 고혈당증이 없음

5) 치료 및 간호

    ① 항이뇨호르몬(Vasopressin) 매일 투여

    ② 탈수 교정, 수분균형 유지, I/O check, 소변 비중 확인

    ③ 치료 목표에는 숙면, 학교나 지역사회 프로그램에 참여 증가를 포함

단원별 문제

OI 크레틴증 아동을 치료하지 않았을 때 초래되는 문제는?

① 경련발작   ② 반사결여

③ 청력상실   ④ 심장질환

⑤ 지능발달지연

> **해설** [크레틴증]
> - 신생아 사정 : 불충분한 수유, 기면, 2달 이상 황달 지속, 변비, 서맥, 쉰 목소리의 울음, 과숙아, 느린 반사치료하지 않으면 지능저하, 정신지체 유발할 수 있음
> - 부모는 아기가 잠도 잘 자고, 거의 울지 않아 착하고 조용한 아기라고 생각

O2 골단 성장판이 폐쇄되기 전에 뇌하수체 기능항진증으로 진단 받은 아동을 사정할 때 나타나는 양상은?

① 빠른 천문 폐쇄

② 머리, 입술, 코의 과잉성장

③ 체중이 신장에 비해 상대적으로 감소

④ 장골의 과성장

⑤ 턱의 미발달로 덧니

> **해설** [뇌하수체 기능항진(성장호르몬 과다 분비)]
> 장골 과성장, 장기와 근육의 급격한 발달, 신장에 비해 체중 증가, 천문폐쇄 지연(두위증가)

O3 7세 여아의 어머니가 소아과에서 상담 중 딸이 나이에 비해 유방이 커져 있고, 초경을 시작했다고 한다. 의심할 수 있는 것은?

① 정상   ② 성조숙증

③ 성장호르몬 과다분비   ④ 뇌하수체후엽 기능항진

⑤ 갑상선기능저하

정답 ⓧ   01. ⑤   02. ④   03. ②

해설 [성조숙증]
- 원인특발성(여아에서 가장 흔함, 90%), 중추신경계 종양, 뇌손상
- 증상
  이차성징의 조기발현, 급속한 성장, 조기 골성숙, 성숙한 외모, 최종 신장은 저신장
  - 여아 : 월경 시작, 유방 발달
  - 남아 : 고환 크기 증가, 음경 성장

04 출생 시 발견되는 질환으로 순환하는 혈액 내 T3와 T4의 양이 적어져 야기된 대사율의 감소가 특징적으로 나타나는 질환은 무엇인가?

① 갑상샘기능항진증　　　　　② 갑상샘기능저하증
③ 부갑상샘기능항진증　　　　④ 부갑상샘기능저하증
⑤ 그레이브스병

해설 갑상샘 기능저하증 정의 : 출생 시 발견되는 질환으로 순환하는 혈액 내 T3와 T4의 양이 적어져 야기된 대사율의 감소가 특징

05 갑상선 기능저하증 아동에게 levothyroxine 과량 투여 시 증상은?

① 배변 증가　　　　　　　　② 체중 증가
③ 수면 과다　　　　　　　　④ 맥박감소
⑤ 저체온

해설 levothyroxine 과량 투여 시 불면, 체중감소, 발열, 초조, 배변횟수 증가, 맥박증가, 호흡곤란

06 1형 당뇨병에 대한 설명으로 옳은 것은?

① 비만과 관련　　　　　　　② 경구용혈당하강제를 투약
③ 다뇨, 다갈, 다식의 증상　　④ 인슐린 근육 주사
⑤ 성인기에 주로 발병

해설 [당뇨병의 증상]
- 다음, 다뇨, 다갈, 다식
- 당뇨성 케톤산증 : 케톤뇨, 구토, 쿠스말호흡, 호흡 시 아세톤 냄새, 혼수

07 당뇨병 산증 시 Kussmaul 호흡의 효과로 옳은 것은?

① 폐로 가는 혈류량을 증가시킨다.
② 케톤산의 대사를 원활하게 한다.
③ 인체 내에 축적된 CO_2를 배출한다.
④ 1회 호흡 시 호흡하는 산소량을 증가시킨다.
⑤ 빠르고 얕은 호흡으로 이산화탄소의 배출을 억제한다.

해설 당뇨병 환자에게 나타나는 Kussmaul 호흡은 이산화탄소를 배출함으로써 대사성 산증을 교정하려는 시도

08 다음 중 1형 당뇨병을 앓고 있는 아동의 주요 간호중재에 포함되지 않는 것은?

① 식이요법   ② 운동요법
③ 인슐린 투여 방법   ④ 경구용혈당하강제 복용
⑤ 저혈당 증상에 대한 이해

해설 제1형 당뇨병인 경우 경구용 혈당하강제를 복용하지 않음

09 다음 중 뇌하수체 후엽의 바소프레신의 분비 저하로 나타나는 요붕증의 증상으로 옳은 것은?

① 심한 탈수   ② 부종
③ 서맥   ④ 요비중 증가
⑤ 소변량 감소

해설 [요붕증의 증상]
- 영아의 경우 : 성장부전, 발열, 구토, 변비, 탈수는 초기임상증상
- 연령대가 좀 있는 아동의 경우 : 다뇨 및 다갈의 증상이 가장 흔하게 관찰되는 첫 증상들임, 수면에 방해, 갈증 호소, 소변량은 하루에 수 L에서 많게는 18L까지, 뇨비중 1.005 이하, 뇨삼투압 200mmol/L 미만, 혈중나트륨 농축 및 혈장 삼투압은 증가

10 갑상선 기능저하증의 임상증상으로 옳은 것은?

① 경련   ② 대천문이 좁음
③ 두위 증가   ④ 넓은 이마
⑤ 잘 울지 않는 조용한 아기

해설 [갑상선 기능저하증의 증상]
- 크레틴 증상 : 대천문이 크고 봉합이 넓음, 낮은 콧등, 큰 혀, 좁은 이마, 제대 탈장, 반사작용의 지연임
  신기간이 길며, 체중이 평균보다 무거우나 키와 두위는 정상
- 치료하지 않으면 지능저하, 정신지체 유발할 수 있음
- 부모는 아기가 잠도 잘 자고, 거의 울지 않아 착하고 조용한 아기라고 생각

11 작은 키, 성장속도 지연, 성장 중지, 신장대비 과체중, 골연령 지연, 저혈당, 고음의 목소리, 작은
크기의 음경과 고환, 성적 성숙지연, 발치 지연이 나타나는 질환은 무엇인가?

① 성장호르몬 결핍　　　　　② 조숙증
③ 갑상선기능저하증　　　　　④ 발달 지연
⑤ 갑상선기능항진증

해설 성장호르몬 결핍의 증상 : 작은 키, 성장속도 지연, 성장 중지, 신장대비 과체중, 골연령 지연, 저혈당, 고음
의 목소리, 작은 크기의 음경과 고환, 성적 성숙지연, 발치 지연

12 성조숙증 아동에게 있어 아동의 연령에 적합한 수준에서의 성장률을 감소할 목적으로 사용되는
치료방법은 무엇인가?

① GnRH agonist 치료　　　　② 방사선치료
③ 수술　　　　　　　　　　　④ 난포자극호르몬 이용
⑤ 성장호르몬 이용

해설 [치료]
- GnRH agonist(생식샘자극호르몬방출호르몬작용제) 투여 : 월 1회 근육주사, 사춘기 시작될 때 중단
- 약물요법 중단 시 사춘기 진행됨

CHAPTER 09

We Are Nurse

위아너스
간 호 사
국가시험
이 론 편

비뇨생식기 문제를 가진 아동 간호

아동간호학

● ● ● ●

UNIT 01 　아동의 비뇨생식기

① 영아기 : 헨레고리의 길이가 짧아 소변 농축 기능이 미숙하여 소변 비중이 낮고 사구체 여과율 낮음
② 생후 6~12개월에 신장기능이 성인과 유사
③ 미숙아의 경우 포도당, 나트륨, 중탄산염, 인의 재흡수 감소
④ 신생아의 방광은 하복부의 복강에 있다가 초기 아동기에 골반강 내로 하강
⑤ 어린 아동은 요도가 짧아 요로 감염에 취약
⑥ 4~5세경에 배뇨근과 요도괄약근을 조절하고 완전한 방광기능 가능

UNIT 02 　비뇨생식기 기능장애 아동의 간호

1) 요로감염 ★

(1) 정의

요로(신배, 신우, 요관, 방광, 요도)의 세균 감염

(2) 원인 및 호발

① 주요 원인 : 대장균(75~90%)
② 신생아기 발생 빈도 남아가 높으나, 그 이후 여아의 경우 해부학적으로 요도가 짧고 항문과 요도가 가까워 발생 빈도가 남아에 비해 높음
③ 구조적 기형이 아니면 2~6세 사이 발병

(3) 임상증상

① 급성요로감염 : 빈뇨, 혈뇨, 발열
② 배뇨곤란, 불안정, 배뇨통, 세균뇨, 악취 나는 소변, 잔뇨감, 급뇨
③ 주로 방광염이 발생하며 질병이 악화되면 신우신염으로 이환

(4) 진단

    ① 소변검사 : 중간소변(청결히), 소변배양검사(확진 검사), 방광천자법

    ② 신장초음파, 배뇨방광요도조영법

(5) 치료 및 간호

    ① 항생제 투여(Amoxicillin) : 7~10일

    ② 예방적 항생제 사용 : 임상 증상이 좋아져도 완치를 뜻하는 것은 아니므로 퇴원 후에도 복용

    ③ 적절한 수분 섭취 : 3~4시간 마다

    ④ 소변을 산성화시켜 균의 활성을 억제하기 위해 과일쥬스, 동물성 단백질 섭취 권장

    ⑤ 소변이나 대변을 닦는 방향은 앞에서 뒤로, 면 속옷, 소변을 참지 않음

    ⑥ 추후관리 : 배뇨 습관 관찰, 정기적 소변 검사, 신기능 사정

2) 급성 사구체신염 ★★★★

(1) 정의

선행감염으로부터 1~3주 잠복기를 거친 뒤 급성으로 신장의 사구체에 발병되어 혈뇨, 단백뇨, 부종, 고혈압이 나타나는 질환 ★★

(2) 원인

    ① 선행감염(연쇄상구균의 인후염, 편도선염이나 피부 감염) 후

    ② 학령전기 아동에게 발생빈도↑

(3) 증상 ★

    ① 혈뇨(콜라 혹은 차 색깔), 단백뇨, 소변량 감소, 사구체 여과율 감소

    ② 얼굴의 부종, 고혈압, 복부통증, 체중증가, 체액과다

(4) 진단

    ① 배양검사

    ② 소변검사 시 혈뇨, 단백뇨, 요비중 증가

    ③ ASO titer, 백혈구 & ESR 증가

(5) 치료 및 간호 ★

    ① 안정, 활동제한, 저단백, 고칼로리, 저염식이, 수분 제한

    ② 항생제, 혈압강하제, 이뇨제 투여(저칼륨혈증 주의), 심한 부종이나 울혈 시 투석

    ③ 영양공급과 식욕증진 : 저염식이, 식욕저하 시 적절한 음식섭취, 신기능부전 시 단백질 섭취 제한

    ④ 수액의 균형유지 : 체중 매일 측정, 섭취량 & 소변 배설량, 부종상태 및 복부둘레 측정, 핍뇨로 인한 고칼륨혈증 점검

    ⑤ 4시간마다 혈압 측정, 체위변경, 피부손상 방지

(6) 합병증

① 고혈압성 뇌증(증상 : 두통, 구토, 현기증, 복부 불편감) → 진행 시 지남력 장애, 반신마비, 시력장애, 간대성-강직성 발작

② 급성 심부전

3) 신증후군 ★★★★★

(1) 정의

신장의 사구체를 이루는 모세혈관의 이상으로 혈액 내 단백질이 신장으로 빠져나가므로 단백뇨, 저알부민혈증을 나타내는 질병

(2) 원인

① unknown

② 남아에게 발병률이 약간 높음, 재발성

(3) 병태생리

과다한 단백뇨, 저단백혈증, 핍뇨, 전신적인 부종(혈청단백 감소, aldosterone 분비 증가), 고지혈증

(4) 임상증상 ★

가. 4대 증상(사구체 모세혈관 투과성 증가로 인해)

① 단백뇨, ② 저알부민혈증, ③ 부종(눈 : 아침, 발목과 발 : 오후), ④ 고지혈증

나. 부종 : 전신, 안면, 복부와 하지, 장 점막 → 설사, 장 흡수부전, 식욕부진

다. 기타 증상 : 거품 섞인 소변, 소변량 감소, 혈압은 정상이거나 감소, 음순이나 음낭의 팽윤, 체중증가, 피로

(5) 진단

소변검사(단백뇨 3+~4+), 신장생검, prednisone 반응검사

(6) 치료 및 간호 ★

※ 간호목표 : 무단백뇨, 부종을 최소화, 감염예방, 적절한 영양 유지, 대사 이상 교정

① Corticosteroid(prednisone) 투여 ★

- 장점 : 싸고 안정적이며, 치료 효과적이므로 우선 적용
- 단점 : 감염증상 은폐시킴
- 부작용 : 체중과 식욕 증가, 혈압상승

② 면역억제제(cyclophosphamide, chlorambucil)(스테로이드에 반응하지 않는 경우)

- 부작용 : 백혈구 감소, 남아의 경우 불임

③ 이뇨제

- 부작용 : 저칼륨혈증

④ 부종 감시를 위해 I & O 측정, 매일 같은 시간에 체중 측정, 소변검사

⑤ 부종이 있는 피부는 깨끗이 건조, 체위변경 자주, 크레들 침대

⑥ 조금씩, 자주 먹는 식습관, 저염식이

⑦ 휴식, 조기 이상

⑧ 감염예방 : 스테로이드 치료 시 주의 요함

4) 급성 신부전

갑작스런 신장기능 상실

신 단위 손상-신장 혈류량 감소-환류 저하-실질조직 손상

(1) 유형에 따른 원인

① 신장 전 : 탈수, 산전 질식, 저혈압, 패혈성 쇼크, 출혈 쇼크, 신동맥 폐색

② 신장 내 : 신독성 물질, 용혈성 요독증후군, 사구체신염, 신우신염

③ 신장 후 : 요관방광 폐색, 결석, 종양 등 구조 이상

(2) 증상

① 갑작스런 신기능 저하

② 체액 불균형(탈수, 체액 과부하), BUN과 creatinine 증가, 대사성산증, 고칼륨혈증, 고혈압

③ 용혈성 요독증후군 : 복통, 열, 구토, 혈성 설사

(3) 치료

① 원인이 교정되면 대부분 신기능이 정상으로 돌아옴

※ 아동기 설사와 구토에 의한 탈수가 신기능 상실 주원인

② 체액 불균형 교정 : 수액요법, 핍뇨나 무뇨 시 수분제한

③ 전해질 불균형 교정 : 칼륨제거, 수분제한으로 나트륨 교정, 대사성 산증교정

④ 영양공급 : 나트륨과 칼륨이 낮은 식사, 최대한의 칼로리를 제공, 단백질 제한

⑤ 투석 : 심한 체액 과부하, 심한 고혈압, 투약에 반응하지 않는 대사성산증이나 고칼륨혈증, BUN 수준이 120mg/dL 이상

(4) 간호

① 체액, 전해질, 산 염기 균형 측정과 유지

② 감염예방

③ 적절한 영양제공

④ 부모와 아동의 불안 감소

⑤ 투석에 관한 교육

• 혈액투석

- 인공신장기 이용. 매주 3회, 1회 3~4시간 소요

- 영아와 어린 아동의 경우 기술적으로 어렵고 수분과 전해질 이동이 더 뚜렷

- 치료일정으로 학교, 친구, 가족생활이 방해받음

- 합병증 : 혈관 통로의 감염과 폐색

- 복막투석
  - 투석액이 복부의 관을 통해 복강으로 들어감
  - 투석을 자주 할 수 있어 안정된 신체 상태를 유지, 기술적으로 더 쉬운 방법
  - 합병증 : 복강 내 감염

5) 잠복고환(cryptorchidism)

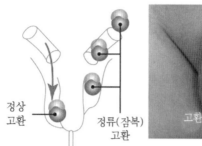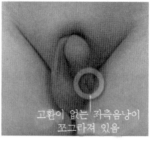

[잠복고환]

(1) 정의

① 두 개 또는 한 개의 고환이 음낭 속으로 하강하지 못한 상태
② 고환은 대개 임신 8개월에 음낭으로 하강, 미숙아와 저체중출생아에서 흔함
③ 생후 6개월까지는 자연적으로 하강되나 하강하지 못함

(2) 증상

음낭에서 고환을 촉진할 수 없음

(3) 진단

따뜻한 환경에서 검사(추우면 고환 퇴축 발생)

(4) 치료 및 간호

① 학령기 이전에 외과적 고환고정술 시행(수술 후 출혈과 감염 예방)
② 불임 가능성으로 인한 불안감에 대한 정서적 지지

6) 음낭수종 ★★

(1) 정의

① 음낭 내에 비정상적인 체액이 축척
② 대부분의 경우 생리적으로 6~9개월에 자연 치료

(2) 증상

음낭이 커지고 팽팽하게 변함, 반투명한 액낭

(3) 진단 : 음낭 빛 투과 검사

빛이 통과, 탈장이나 덩어리가 있는 경우에는 불빛이 통과하지 않음

(4) 치료 및 간호

① 생후 1년까지 기다린 후 자연치료 되지 않으면 수술 시행
② 감염예방, 청결유지

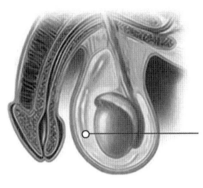

고환집막 내에 맑고
노란색의 액체가 차 있음

[음낭수종]

단원별 문제

01 **아동의 비뇨생식기계의 설명으로 옳은 것은?**

① 어린 아동은 요도가 길어서 요로 감염에 취약하다.
② 미숙아의 경우 포도당, 나트륨 재흡수율이 높아서 배설기능이 떨어진다.
③ 영아는 헨레고리의 길이가 짧아 소변 농축 기능이 미숙하다.
④ 영아는 사구체 여과율이 높아서 소변 비중이 높다.
⑤ 3세가 되어야 성인의 신장기능과 유사해진다.

> **해설** [아동의 비뇨생식기]
> ① 영아기 : 헨리고리의 길이가 짧아 소변 농축 기능이 미숙하여 소변 비중이 낮고 사구체 여과율 낮음
> ② 생후 6~12개월에 신장기능이 성인과 유사
> ③ 미숙아의 경우 포도당, 나트륨, 중탄산염, 인의 재흡수 감소
> ④ 신생아의 방광은 하복부의 복강에 있다가 초기 아동기에 골반강 내로 하강
> ⑤ 어린 아동은 요도가 짧아 요로 감염에 취약
> ⑥ 4~5세경에 배뇨근과 요도괄약근을 조절하고 완전한 방광기능 가능

02 **신생아 신체사정 시 음낭수종에 대한 설명으로 옳은 것은?**

① 응급상황이다.
② 정밀진단이 요구된다.
③ 대부분 자연 흡수된다.
④ 미분화 성기의 징후일 수 있다.
⑤ 수술을 요할지 모르니 입원시킨다.

> **해설** [치료 및 간호]
> ① 생후 1년까지 기다린 후 자연치료 되지 않으면 수술 시행
> ② 감염예방, 청결유지

03 15개월 된 영희는 요로감염으로 진단받았다. 요로감염의 가장 흔한 원인은?

① 기저귀 사용   ② 설사
③ 항생제 치료   ④ 대장균 감염
⑤ 영양결핍

해설   요로감염 원인 : 대장균(75~90%), 여아의 경우 해부학적으로 요도가 짧고 항문과 요도가 가까워 발생 빈도가 남아에 비해 높음

04 요로감염으로 치료를 받고 퇴원을 계획하고 있는 7세 아동에게 추천되는 음식은?

① 치킨   ② 요구르트
③ 빵   ④ 콩
⑤ 과일쥬스

해설   [치료 및 간호]
① 항생제 투여(Amoxicillin) : 7~10일
② 예방적 항생제 사용 : 임상 증상이 좋아져도 완치를 뜻하는 것은 아니므로 퇴원 후에도 복용
③ 적절한 수분 섭취 : 3~4시간 마다
④ 소변을 산성화시켜 균의 활성 억제 위해 과일쥬스, 동물성 단백질 섭취 권장
⑤ 소변이나 대변을 닦는 방향은 앞에서 뒤로, 면 속옷, 소변을 참지 않음
⑥ 추후관리 : 배뇨 습관 관찰, 정기적 소변 검사, 신기능 사정

05 유아에서 사구체를 이루는 모세혈관의 이상으로 혈액 내 단백질이 신장으로 빠져나가므로 단백뇨, 저알부민혈증을 나타내는 질병은 무엇인가?

① 신증후군   ② 간경변증
③ 요로감염   ④ 신아세포종
⑤ 급성사구체신염

해설   신증후군의 정의 : 신장의 사구체를 이루는 모세혈관의 이상으로 혈액 내 단백질이 신장으로 빠져나가므로 단백뇨, 저알부민혈증을 나타내는 질병

06 신증후군 환아가 입원했을 때 사정 가능한 결과로 옳은 것은?

① 고혈압 ② 체중감소
③ 소변량 증가 ④ 음낭 수축
⑤ 거품 섞인 소변

> 해설 [신증후군 임상증상]
> 가. 4대 증상(사구체 모세혈관 투과성 증가로 인해)
>   ① 단백뇨, ② 저알부민혈증, ③ 부종(눈 : 아침, 발목과 발 : 오후), ④ 고지혈증
> 나. 부종 : 전신, 안면, 복부와 하지, 장 점막 → 설사, 장 흡수부전, 식욕부진
> 다. 기타 증상 : 거품 섞인 소변, 소변량 감소, 혈압은 정상이거나 감소, 음순이나 음낭의 팽윤, 체중증가,
>   피로

07 다음 중 급성사구체신염의 임상증상으로 옳은 것은?

① 혈뇨 ② 고알부민혈증
③ 저혈압 ④ 체중감소
⑤ 혈변

> 해설 급성사구체신염의 임상증상 : 혈뇨(콜라 혹은 차 색깔), 단백뇨, 얼굴의 부종, 고혈압, 복부통증, 소변량
> 감소(사구체 여과율 감소), 체중증가

08 다음 중 세균뇨, 배뇨통, 빈뇨, 악취나는 소변, 잔뇨감, 급뇨가 나타나는 질환은 무엇인가?

① 신증후군 ② 간경변증
③ 요로감염 ④ 신아세포종
⑤ 급성사구체신염

> 해설 요로감염의 임상증상 : 세균뇨, 배뇨통, 빈뇨, 악취나는 소변, 잔뇨감, 급뇨

09 음낭 내에 비정상적으로 체액이 축적되어있는 질환은 무엇인가?

① 잠복고환 ② 음낭수종
③ 고환암 ④ 요붕증
⑤ 신증후군

> 해설 음낭수종 정의 : 음낭 내에 비정상적인 체액의 축적

10 10세 아동이 급성사구체신염으로 입원하였는데, 2주전에 편도선염을 앓은 기록이 있다. 원인균으로 가장 의심되는 것은?

① 대장균 　　　　　　　　② 연쇄상구균
③ 결핵균 　　　　　　　　④ 바이러스
⑤ 포도상구균

 [원인]
선행감염(연쇄상구균의 인후염, 편도선염이나 피부 감염) 후 발생

11 8세 남아가 거품나는 소변, 부종, 단백뇨를 주호소로 입원하였다. 혈압은 정상수치를 보였다. 이 아동에게 필요한 우선적 치료관리는?

① 고칼륨식이 　　　　　　② 수혈
③ 항생제 　　　　　　　　④ 면역억제제
⑤ 코디코스테로이드 투여

 [신증후군]
• 간호목표 : 무단백뇨, 부종을 최소화, 감염예방, 적절한 영양 유지, 대사 이상 교정
① Corticosteroid(prednisone) 투여
　　• 장점 : 싸고 안정적이며, 치료 효과적이므로 우선 적용
　　• 단점 : 감염증상 은폐시킴
　　• 부작용 : 체중과 식욕 증가, 혈압상승
② 면역억제제(cyclophosphamide, chlorambucil)(스테로이드에 반응하지 않는 경우)
　　• 부작용 : 백혈구 감소, 남아의 경우 불임

CHAPTER 10

인지/감각 문제를 가진
아동 간호

아동간호학

We Are Nurse

위아너스
간호사
국가시험
이론편

🔬 UNIT 01　　다운 증후군 ★★★

1) 정의

정상염색체 외에 21번의 염색체가 여분의 염색체를 1개 더 가지게 되어(삼체성) 발생하는
선천성 질환

2) 원인 및 빈도

① 정확한 원인은 밝혀지지 않았지만, 35세 이상의 노산인 경우 빈도 높음
② 남녀 빈도 동일

3) 증상 ★★

특징적 얼굴, 지능저하, 내장이나 사지 골격 기형
① 특징적 얼굴모양 : 위로 올라가며 기울어진 눈, 작고 납작한 콧대, 좁고 높은 구개, 작은
귀, 편평한 얼굴, 대천문 폐쇄 지연, 짧고 굵은 목, 튀어나온 혀
② 손바닥에 단일 선, 짧고 뭉툭한 손가락
③ 작은 키, 짧은 팔다리
④ 근육 긴장도 저하
⑤ 다른 질환 동반 가능성 : 선천성 심장질환 동반, 호흡기 감염 잦음

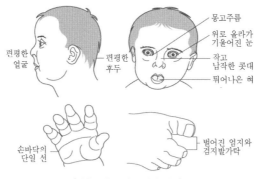

[다운증후군의 특징적 외모]

4) 치료 및 간호

① 치료법은 없으나 가능한 건강하도록 지지, 정기적 장애선별 검사

② 신체적 문제를 예방

- 구강 호흡을 하므로 수유는 소량씩, 중간에 쉬는 시간을 갖도록 함
- 코 청결, 가습기 사용과 체위배액(비골근 발달 저하로 비강폐쇄 우려, 비강 점막의 건조 예방)
- 식사량 감독(변비와 비만 예방)
- 근육긴장 저하로 인해 열손실이 증가하므로 보온
- 혀가 앞으로 나와 있으므로 음식을 입안 깊숙이 넣어줌
- 시력, 청력 검사
- 심한 성장지연이 있는 경우 : 갑상선 기능 검사

③ 조기 중재 프로그램 : 강화 프로그램, 가정에서 일대일 시간을 통하여 강화

④ 특수학교, 사회 교육

🫁 UNIT 02 자폐아 ★

1) 정의

발달속도, 감각의 느낌과 표현, 의사소통, 사회적인 관계에서 나타나는 발달 장애

2) 원인

① 불분명, 유전 가능성 있음

남아 > 여아

② 자폐증이 있는 형제자매가 걸릴 확률 높음

③ 정신지체와 뇌성마비에 이어 가장 세 번째로 흔한 아동기 발달 장애

3) 증상 ★

① 영아자폐아 : 12~18개월 정상이었다가 그 이후 사회접촉이 위축

② 학령 전기 자폐아 : 의식적이고 충동적인 행동

③ 지연되고 손상된 사회적 기술

④ 의사소통이 잘 안되고 독특한 놀이형태

⑤ 기괴하게 신체를 움직이고, 어떤 행동들을 반복하며, 틀어박혀있거나, 시선을 맞추지 않고, 신체접촉을 혐오하고, 감각반응의 장애 등 정상적인 교육이나 학습 방법을 거부

4) 치료 및 간호

① 치료의 목적

ㄱ) 의사소통, 사회기술, 적응능력, 학습기술을 교육

ㄴ) 행동 치료를 통해 올바르지 않은 행동을 감소

ㄷ) 가족이 자폐아를 양육하면서 발생하는 스트레스를 관리

② 체계적인 환경과 일대일 학습을 제공
③ 특수 교육, 행동치료가 자폐증의 치료에 가장 중요
④ 친숙한 환경 제공, 가족지지(부모와 아동의 애착형성)

🫁 UNIT 03   주의력결핍과잉행동장애(ADHD) ★

1) 정의

주의집중력, 충동조절, 과잉행동의 세부분의 영역에 지속적인 문제가 발생하는 만성 행동 장애

2) 빈도

아동의 5%, 남아 〉여아

3) 원인

유전, 신경계 이상, 임산 시 약물 복용, 분만 시 합병증

4) 증상

다음의 증상이 7세 이전에 발생하여 최소 6개월 이상 지속
① 주의력 결핍 : 집중 장애, 부주의, 경청이나 지시에 따르지 않음
② 충동성/과잉행동

주의력 결핍	적당한 시간동안 집중력 유지 못함, 부주의, 외부 자극에 주의를 기울이지 않음, 과제를 완수하지 못함, 조직력 부족, 산만, 건망증, 경청하지 않음, 임무수행 어려움
과잉행동	안절부절, 돌발행동, 다른 아동의 수업 방해, 손이나 발을 가만히 두지 못하고 몸부림, 한자리에 가만히 있지 못함, 과도하게 말이 많음
충동적 행동	생각하기 전 행동을 먼저 함, 참을성 없음(말을 중단시키거나 방해), 차례를 기다리지 못함

5) 진단

① 한 가지 검사나 도구로는 ADHD 진단 불가
② 부주의 / 과잉행동 증상 범주 내에서 개별 항목 중 6개가 이상, 적어도 6개월 지속
③ MRI, 정신사정도구 평가

6) 치료 및 간호 ★

① 인지행동요법, 아동의 능력이나 자존감 향상을 위한 전략을 수립
② 약물치료 : Ritalin, Dexedrine, Adderall
③ 교육적 중재 : 돌발 행동이 심한 경우, 환경이 소규모이고 잘 통제되는 특수한 교육자원 시설을 권장

④ 가족지지 및 상담 : 장애에 대한 정보를 제공, 아동과 가족의 강점을 강조, 무조건적 칭찬 보다는 행동에 분명한 지침 제공, 일관성 있는 태도로 긍정적인 피드백 제공, 정서적인 긴장을 감소시켜 줌

💊 UNIT 04 정신지체(인지장애) ⭐⭐

1) 정의

① 미국 지능발달지연 협회 정의 : 지능발달지연은 지능이 전체적인 평균보다 상당히 낮은 수준으로 적응행동의 장애를 동반하여 발달시기 동안(임신~18세) 나타나는 것을 의미
② 평균 이하의 지적 기능 : IQ 70~75 이하와 2가지 이상의 적응 기술 영역(의사소통, 자가간호, 일상가정생활), 사회화, 여가생활, 건강과 안전, 자기 저항, 학습활동, 지역사회 활동의 제한을 보이는 경우

2) 원인

① 유전적, 생화학적, 바이러스 감염, 갑상선저하증, 외상, 발생학상의 문제점
② 관련요인
  • 감염 및 중독 : 선천성 풍진, 선천성 매독, 모체의 약물남용, 납중독, 핵황달
  • 출생 전, 출생 시, 출생 후 뇌에 영향을 미치는 손상이나 생리적 요인
  • 영양결핍, Phenylketonuria 같은 대사장애 질환
  • 심한 출생 후의 뇌질환 : 신경섬유아세포종, 결절성 뇌경화증
  • 출생전 요인 : 소두증, 뇌수종
  • 미숙아, 저체중아, 과숙아를 분만하는 임신 장애
  • 자폐증 같이 아동의 발달시기인 18세 전에 발생하는 정신적 장애
  • 부모와 형제들에게 지능발달 지연을 발생시킨 환경의 영향
  • 다운증후군 같은 염색체 이상

3) 사정

① 정규적인 발달사정
② 타 형제와 비교하여 발달지연을 생각하는 부모의 관심에 초점을 둠

4) 진단과 분류

(1) 진단

① 조기진단 : 인지장애 초기 행동 특징
  → 접촉에 대한 무반응, 초조해함, 수유 동안 눈을 마주치지 않음, 수유기간 연장, 자연스런 행동의 감소, 소리나 움직임에 대한 경계가 적음
② DDST : 정규발달검사

(2) 분류

경증/중등도/중증/극심한/교육가능한/훈련가능한 지능발달 지연

→ 교육 가능한 지능발달 지연 : 경증 발달 지연, 지능발달 지연의 85%

→ 훈련 가능한 지능발달 지연 : 중등도 지능발달 지연, 지능발달 지연의 10%

5) 증상

① 지연 : 운동반응, 언어

② 행동 저하 : 접촉에 무반응 혹은 과민 반응, 불안정

③ 수유곤란

6) 중재

(1) 가족 교육 및 지지

① 아동의 학습능력과 결함에 대하여 인지

② 말보다는 행동으로 보여주는 것이 바람직, 이해보다는 기술을 습득하는 방향으로 유도

③ 간단한 지시를 가진 단계적인 과정을 통해 학습

④ 행동변화를 위한 동기유발 원칙과 긍정적인 강화 사용에 기초를 두고 계획

⑤ 지역사회 내 조기중재나 자극 프로그램이 있는지 확인

(2) 자기간호 기술 교육

(3) 아동에게 최적의 발달을 증진시킴 ★

① 신체적 건강을 유지, 선천성 기형 치료, 발달 수준에 맞는 교육, 독립적인 자가간호기술습득

② 놀이와 운동을 강화

③ 의사소통 : 수시로 청력검사, 안면근 통제를 배움, 비언어적 의사소통이 적합

④ 훈육 : 일찍부터 바람직한 행동을 가르치는 데 기초

⑤ 사회화 : 역할극을 통한 접근

⑥ 성에 대한 관심 : 아동의 발달상태에 맞는 성교육 정보 제공

(4) 입원 아동을 간호

① 면접 동안 아동의 발달 연령을 사정

② 아동이 가능하면 독립적이 되도록 격려

③ 시행되는 절차를 아동의 지적 수준에 따라 설명

④ 아동의 성장을 증진

(5) 지연의 예방대책을 지지

① 발달지연 프로그램에 참여

② 모체의 건강을 증진시키고 임신기간 동안 화학물질의 노출 위험성에 대해 교육

③ 고위험 신생아에 대한 의학적 치료

④ 발달장애 아동에게 조기치료와 재활간호를 제공

UNIT 05 시각장애

1) 정의

① 안경으로 교정될 수 없는 시력 저하

굴절 이상, 약시, 난시, 사시 등으로 시력상실이 있는 상태

② 아동은 6세까지 시력 발달

2) 원인에 따른 증상 및 치료

① 근시

- 증상 : 가장 흔함, 근거리 물체는 선명하게 보이고 원거리 물체는 희미하게 보임
- 치료 : 망막에 상이 오도록 오목렌즈로 교정

② 원시, 난시, 양안부동시, 약시, 사시, 백내장, 녹내장

③ 외상/관통상, 비관통상

- 치료 : 손상 받은 눈의 정확한 검사, 이물질 제거 혹은 봉합, 항생제 또는 스테로이드 투여, 출혈예방, 절대안정

④ 감염 / 결막염

- 치료 : 국소적 항생제 눈에 점적

⑤ 기타 관련 요인

- 산전감염, 헤르페스, 클라미디아, 임균, 풍진, 매독, 톡소플라즈마증, 미숙아 망막증 등

3) 예방

① 풍진, 매독 등 시력상실과 관련 있는 유전질환 가계력과 고위험 산모 조기발견

② 조산과 과다한 산소주입으로 시력손상 예방 위한 출생 전후 간호 확인

③ 사시, 굴절이상 주기적 검사 실시, 조기발견 조기 치료

④ 안구 손상을 일으키는 원인과 관련된 안전상담 실시

UNIT 06 청각장애

1) 정의

귀머거리와 난청을 포함한 불능상태

2) 원인

① 어린 시절 청력 손상의 가족력, 뇌성마비, 다운증후군

② 저체중, 고위험 신생아, 심한 자궁 내 질식, 자궁내 감염(거대세포 바이러스, 풍진, 헤르페스, 매독, 톡소프라즈마, 세균성 뇌막염)

③ 만성 중이염. 귀에 독성이 있는 약물투여, 소음

3) 병태생리

① 전도성 청력상실 : 중이의 골전도는 정상이나 공기전달은 손상, 교정 가능

② 감각성 청력상실 : 원인은 내이구조의 선천적 결함, 교정이 어려울 수 있음

③ 혼합성 청력상실 : 소리전달 방해와 청신경장애

④ 중심청각 지각부전 : 청력 상실이 기질적인 변화 없이 나타나는 것, 전달된 소리를 인지하지 못함, 출생 시 손상, 산소결핍 등

⑤ 기질적 유형 : 의미 있는 의사소통 전달 표현이나 중심 통로에서 청각자극의 수용에 장애 → 실어증, 생각을 표현하는 능력의 부족, 인지불능, 난청

⑥ 기능적 유형 : 중추청각 상실을 초래할 수 있는 조직 손상 없음 → 전환히스테리, 유아 자폐증, 어린 시절 정신분열증

4) 청력장애 아동의 발달 특성

(1) 영아 청력장애 행동관찰

① 큰소리에 놀람반사, 머리 돌림, 눈 깜박임 반사 부족

② 말에 대한 반응이 적음

③ 낯선 상황에 적응하기가 어려움

④ 생후 7개월까지 옹알이 없음, 언어발달이 느림, 큰 소리로 말함

⑤ 큰소리에 잠 깨지 않음

(2) 아동 청력장애 행동관찰

① 아동 초기에 발견되지 않으면 학습에 어려움 초래

② 전도성 청력상실 아동은 큰소리의 단조로운 목소리로 말함

③ 지각성 청력상실 아동은 발음의 어려움을 보임

5) 치료

① 전도성 청력상실 : 급성 중이염에 대한 내·외과적 치료 → 항생제 치료, 고막절개관 삽입

② 감각성 청력상실 : 청력보조기구의 효과 적음 → 달팽이관 이식술

③ 중심 청각 지각부전 : 원인에 따라 다름 → 전환 히스테리는 심리적 중재 요함

6) 간호

① 모든 아동에게 청력기능 선별검사 : 청각장애로 언어장애가 초래

② 의사소통 과정을 증진

③ 청력보조기구 사용 여부 확인

④ 독순술 : 시력장애 없이 주의 집중이 가능할 때, 상대방이 말한 단어의 40% 정도만 이해 가능

⑤ 신호 언어 : 수화

⑥ 언어치료 : 말하는 것을 배우도록

⑦ 보조기구 : 전화나 현관벨의 섬광화, 훈련된 개

⑧ 사회화 : 사회적 접촉을 촉진하는 방법을 가족과 논의

⑨ 청력장애를 예방하기 위한 방법을 지지 : 중이염 예방

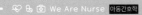

단원별 문제

01 정상 염색체 외에 21번의 염색체가 여분의 염색체를 1개 더 가지게 되어(삼체성) 발생하는 질환은?

① 터너증후군　　　　　　　　② 클라인펠터증후군
③ 다운증후군　　　　　　　　④ 자폐증
⑤ 주의력결핍과잉행동장애

해설 다운증후군의 정의 : 정상 염색체 외에 21번의 염색체가 여분의 염색체를 1개 더 가지게 되어(삼체성) 발생하는 질환

02 다운증후군 아동의 증상으로 옳은 것은?

① 사지마비　　　　　　　　　② 경련
③ 척추후만증　　　　　　　　④ 손바닥 단일선
⑤ 심부건 반사 감소

해설 [다운증후군의 증상]
① 특징적 얼굴모양 : 위로 올라가며 기울어진 눈, 작고 납작한 콧대, 좁고 높은 구개, 작은 귀, 편평한 얼굴, 대천문 폐쇄 지연, 짧고 굵은 목, 튀어나온 혀
② 손바닥에 단일 선, 짧고 뭉툭한 손가락
③ 작은 키, 짧은 팔다리
④ 근육 긴장도 저하
⑤ 선천성 심장질환 동반, 호흡기 감염 잦음
⑥ 대천문 폐쇄 지연

03 다운증후군 아동이 작은 키, 심한 성장 지연을 보인다. 가장 먼저 해야 하는 검사는?

① 뇌파검사　　　　　　　　　② 성호르몬 검사
③ 성장호르몬검사　　　　　　④ 염색체 검사
⑤ 갑상선호르몬검사

[치료 및 간호]
① 치료법은 없으나 가능한 건강하도록 지지, 정기적 장애선별 검사
② 신체적 문제를 예방
- 구강 호흡을 하므로 수유는 소량씩, 중간에 쉬는 시간을 갖도록 함
- 코 청결, 가습기 사용과 체위배액 및 타진(비강 점막의 건조 방지)
- 식사량 감독(변비와 비만 예방)
- 근육긴장 저하로 인해 열손실이 증가하므로 보온
- 혀가 앞으로 나와 있으므로 음식을 입안 깊숙이 넣어줌
- 시력, 청력 검사
- 심한 성장지연이 있는 경우 : 갑상선 기능 검사
③ 조기 중재 프로그램 : 강화 프로그램, 가정에서 일대일 시간을 통하여 강화
④ 특수학교, 사회 교육

04 주의력결핍-과잉행동장애에 관한 설명으로 옳은 것은?

① 여아에게 호발
② 특정 물건에 집착을 보임
③ 호흡기계 감염이 자주 발생
④ 의사소통이 잘 안되고 독특한 놀이형태가 나타남
⑤ 유전적 관련이 있을 가능성 높음

원인 : 유전, 중추신경계 이상, 임산부의 약물 사용, 진통이나 분만 관련 합병증

05 주의력결핍-과잉행동장애의 간호중재로 옳지 않은 것은?

① Ritalin 약물요법을 시행한다.
② 아동의 능력이나 자존감을 향상시키는 전략을 갖는다.
③ 가족의 강점을 강조하며 지지한다.
④ 칭찬은 아동에서 무조건 강점이므로 격려한다.
⑤ 일관성이 있는 긍정적인 피드백을 제공한다.

[치료 및 간호]
① 인지행동요법, 아동의 능력이나 자존감 향상을 위한 전략을 수립
② 약물치료 : Ritalin, Dexedrine, Adderall
③ 교육적 중재 : 돌발 행동이 심한 경우, 환경이 소규모이고 잘 통제되는 특수한 교육자원 시설을 권장
④ 가족지지 및 상담 : 장애에 대한 정보를 제공, 아동과 가족의 강점을 강조, 무조건적 칭찬 보다는 행동에 분명한 지침 제공, 일관성 있는 태도로 긍정적인 피드백 제공, 정서적인 긴장을 감소시켜 줌

06 인지 장애 아동과 가족을 위한 간호계획으로 옳은 것은?

① 자기관리 능력을 최대한 키울 수 있도록 계획한다.
② 이상한 행동을 할 때 제한하도록 한다.
③ 사회적 활동은 자극을 줄 수 있으므로 계획하지 않는다.
④ 아동의 발달정도에 맞게 계획한다.
⑤ 정상 아이와 같은 교육을 계획한다.

해설 발달정도를 고려한 계획, 무리하게 세우지 않음

07 청각 장애를 가진 아동을 위한 간호중재로 옳은 것은?

① 주변소음은 적응을 위해 그대로 둔다.
② 정확한 발음을 위해 속도를 내면서 말한다.
③ 사진, 손짓을 이용하기보다 독순술을 이용한다.
④ 시각장애가 없다면 독순술을 통할 때 거의 이해한다.
⑤ 대화 전에 보청기를 사용하는지 물어본다.

해설 [간호]
① 모든 아동에게 청력기능 선별검사 : 청각장애로 언어장애가 초래
② 의사소통 과정을 증진
③ 청력보조기구 사용 확인
④ 독순술 : 시력장애 없이 주의 집중이 가능할 때, 상대방이 말한 단어의 40% 정도만 이해 가능
⑤ 신호 언어 : 수화
⑥ 언어치료 : 말하는 것을 배우도록 함
⑦ 보조기구 : 전화나 현관벨의 섬광화, 훈련된 개
⑧ 사회화 : 사회적 접촉을 촉진하는 방법을 가족과 논의
⑨ 청력장애를 예방하기 위한 방법을 지지 : 중이염 예방

CHAPTER 11

We Are Nurse

위아너스
간 호 사
국가시험
이 론 편

근골격계 문제를 가진 아동 간호

아동간호학

UNIT 01 아동의 근골격계 특성 ★★

(1) 골단 성장판

① 연골이 뼈로 전환되어 길이 성장을 하는 뼈의 양끝 부위
② 뼈의 약한 부위로, 손상은 성장 방해

(2) 두꺼운 골막

① 혈액과 영양을 뼈에 제공
② 골막은 골절 시 손상되지 않을 수 있음
③ 개방성 골절의 골막 손상은 치유가 느림

(3) 성장 중인 뼈

① 충분한 혈액이 공급되어 치유가 빠름
② 가골을 빨리 생성

(4) 유연한 뼈

① 성인뼈보나 훨씬 구멍이 많아 뼈의 한쪽 골막이 파열되고 한쪽은 휘어지는 불완전한 골절인 선상골절(green-stick fracture, 생목골절, 압박 받은 쪽은 구부러지고 반대쪽은 부러지는 경우)이 많음
② 1세 이하의 영아는 뼈가 휘어질 수 있으나 골절되지는 않아 골절이 흔하지 않음
   • 팽륜골절(buckle fracture) : 충격이 가해졌을 때 벌어지고 융기되거나 튀어나오는 형태의 골절
   • 요곡골절(bend fracture) : 부러지기 전에 휘어지는 형태

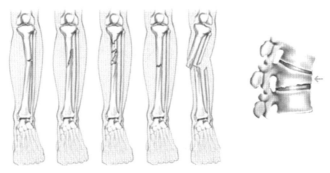

[골절의 종류 : 선상골절, 나선골절, 분쇄골절, 횡골절, 복합골절, 척추압박골절]

(5) 연령에 따른 운동범위의 감소

① 아동의 연조직은 탄력 있음

② 탈구나 염좌는 흔하지 않음

※ 사정 내용

5P(Pain, Pallor, Pulse, Paresthesia, Paralysis) : 통증, 창백, 맥박, 지각 이상, 마비

🔰 UNIT 02　　석고붕대 아동 간호 ★

① 건조하게 유지, 목욕 시에는 플라스틱 봉투나 랩으로 보호, 혹은 스펀지 목욕, 두드리지 말 것, 건조 목적으로 드라이기나 히터 등을 사용 금지

② 서혜부, 회음부 주위의 석고붕대 끝은 대소변으로 오염되지 않도록 주의, 석고붕대를 젖지 않도록 하기 위해 방수 테이프로 감쌈.

③ 피부 손상을 일으키므로 긁거나 피부 밑에 포크나 연필, 다른 물건으로 찌르지 않도록 함

④ CMS(circulation, motor, sensory) 관찰

→ 순환계, 신경계, 피부통합성(말초 부위 순환, 감각, 색, 온도), 악취나 분비물이 있을 경우, 마비, 떨림, 부종, 갑작스런 통증 시 의사 보고

⑤ 근육과 관절의 수동적 운동

⑥ 제거 시 아동에게 사전에 충분한 설명을 하여 신체 손상에 대한 두려움에 대한 중재

🔰 UNIT 03　　견인 아동 간호

1) 견인 아동의 간호

① 핀 삽입부위의 감염 여부 매일 관찰

② 소량의 장액혈액성 분비물은 정상적으로 나타남(조직윤활제)

③ 견인과 적절한 재정렬 상태를 유지하는 것이 견인을 효과적으로 행하는 가장 중요한 간호책임

④ 처방 없이 추의 무게를 줄이지 않아야 하고 당기는 힘의 정확한 방향을 유지

⑤ 부종, 순환(맥박상태), 감각의 변화 확인, 피부염증과 잠재적 손상을 예방하기 위한 간호 필요

⑥ 근 약화 예방하기 위한 능동적 관절운동, 물리치료 프로그램 이용

⑦ 추가 공중에 매달려 있어야 함

⑧ 적절한 수분 공급, 칼슘 섭취, 합병증 예방(감각손상, 감염, 치료효과 부적절 등)

2) 견인의 형태

① 손으로 하는 견인 : 골절부위의 원위부를 손으로 잡아당김, 석고붕대를 적용하는 동안 시행될 수 있으나, 대개는 폐쇄정복을 시행할 때 수행

② 피부견인 : 피부 표면에 직접, 골격구조에 간접 적용. 견인기전은 접착붕대 또는 탄력붕대를 피부에 부착 두 가지 모두 견인력 분산시키기 위해 부드럽고 스펀지가 붙어 있는 견인끈 위에 적용

③ 골격견인 : 골격 원위부 뼈의 직경 내로 혹은 통과하여 삽입된 핀, 철사 또는 집게에 의하여 골격구조에 직접 사용

💊 UNIT 04 　 근골격계 문제를 가진 아동 간호

1) 선천성 고관절 탈구 ★★★

(1) 정의

골반의 비정상적인 발달과 관련되어 대퇴관절의 불완전한 태아기 발육(남:여=1:9)

(2) 원인

1개월 이내 신생아, 가족력, 산모의 호르몬 영향

(3) 진단

① Barlow test, Ortolani test, Trendelenburg 징후

② MRI, CT, 초음파

(4) 증상

① 탈구된 쪽 대퇴가 짧음(Allis' sign), 제한된 외전

② 탈구된 다리의 안쪽 대퇴 위의 피부 주름이 많음, 걸음걸이의 변화, 다리길이의 불균등

종류	방법	그림
Allis 검사	아동을 눕혀서 무릎 세우면 탈구된 무릎의 높이가 낮음	

Ortolani 검사	- 탈구된 다리를 제 위치에 넣었을 때 느껴지는 마찰음 - 아동을 눕혀서 무릎, 고관절을 90° 굴곡 시키고 중지는 큰돌기(대전자부위), 엄지는 작은 돌기(소전자부위) 부위에 두고 대전자 부위를 내측으로 밀면 탈구된 쪽에서 "뚝" 마찰음과 함께 고관절이 정복되는 느낌이 듦	
Barlow 검사	- 엉덩이 관절을 중립 또는 약간 바깥 쪽으로 밀어 탈구를 유도해서 느껴지는 마찰음 - 고관절, 무릎관절 90° 굴곡 시키고 중지는 큰돌기(대전자부위), 엄지는 작은 돌기(소전자부위) 부위에 두고 후외방으로 밀면 "뚝" 마찰음과 함께 고관절이 탈구되는 느낌이 듦	
Trendelenburg 징후	탈구가 있는 쪽으로 서고 정상 다리를 들면 정상쪽으로 기울어짐	

(5) 치료 및 간호

① 외전장치 ★ : 파브릭 보장구(Pavlik harness, 일차적 치료 방법(대퇴골두를 관골구 안으로 정복)) 생후 6개월 미만의 영아에게 가장 많이 사용하는 정복장치, 무릎 굴곡, 고관절 60도 외전 유지, 끈 길이를 함부로 조절하지 않기, 기저귀를 갈 때 보장구를 제거하지 않기, 보장구 안에 면내의 착의, 압박되는 어깨부위에 패드 적용, 로션이나 파우더는 피부가 자극되므로 금지, 피부 상태 자주 관찰

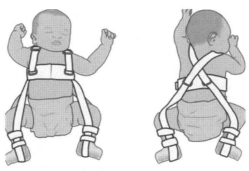

[Pavlik harness]

② 견인 : Bryant, Buck, Russel ★

견인 종류	방법	그림
Bryant 견인	• 한쪽 방향으로 당기는 피부견인 • 2세 이하 혹은 12~14kg 이하 • 아동의 체중이 역견인 역할 • 둔부가 침대에서 약간 떨어지게 하고 90° 각도로 구부림 • 선천성 고관절 탈구에 적용	
Buck 신전 견인	• 하지에 적용하는 피부견인으로 신전 상태 유지 • 둔부를 굴곡하지 않아 적용 부위 고정 후 체위변경이 용이 • 단기간에 적용 가능	
Russell 견인	• 무릎아래 패드를 대고 하지에 적용하는 피부 견인 • 지시된 각도를 유지 • 두 방향으로 견인선 유지(수평, 수직) • 하수족 예방을 위해 지지 필요	

③ 정복과 석고붕대 : spica cast
④ 성장과 발달 증진, 신체 운동성의 유지, 정상 수면양상 유지
⑤ 피부보호 : 체위변경, 피부를 매일 씻고 건조, 기저귀 자주 교체
⑥ 부모 교육과 지지

2) 쇄골 골절

분만 시 가장 잘 발생하는 쇄골의 손상

(1) 원인

과체중 영아의 두정위 혹은 둔위 분만

(2) 증상

① 골절된 쪽의 팔의 모로반사 소실
② 국소 부종, 골절된 골편이 부딪칠 때 마찰음

(3) 치료 및 간호

골절부위 고정 : 삼각대 또는 8자 붕대 적용

3) 사경(Torticollis)

선천적 혹은 후천적으로 목이 침범 받은 쪽으로 돌아가고 기울어져 움직임에 제한을 가짐

(1) 원인

① 선천적 요인

② 둔위분만, 겸자 분만에서 발생률이 높음

(2) 증상

① 머리는 손상부위 방향으로 턱은 반대로 기울임

② 손상 받은 흉쇄유돌근에서 덩어리가 만져질 수 있음

③ 얼굴 비대칭을 동반한 사두증(기울어진 머리)이 나타날 수 있음

(3) 치료 및 중재

① 1년 내 교정되지 않으면 지속될 수 있어 수술 요법

② 운동요법 : 스트레칭, 신장 운동

4) 척추만곡증 ★★★★

(1) 척추측만증

가. 정의

① 척추가 10° 이상 옆으로 굽은 것

② 청소년기에 가장 흔한 척추골 기형

③ 성장이 빠른 14세 이하 여아에게 호발

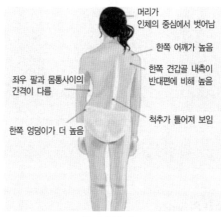

머리가 인체의 중심에서 벗어남

한쪽 어깨가 높음

한쪽 견갑골 내측이 반대편에 비해 높음

좌우 팔과 몸통사이의 간격이 다름

척추가 틀어져 보임

한쪽 엉덩이가 더 높음

[척추측만증]

나. 원인

① 선천적 척추측만증 : 자궁 내 척추 생성 과정에서 기형

② 후천적 척추측만증 : 청소년기에 가장 흔한 나쁜 자세, 종양이나 감염, 영양

다. 증상

① 서 있는 위치에서 어깨 높이 다름, 견갑골 튀어나옴, 둔부의 높이 다름

② Adam's 검사(전방굴곡 검사)에서 손을 뻗어 앞으로 굽힐 때 등의 높이 다름

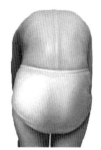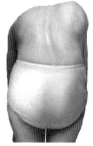

[Adam's검사]

라. 치료 및 간호 ★

    ① 관찰 : 25도 이하인 경우

    ② 보조기 : 25~40도 만곡 시 적용, 성장이 멈출 때까지 착용, 피부 손상을 방지하기 위해 로션이나 파우더를 바르지 않음

    ③ 수술 : 40도 이상인 성장기의 아동

    ④ 신체상 손상 예방과 지지, 피부 통합성 유지

    ⑤ 보조기 착용 교육 : 목욕, 운동, 취침 시를 제외하고 착용하도록

(2) 척추후만증

가. 정의

    45° 이하의 척추후만증은 정상이나 45° 이상은 병리학적 이상

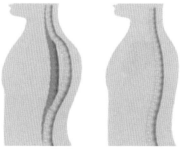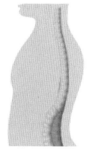

[척추 후만증, 정상 척추, 척수 전만증 비교]

나. 임상증상

    통증과 피로 호소

다. 치료

    ① 45~65°의 만곡은 brace

    ② 65° 이상의 만곡은 수술 시행

5) 만곡족(Clubfoot)

    ① 종류

      • 첨족 : 발이 바닥면으로 굽은 굴곡

      • 종족 : 발이 발등 쪽으로 굽은 굴곡

    ② 원인 : 유전, 다른 선천적 기형(뇌성마비) 발생과 연관, 남아에게 빈번

③ 증상 : 내반첨족(발이 아래쪽과 안쪽으로 향한 복합 굴곡)이 빈번(95%), 일측성 또는 양측성, 출생 시 발견

④ 치료 및 간호 : 기형감소(Denis browne 요법, 석고붕대법), 발을 이완

※ 석고붕대 적용시 CMS(circulation, motor, sensory) 관찰

→ 순환계, 신경계, 피부통합성(말초 부위 순환, 감각, 색, 온도), 악취나 분비물이 있을 경우, 마비, 떨림, 부종, 갑작스런 통증 시 의사 보고

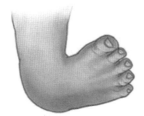

[만곡족]

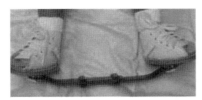 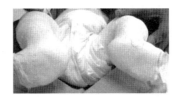

[Denis browne 요법, 석고붕대법]

6) 근이양증 ★

(1) 정의

① 단백질의 부족으로 유발되는 골격근의 퇴행성 질환

② 뒤시엔느형 근이영양증(가장 흔한 형태)은 근육세포가 위축되어 쇠약해지는 진행성 퇴행성 유전병

(2) 원인

반성유전, 남아에게 호발

(3) 증상

① 진행성 근육쇠약, 요추전굴증, 바닥에서 일어나는데 어려움(Gower 증후)

② 남아는 IQ가 90 이하로, 지적 한계와 우울로 인해 좌절에 대한 참을성이 약해지며, 감정적 미성숙 증상

(4) 치료 및 간호

① 물리치료, 보조기 사용, 수술

② 적절한 신체운동 유지, 체위변경, 폐 손상 방지, 가족지지와 가족대처 증진을 위한 지지, 체온조절

7) 골수염 ★★

(1) 정의

외상이나 세균감염 등에 의해 골수조직에 염증이 발생하는 질환

(2) 원인

① 뼈의 감염(성장이 빠른 장골에 주로 나타남)

② 남아 5세 이하의 아동에게 호발

③ Staphylococcus aureus(황색포도상구균) 가장 흔함

④ Streptococcus phygens, Hemophilus influenza, E. coli

(3) 증상

① 영아 : 고열, 안절부절, 수유장애

② 연장 아동 : 고열, 통증, 열감, 압통과 발적, ROM 제한

(4) 치료 및 간호 ★★

① 항생제, 외과적 시술(농양)

② 통증 관리 : 주된 중재, 활동제한 유지, 침상안정, 단단한 침요, 올바른 신체선열 유지, 진통제

③ 해열제

④ 외과적 시술 시 상처 간호

⑤ 고단백, 고칼로리, 소량씩 자주 섭취

8) 소아관절염

(1) 정의

결체조직, 내장, 관절의 전신적 장애

(2) 원인

① 2~6세의 아동에게 호발, 원인불명

② 염증과정은 거의 잠행성, 외상을 의심케 하는 갑작스런 관절종창이 나타남

③ 관절의 파괴나 연축의 결과로 강직과 운동제한

(3) 임상증상

① 전신형 소아관절염

•39.5℃ 이상의 고열

•발진(몸통과 사지, 손바닥 & 발바닥 제외), 관절침해, ESR 상승

② 다수관절형

•5개 이상의 관절 침범(손목, 무릎, 팔꿈치, 발의 관절 침해가 흔함)

•발열, 발진, 빈혈, 피곤함, 식욕부진, 체중증가 부진

③ 소수관절형

•4개 이하의 관절 침범(무릎관절)

- 초조감, 피로감, 포도막 염증(slit-lamp 검사에 의해 조기발견 가능)
- 합병증으로 시력손상이나 실명 가능성

(4) 진단

① 하나의 관절이나 또는 그 이상의 관절에서 관절염의 객관적 증거(열, 통증, 압통, 운동제한)
② 같은 관절에 적어도 6주 이상 관절염 증상 지속
③ 관절염과 관련이 있거나 관절염을 유발할 수 있는 다른 질병의 배제

(5) 임상검사

① ESR(적혈구 침강 속도)↑, WBC↑, 혈중 면역글로불린 상승
② 항핵항체는 RF(-)인 소아기 관절염 아동에서 25%, RF(+)인 소아기 관절염 아동의 75%, 소수관절성 발병형 관절염의 어린 소녀에서 약 60% 발견
   cf. 항핵항체 : 자기 동종 또는 이종의 세포핵과 반응하는 특수한 혈청글로블린(IgG에 속함)

(6) 치료

가. 약물요법
   ① 일차적 약물은 아스피린(진통, 해열, 항염) → 부작용 발생 시 대체 약물 적용(부작용: 이명, 위염, 위궤양, 레이증후군)
   ② 항류마티즘 제제 : 면역체계에 대한 효과를 위해 사용
   ③ 스테로이드 : 약물에 반응하지 않는 심한 전신형 환자, 대개는 부적합, 반복적인 주사로 연골이나 뼈의 괴사 가능성
나. 물리치료
   ① 휴식 : 관절이 붓고 열감이 있을 때 효과
   ② 석고붕대 : 일정기간 휴식을 위해 사용
다. 외과적 중재
   일부에서 필요. 엉덩이, 무릎, 손목, 어깨뼈의 교체는 뼈의 성장이 멈출 때까지 연기

(7) 간호중재(목표 : 관절기능 유지, 통증 완화)

① 신체적 운동성과 적절한 휴식의 증진
② 통증조절 : 열의 적용, 자세, 활동제한, 멘톨연고(피부의 일시적 관절통증 완화), 기분전환, 이완요법(명상, 호흡, 음악, 따뜻한 물), 집중
③ 운동프로그램 : 수영, 자전거 타기, 손이나 손목운동을 위한 점토 굴리기, 일상생활 활동
④ 부목 : 편안함과 휴식 제공, 기능유지와 기형의 가능성을 감소
⑤ 최적의 영양증진 : 빈혈이 동반된 염증과정은 대사요구를 증가시켜 체중감소 혹은 체중증가
⑥ 정상발달의 증진 : 환아의 제한점보다 능력에 초점

⑦ 자존감과 신체상이 강화, 긍정적 적응의 지지
⑧ 가정 건강유지의 촉진
- 체온 상승과 발진 부위 출혈, 아스피린 요법
- 인플루엔자 감염 예방, 공공장소나 큰 기관에 가는 것을 피함

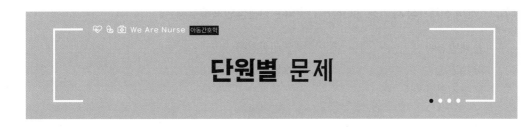

♡ ♧ ☺ We Are Nurse 아동간호학

단원별 문제

01 뼈의 압박받은 쪽은 구부러지고 반대쪽은 부러지는 아동에게 흔히 보이는 골절의 유형은?

① 나선형 골절　　　　　② 복합골절
③ 단순골절　　　　　　④ 팽륜골절
⑤ 생목골절

> **해설** 생목골절(압박 받은 쪽은 구부러지고 반대쪽은 부러지는 경우)이 많음

02 15세 영희는 척추측만증의 진단을 받았다. 나타날 수 있는 소견으로 옳은 것은?

① 골반이 수평이다.
② 오른쪽 어깨가 높다.
③ 좌우 견갑골 높이가 같다.
④ 양쪽 유방의 크기가 같다.
⑤ 양쪽 겨드랑이 선의 차이가 없다.

> **해설** [증상]
> 서 있는 위치에서 어깨 높이가 다름, 견갑골 튀어나옴, 둔부의 높이 다름
> Adam's 검사(전방굴곡 검사)에서 손을 뻗어 앞으로 굽힐 때 등의 높이 다름

03 발달성 고관절 이형성증을 진단받은 신생아에게 질병초기에 치료방법으로 적절한 것은?

① 수술
② 환측 다리에만 석고붕대 적용
③ Pavlik harness(파브릭 보장구)
④ 탄력붕대
⑤ 물리요법

> **해설** 외전장치 : Pavlik harness(파브릭 보장구, 생후 6개월 미만의 영아에게 가장 많이 사용하는 정복장치)

04 신생아 신체사정 시 가장 빈번하게 관찰되는 선천성 만곡족 유형은?

① 내반첨족   ② 외반첨족

③ 내반종족   ④ 외반종족

⑤ 양지외반족

> 해설 [만곡족]
>   ① 종류
>   • 첨족 : 발이 바닥면으로 굽은 굴곡
>   • 종족 : 발이 발등 쪽으로 굽은 굴곡
>   ② 원인 : 유전, 다른 선천적 기형(뇌성마비) 발생과 연관, 남아에게 빈번
>   ③ 증상 : 내반첨족(발이 아래쪽과 안쪽으로 향한 복합 굴곡)이 빈번(95%), 일측성 또는 양측성, 출생 시
>   발견
>   ④ 치료 및 간호 : 기형감소(Denis browne 요법, 석고붕대법), 발을 이완

05 만곡족에 대한 설명으로 옳은 것은?

① 유전이 아니라 출생 시 손상이 원인이다.
② 주로 양측성이다.
③ 다른 선천적 기형과 관련이 없다.
④ Denis browne요법으로 치료한다.
⑤ 여아에게 많다.

> 해설 4번 해설 참고

06 선천성 사경에 대한 설명으로 옳은 것은?

① 손상 받은 흉추의 침범된 근육 안에 덩어리가 만져진다.
② 얼굴은 대칭적으로 손상 받은 쪽 주름이 없다.
③ 침범된 쪽 눈이 잘 감기지 않는다.
④ 얼굴근육위축으로 빨기가 어렵다.
⑤ 머리는 손상부위로, 턱은 손상 받은 부위 반대로 기울인다.

> 해설 [증상]
>   ① 머리는 손상부위 방향으로 턱은 반대로 기울임
>   ② 손상 받은 흉쇄유돌근에서 덩어리가 만져질 수 있음
>   ③ 얼굴 비대칭을 동반한 사두증(기울어진 머리)이 나타날 수 있음

07 제태기간 40주에 질식 분만으로 태어난 신생아의 사경 치료는?

① 수술
② 손상부위 흡수 위해 약물치료
③ 자연치료
④ 침범 받은 근육을 신장시키는 운동
⑤ 덩어리 흡인요법

> 해설 [치료 및 중재]
> ① 1년 내 교정되지 않으면 지속될 수 있어 수술 요법
> ② 운동요법 : 스트레칭, 신장 운동

08 다음 중 아동골절 양상의 특징은?

① 아동은 치유과정이 성인보다 느리다.
② 성인에 비해 쉽게 골절이 나타난다.
③ 아동의 골막은 성인에 비해 얇고 약하다.
④ 골단 성장판은 손상 시 성장에 장애가 발생한다.
⑤ 아동의 뼈는 성인보다 단단하며 수분의 함량이 적다.

> 해설 [아동기 근신경 및 근골격의 특성]
> • 골단 성장판은 뼈의 약한 부위로, 손상 시 성장 방해
> • 골막은 골절 시 손상되지 않을 수 있음
> • 1세 이하의 영아는 뼈가 휘어질 수 있으나 골절되지는 않음
> • 아동의 뼈는 유연하여 한쪽 면은 골절되고 다른 한쪽은 구부러질 수 있음(생목골절)

09 출생 시 신생아에게 가장 흔하게 나타나는 골절은?

① 손목골절
② 대퇴골절
③ 상완골절
④ 쇄골골절
⑤ 장골골절

> 해설 출생 시 신생아에게 쇄골골절이 가장 호발한다.

10 영아에게 자주 발생하는 골절의 종류는 무엇인가?

① 압박골절
② 개방골절
③ 폐쇄골절
④ 복합골절
⑤ 생목골절

해설 아동의 뼈는 유연하여 한쪽 면은 골절되고 다른 한쪽은 구부러질 수 있음(생목골절)

11 하지 석고붕대를 한 유아에게 자기통제감을 유지시켜주기 위한 간호중재는?

① 절대안정을 시킨다.
② 통 넓은 바지를 입는다.
③ 침상에서 게임을 하도록 한다.
④ 친구들의 병원 방문의 기회를 높인다.
⑤ 장난감 자동차를 허용된 범위 내에서 타게 한다.

해설 유아의 자율성을 높이기 위해 게임을 하도록 함

12 다음 중 고관절 탈구에서 나타날 수 있는 증상은?

① 탈구된 다리가 길다.
② 탈구된 쪽 대퇴주름이 없다.
③ 탈구된 쪽 무릎 높이가 높다.
④ 탈구된 다리의 내전이 제한된다.
⑤ 탈구된 쪽 엉덩이에 주름이 진다.

해설 [고관절 탈구의 증상]
• 탈구된 쪽 대퇴가 짧음(Allis' sign), 제한된 외전
• 탈구된 다리의 안쪽 대퇴 위의 피부 주름이 많음, 다리길이의 불균등

13 고관절 탈구인 3일된 신생아의 증상으로 옳은 것은?

① 내전이 제한된다.
② 환측의 주름이 더 적다.
③ 무릎을 세웠을 때 환측의 무릎이 더 높다.
④ 신생아를 안아 올렸을 때 환측 다리가 더 짧다.
⑤ Allis' sign으로 탈구된 쪽으로 뚝 하는 느낌이 있다.

해설 [고관절 탈구 증상]
• Allis' sign : 아동을 눕혀서 무릎을 세우면 탈구된 무릎의 높이가 낮음
• Ortolani test(+) : 아동을 눕혀서 무릎, 고관절을 90° 굴곡시키고 고관절을 밖으로 돌리면 탈구된 쪽에서 "뚝" 하는 느낌을 받음

14 다음 중 척추측만증은 척추가 몇 도 이상 옆으로 굽은 것인가?

① 5도　　　　　　　　　　② 10도
③ 15도　　　　　　　　　　④ 20도
⑤ 30도

> 해설　척추측만증의 정의 : 척추가 10° 이상 옆으로 굽은 것

15 척추측만증이 나타나는 여아가 25~40도 만곡 시 간호중재로 적절한 것은?

① 푹신하고 부드러운 침요를 제공한다.
② 고탄수화물 및 고당음식을 권장한다.
③ 통증 경감을 위해 운동은 최소화한다.
④ 수술의 목적에 대해 설명하고 준비되도록 한다.
⑤ 보조기를 착용하도록 한다.

> 해설　[척추측만증의 종류]
> ① 관찰 : 25도 이하인 경우
> ② 보조기 : 25~40도 만곡 시 적용, 성장이 멈출 때까지 착용, 피부 손상을 방지하기 위해 로션이나 파우
> 　　더를 바르지 않음
> ③ 수술 : 40도 이상인 성장기의 아동
> ④ 신체상 손상 예방과 지지, 피부 통합성 유지
> ⑤ 보조기 착용 교육 : 목욕, 운동, 취침 시를 제외하고 착용하도록 교육

16 다음 중 발목의 복사뼈를 붙인 상태에서 무릎 사이의 거리가 5㎝ 이상 떨어져 있는 경우 의심할 수 있는 진단명은 무엇인가?

① 발목골절　　　　　　　　② 발목염좌
③ 내반슬　　　　　　　　　④ 외반슬
⑤ 만곡족

> 해설　내반슬의 진단 : 발목의 복사뼈를 붙인 상태에서 무릎 사이의 거리가 5㎝ 이상 떨어져 있는 경우

17 급성 골수염 아동의 간호중재로 옳은 것은?

① 목발 보행을 권장한다.   ② 조기 이상을 권장한다.

③ 단단한 침요를 사용한다.   ④ 단백질 제한식이를 한다.

⑤ 침상에서 ROM 운동을 격려한다.

> **해설** [골수염의 치료 및 간호]
> - 항생제, 외과적 시술(농양)
> - 해열제, 진통제를 통한 염증부위 통증 관리
> - 외과적 시술 시 상처 간호, 적절한 항생제 사용
> - 활동제한 유지, 침상안정, 단단한 침요, 올바른 신체선열 유지
> - 고단백, 고칼로리, 소량씩 자주 섭취

18 남자 아동에게 주로 발생하는 질환으로 단백질의 부족으로 유발되는 골격근의 퇴행성 질환은 무엇인가?

① 골수염   ② 근이양증

③ 내반슬   ④ 외반슬

⑤ 만곡족

> **해설** 근이양증의 정의 : 단백질의 부족으로 유발되는 골격근의 퇴행성 질환

19 뒤시엔느형 근이영양증의 임상증상은?

① 척추후만증   ② 인지기능은 정상

③ 골반근육 비대   ④ 비대칭적 근력 저하

⑤ Gower 증후

> **해설** [증상]
> ① 진행성 근육쇠약, 요추전굴증, 바닥에서 일어나는데 어려움(Gower 증후)
> ② 남아는 IQ가 90 이하로, 지적 한계와 우울로 인해 좌절에 대한 참을성이 약해지며, 감정적 미성숙 증상

CHAPTER 12

신경 문제를 가진 아동 간호

We Are Nurse

위아너스
간 호 사
국가시험
이 론 편

아동간호학

🔍 UNIT 01 　아동의 신경계 기능

1) 신경계 기능 사정

(1) 요추천자(lumbar puncture)

① 정의 : 하부요추간 지주막하부위로 척추바늘을 삽입하는 것(영아 : L3~L4, 아동 : L4~L5)

② 진단적 목적 : 뇌척수액 압력, 뇌척수액 분석, 뇌척수액 역학, X-선 검사에 필요한 물질 주입

③ 치료적 목적 : 약물 주사, 척추 마취, 조영제 제거

④ 간호중재 : 동의서
- 시술 중 : 새우등 자세, 시술 후 : 앙와위
- 천자 후 천자부위에 뇌척수액이 새어 나오는지 관찰하고 신경계 징후와 활력징후 기록, 감염 증상 확인

(2) 경막하 천자(subdural tap)

① 목적 : 경막하 삼출액과 경막하 출혈을 확인하고, 배양을 위한 뇌척수액 배액, 약물 주입, 뇌척수액량을 일시적으로 감소시키기 위해 실시

② 이탈, 호흡정지, 사망의 위험으로 인한 뇌감압을 피하기 위하여 30~35mL 이상 빼내지 않음

③ 간호중재 : 동의서
- 미라억제법 이용, 천자부위 사정, 신경계 혹인, 활력징후 사정, 몇 시간 동안 똑바로 눕힘

(3) 척추조영술(myelography)

① 목적 : 척추와 척수에 있는 선천성 병소가 있을 때와 다양한 척수종양의 진단

② 후유증으로 진행성 신경결손을 일으키는 척수압박이 생길 수도 있음

③ 간호중재 : 동의서, 금식, 조영제를 사용한 환아는 검사 후 6~8시간 동안 머리가 심장보다 높게 유지되는 자세를 취함. 경구적·비경구적으로 수분을 충분히 섭취

(4) 뇌혈관조영술(cerebral angiography)

① 목적

뇌순환의 동맥, 모세혈관, 정맥의 양상을 검사하여 동맥류, 동정맥의 기형, 발달성 기형과 같은 혈관 결함 확인

② 금기

신부전증, 조영제나 요오드에 알레르기가 있는 경우, 혈액질환, 과거에 혈전성이나 색전성 질환이 있는 경우

③ 검사 전 주의

항응고치료를 받는 경우에는 검사 전 얼마 동안 약을 일시 중단

④ 간호중재

- 사전 감각정보와 절차 설명
- 검사 후 검사부위와 압박드레싱을 확인
- 활력징후와 신경계 반응 확인
- 침상안정 : 12~24시간 동안 검사한 쪽 다리를 움직이지 않아 응괴가 이동되는 것을 막아 혈종 형성을 예방
- 검사 후 수분공급

UNIT 02 　신경계 기능장애 아동의 간호

1) 세균성 뇌막염

(1) 정의

세균이 뇌막에 침범함으로써 야기되는 중추신경계 감염

(2) 호발 및 원인

① 6~12개월 영아
② 헤모필루스 인플루엔자 뇌막염(Hemophilus influenza type B)
③ 뇌막구균성 뇌막염(Neisseria meningitidis)
④ 폐렴구균성 뇌막염(Streptococcus pneumoniae)

(3) 병태생리

뇌막염은 흔히 상기도 감염이나 중이염, 유양돌기염, 부비동염을 동반한 패혈증 후에 발생

(4) 증상

① 발열, 구토, 목의 경축, 두통, 고음의 울음, 반궁긴장
② Kernig's sign, Brudzinski's sign

③ 신경후유증 : 학습무능력, 청각장애, 시각장애

④ 천문팽창

케르니히 징후	
누운 상태에서 한쪽 다리를 90도로 올려 무릎을 굴곡시킨 후 폈을 때 저항감과 통증을 보이며 무릎관절이 굴곡을 보임	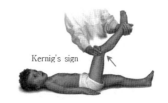
브루진스키 징후	
머리를 앞으로 굴곡시켰을 때 다리를 펴지 못하고 굴곡하며 턱이 흉부에 닿지 못하고 경직을 보임	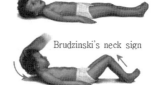

(5) 진단

CT, MRI, 뇌척수액 검사(탁한 색깔, 압력 증가, 백혈구 증가, 포도당 저하, 단백질 상승, 그람염색 양성), WBC 증가, CRP 증가(40mg/dL 이상)

(6) 치료 및 간호

① 항생제 요법 : 10~14일 동안 집중적 투여(암피실린, 클로람페니콜, 반코마이신)

② 지지요법 : 발열과 탈수관리

③ 외과적 치료 : 뇌실문합술

④ 예방 치료

　• 상기도 감염, 부비동염, 중이염 등 발생 시 신속하게 치료

　• B형 H.인플루엔자 백신

⑤ 통증관리 : 안위요법(장난감 제공, 책 읽기, 마사지 등), Lidocaine 적용

⑥ 가족대응의 증진 : 아동상태 설명, 공포와 염려 지지

⑦ 가능한 합병증의 예방 : 발열(해열제, 항생제의 신속한 투여), 부작용(청각장애 → 뇌막염 발생 시 항생제, 이뇨제)

⑧ 가정 건강유지 촉진 : 퇴원 시 신경상태와 활력징후를 발병 전의 기준과 비교 사정

2) 뇌염

(1) 정의

뇌의 염증, 때로 뇌조직과 뇌막도 포함

(2) 원인 및 특징

① 가장 많은 원인 Enterovirus, 그 다음이 Arbovirus

② 광범위한 바이러스혈증이 발생하여 중추신경계가 감염

③ 예후는 모든 영아에서 가장 좋지 않음

(3) 증상 및 진단

① 첫 증상 : 발열, 두통, 위장계 장애, 경한 호흡증상

② 중추신경계 증상 : 각성, 의식, 행동의 변화, 지속적인 발작, 뇌부종, 두개내압 증가

③ 상세한 병력, 뇌척수액 혈액, 대변, 객담, CT, MRI 뇌파검사

(4) 치료 및 간호

① 항간질성 약물 : 발작 조절

② 수화상태 관찰 : 과수화는 뇌부종 악화의 요인

③ 두개내압 관리, 발작 간호

④ 경부강직으로 베개 없이 눕힘. 침상머리를 높여줌

3) 뇌수종(=수두증) ★★★

(1) 정의

뇌실과 지주막하 공간에 뇌척수액의 생산율과 흡수율 간의 불균형으로 <u>뇌척수액이 비정상적으로 축적</u>된 질환

(2) 원인

① 출생 시나 출생 후 2~4개월에 발견

② <u>실비우스 수도관의 협착증</u>이 가장 흔한 원인

③ 후천적 뇌수종은 종양, 뇌실기형, 낭종, 두개내 출혈에 의한 감염 등

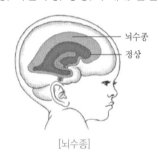

[뇌수종]

(3) 증상 : 뇌압상승 ★

가. 영아기

① 비정상적인 두위 증가, 팽창된 천문

② 두개골이 얇아지고 봉합선 분리, Macewen sign(마퀴인 징후 : 두개 내 부피 증가와 함께 두개골은 얇아지고 구조가 분리되어 파옹음(둔탁하고 항아리 깨지는 소리)이 두개골 타진 시 들림)

③ 수유장애, 고음의 울음, 움푹 들어간 눈과 일몰 현상

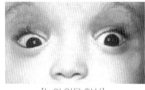

[눈의 일몰 현상]

나. 아동기

① 아침에 심한 두통과 구토 호소

② 유두부종(papilledema), 사시, 운동실조증, 불안정, 무기력

(4) 진단

두위 측정(매일), CT, MRI, 두개골 X-ray

(5) 치료 및 간호 ★

① 병소가 있는 부위 제거, 전류술 시행

② 선천성 뇌수종 환아 진단 후 즉시 Shunt 주입

③ 수술전 간호 : 뇌압상승 징후 감시, 두개내압 상승 예방을 위해 침상머리 30도 상승

④ 심호흡 측정, 동공 크기, 운동능력, 의식수준 자주 측정, 이뇨제, 진통제 투여

⑤ 수술 후 간호

㉠ 뇌압상승 징후 감시, 매일 두위 측정, 감염(합병증 가능성 높음) 예방, 수술 후 24시간 동안 머리를 상승시키지 않도록 함

㉡ 베개 없이 편평하게 눕도록 함

㉢ 뇌실복막강단락술(VP shunt)기능부전 사정 : 두개내압 조절력 감소로 인해 뇌압상승 증상(천문팽창, 과민성 증가, 구토, 봉합선 분리 등)

4) 뇌전증(간질) ★★★★★

(1) 정의

간질 발작을 일으킬 수 있는 원인 인자가 없음에도 발작이 반복적으로 발생하는 만성적 질환

(2) 원인

① 다양, 가족력

② 발병연령이 빠를수록 장애의 원인을 확인할 수 있는 가능성이 높음

(3) 증상

가. 부분발작

① 단순부분발작

• 의식변화 없고, 지속시간이 1분 이하

• 운동변화는 부분발작에서 가장 흔한 형태

• 바늘과 핀으로 찌르는 감각이나 저린 감각 등의 감각증상으로 시작

• 자율신경증 증상(구토, 창백, 홍조, 발한, 현기증, 동공이완, 빈맥, 실금)

② 복합부분발작

• 아동에서 발생하는 가장 흔한 발작 형태

• 전구증상(발작이 일어날 것을 예감하는 증상)을 경험

• 전도(발작행동의 부분)로서 감각증상(시각, 청각, 후각, 미각)과 공포감, 현기증과 의식 상실이 뒤따르면서 다양한 행동(씹기, 구역질하기, 고함치기, 울기, 웃기 등)이 발생

나. 전신발작

① 전신성 강직성-간대성 발작, 대발작(grandmal seizure)

발작은 5단계(굴곡, 신전, 진전, 간대, 발작 후)

㉠ 굴곡기 : 5초 동안 의식상실

㉡ 신전기 : 10~30초, 이때 혀를 깨물고, 무호흡증

㉢ 진전기 : 5~10초, 강직기에서 간대기로 전환되는 시기

㉣ 간대기 : 30~50초, 근육의 수축과 이완이 교대되는 특성, 무호흡 빈번, 방광 괄약근의 이완으로 실금

㉤ 발작후기 : 호흡이 정상으로 돌아오나, 창백함은 남음

② 결신발작, 소발작

- 전조 없이 의식이 잠깐 소실됨, 30초 이상 지속하지 않음
- 갑작스러운 짧은 운동 활동의 정지가 오다가 아무 일도 없었다는 듯이 하던 행동으로 돌아감

③ 간대성 근경련발작

- 근육의 빠른 움직임을 의미
- 의식이 순간적으로 상실되어 관찰이 불가할 수도 있음

④ 무긴장성 발작(atonix seizure)

빠르고 갑작스러운 순간적인 근육긴장의 상실과 의식 상실을 포함

(4) 진단

임상자료, 병력, 발작을 목격한 사람에게서 얻은 자료

(5) 치료 및 간호 ★★★★★

① 항경련제(페니토인, 카바마제핀, 페노바비탈) : 발작 행동 조절, 보통 2~3년간 발작이 없을 때까지 계속 투여, 갑자기 중단하지 않고 완치 때까지 점차 감소

② 뇌전증 수술

③ 간질 발작이 5분 이상 지속되면 즉시 내원

④ 사전 설명, 안전교육, 발작간호가 아닌 아동 간호에 초점

⑤ 발작 시 우선적 간호 ★

- 기도유지 : 분비물이 흡인되지 않도록 고개를 옆으로 돌림 ★, 옷을 느슨하게 풀어줌, 몸을 옆으로 돌림, 발작 동안 아동을 붙잡거나 입안에 어떤 것(경구약 등)도 넣지 않음, 자극을 주지 않음
- 외상 방지 : 주위 위험한 물건은 치워 둠

5) 열성경련 ★★★

급격한 체온상승(38.8℃ 이상)으로 인한 일시적 발작

(1) 원인 및 특징

① 신경계는 정상, 고열 시 체온상승으로 인함

② 남아 〉여아, 6개월~3년 흔함

③ 신경학적 손상으로 발전하지 않을 수 있으나 반복되는 경우 간질로 발전

(2) 증상

① 15분 이내로 지속되는 발작

② 간질과는 다르게 신경학적 손상 없음

(3) 간호

① 해열제 투여 : 경련 시 좌약 사용

→ 약물 : 아세트아미노펜 투약, 바이러스 질환일 때 아스피린 투약 금지(레이증후군 발생 우려)

② 발열 간호 : 미온수 목욕

③ 탈수와 경련 사정

④ 경련 간호 : 분비물이 흡인되지 않도록 고개를 옆으로 돌림, 자극주지 않음, 억제대 사용 안함, 외상 방지

⑤ 심한 경련 시 항경련제 투여

6) 이분척추(spina bifida) ★★

출생 전에 신경관의 융합이 안 되어 붙지 않고 벌어지는 장애

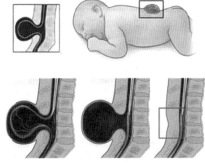

[척수수막류, 수막류, 잠재성 이분척추]

(1) 원인

유전적 소인, 임부의 엽산 결핍, 원인불명, 유해환경

(2) 진단검사

① 재태 16~18주에 혈액 내 검사(AFP), 태아 초음파, 양수천자

② 분만 후 CT scan, myelography(척수방사선 검사)

(3) 증상

가. 병소의 수준과 부위에 따라 구분

① 무뇌증(ancephyaly)

② 두개이열증(cranioschisis) : 뇌 조직이 돌출되는 두개골 결함

③ 뇌노출(exancephaly) : 뇌의 완전노출이나 두개골 결함을 통한 뇌 탈장

④ 뇌류(encephalocele) : 뇌, 뇌막이 두개골 결함으로 뇌척수낭 형태로 돌출

⑤ 잠재성 이분척추증(spina bifida occulta) : 제2요추나 제1천골의 척추궁 불융합(태아기)

⑥ 척추분열증(rachischisis) : 선천적으로 척추가 갈라진 상태

⑦ 돌출성 척추이분증(spina bifida ctstica) : 척추후궁 결손으로 수막류, 척추수막류 중 한 장애

⑧ 척수 수막류 : 척수와 수막이 밀려나와 낭을 형성, <u>가장 흔한 유형</u>

⑨ 수막류 : 수막이 결손부위를 통해 돌출되어 낭을 형성, 낭에는 뇌척수액으로 차 있음

나. 일반적 증상

보행장애, 요실금, 요정체, <u>뇌수종</u>, 뇌막염

(4) 치료 및 간호

가. 수술전 간호 ★

① 낭포가 터지지 않도록 복위로 눕힘

② 감염 예방 : 둔부 공기에 노출, 척추 하부에 기저귀 채우지 않도록 함

③ 하지의 괴사와 기형 예방

④ 무균적 습윤 드레싱

⑤ 피부관리 : 압력감소(공기매트, 울시트, 양피)

⑥ 말단부위 신경계 사정

⑦ 비뇨기계 관리 : 간헐적 카테터, 약물사용, 방광절개술

⑧ 고섬유질 식이

나. 외과적 봉합

다. 수술 후 간호

① 감염 방지, 대변, 소변에 오염 되지 않도록 함, 둔부를 노출시킴

② 쇼크 예방 : 척추보다 머리를 낮추어 뇌척수압 유지, 수술 부위의 압력을 낮춤

7) 뇌성마비 ★★★

(1) 정의

뇌의 운동영역의 손상으로 인한 <u>만성적이고 비진행적인 영구적</u> 운동기능부전 ★

뇌성마비의 50~90%는 강직성

(2) 원인

① 출생 시 저산소 환경, 미숙아, 급속분만, 모성 질 출혈, 질식, 외상, 임신중독증, 자간전증, 태내 약물노출, 감염, 두정위, 낮은 아프가 점수, 쌍생아

② 저체중 출생아는 정상 체중아보다 뇌성마비 발생률이 100배

(3) 증상

① 운동장애, 지각문제, 언어장애, 보행장애

② 수의근의 힘 조절이 비정상적이고 어려움, 목을 가누지 못함, 빳빳한 사지, 늘어지고 비정상적 자세, 대근육 운동발달 지연, 점진적 근육강직, 자세, 균형, 통합된 운동조절이 결핍

③ 강직성, 경직되어 의도된 움직임에 과도운동, 팔근육 긴장, 다리는 <u>가위모양으로 꼬임</u>

④ 무정위성(비정상적 불수의적 움직임), 무긴장성, 원시적 반사 지속

⑤ 경련 : 전신적 긴장성-간대성 경련

⑥ 수유 시 연하 곤란, 기관지 분비물 배출의 어려움으로 호흡곤란

⑦ 성장 지연, 지적 발달 저하 가능성

(4) 진단 ★

심부건반사의 항진과 지속적인 뇌간반사(모로반사, 긴장성 경반사, 낙하산반사 등)

(5) 치료 및 간호 ★

① 흡인 예방 : 기관지 점액 배출의 어려움

② 영구적이므로 완치 목적이 아닌 조기 발견, 합병증 예방과 최적의 발달 유지 도모, 일상 활동 수행

③ 적절한 영양 공급 : 고열량 식이, 소량씩 자주 제공, 턱을 지지하여 음식 제공, 연하 곤란이 있으므로 흡인 예방을 위해 삼켰는지 확인

④ 행동발달, 자아개념, 최적의 발달 증진, 인지능력/사고과정의 촉진

⑤ 필요시 항경련 요법, 수술

⑥ 물리치료, 석고붕대, 브레이스와 부목대기, 보조기구 사용 지도

⑦ 교육 : 아동과 가족의 강점을 토대로 한 언어적·비언어적 의사소통 증진, 건전한 부모 되기, 역할 증진, 가족지지, 건강한 자아개념

8) 두개내 출혈 ★

(1) 종류

가. 경막외 출혈 ★

① 두개골과 경막 사이에서 발생되는 출혈이 급속히 진행

② 흔들린아기증후군(망막혈종 동반)

나. 경막하 출혈

경막과 뇌 사이 출혈. 급성 또는 만성으로 진행

(2) 치료적 관리

① 호흡기능, 신경계 기능 사정

② 7~10일 동안 회복시간을 가질 것

③ 뇌압상승 아동과 유사한 간호중재 제공

9) 안면신경마비

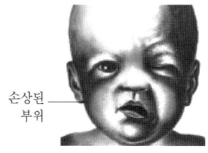

손상된 ——
부위

[안면신경마비]

(1) 원인 및 특징

① 분만 시 안면신경이 겸자나 산모의 천골에 의하여 압박을 받아 발생
② 대개 일시적, 영구적 손상은 드묾, 출생 후 몇 시간 혹은 며칠 내 회복

(2) 증상

① 비대칭 안면 : 손상된 쪽의 운동 소실, 이마에 주름이 생기지 않음
② 얼굴이 편평, 눈이 완전히 감기지 않음, 손상된 쪽 입이 벌어지고 움직이지 않고, 울 때, 정상쪽으로 돌아감
③ 수유곤란, 결막건조

(3) 간호

① 인공눈물 점안, 안구 보호
② 수유기술 교육, 제대로 빨 수 있도록 유도

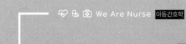

아동간호학

단원별 문제

01 아동의 팔 근육 긴장, 다리는 가위모양으로 꼬여 있는 뇌성마비의 가장 흔한 유형은?

① 진전 ② 운동실조
③ 무정위운동성 ④ 경련성
⑤ 강직성

> **해설** 뇌성마비의 50~90%는 강직성
> 강직성, 경직되어 의도된 움직임에 과도운동, 팔근육 긴장, 다리는 가위모양으로 꼬임

02 수두증 영아를 위한 가장 중요한 간호중재는?

① 격리 ② 규칙적인 수유
③ 손과 발의 부종 모니터링 ④ 뇌압상승 징후 감시
⑤ 경련 예방을 위해 자극을 주지 않도록 함

> **해설** 뇌압상승 징후 감시, 두개내압 상승 예방 위해 침상머리 30도 상승

03 출생 후 신생아에게서 일측성 안면신경 마비가 의심된다. 옳게 설명된 것은?

① 손상된 측의 눈이 잘 안 감긴다.
② 대개 영구적 손상이다.
③ 울 때 손상된 쪽 이마에 주름이 잡힌다.
④ 손상된 쪽 눈은 마비로 인해 감고 있다.
⑤ 손상되지 않은 측의 입이 벌어진다.

> **해설** [안면신경마비]
> ① 비대칭 안면 : 손상된 쪽의 운동 소실, 이마에 주름이 생기지 않음
> ② 얼굴이 편평, 눈이 완전히 감기지 않음, 손상된 쪽 입이 벌어지고 움직이지 않고, 울 때 정상쪽으로 입이 돌아감
> ③ 수유곤란, 결막건조

04 이분척추 아동 부모 교육 내용으로 옳은 것은?

① "주로 흉추 부위에 발생합니다."
② "뇌수종이 발생하는 경우는 없습니다."
③ "태생기 신경관 융합 부전으로 발생합니다."
④ "임신 12주 이내 어머니의 감염 때문입니다."
⑤ "돌출된 낭을 터뜨려서 치료합니다."

해설 [이분척추]
　– 원인 : 유전적 소인, 임부의 엽산 결핍, 원인불명, 유해환경
　– 부위 : 제2요추나 제1천골의 척추궁 불융합(태아기)
　– 간호
　　① 낭포가 터지지 않도록 복위로 눕힘
　　② 감염 예방 : 둔부 공기에 노출, 척추 하부에 기저귀 채우지 않도록 함
　　③ 하지의 괴사와 기형 예방
　　④ 무균적 습윤 드레싱
　　⑤ 피부관리 : 압력감소(공기매트, 울시트, 양피)
　　⑥ 말단부위 신경계 사정
　　⑦ 비뇨기계 관리 : 간헐적 카테터, 약물사용, 방광절개술
　　⑧ 고섬유질 식이

05 수두증 영아에게 뇌실복막강단락술을 시행하였다. 수술 후 사정해야 하는 증상은?

① 천문 팽륜, 구토, 봉합선 분리
② 출혈, 동공 축동
③ 의식소실, 경련
④ 맥빅과 호흡의 변화
⑤ 고음의 울음과 설사

해설 뇌실복막강단락술(VP shunt) 기능부전 사정 : 두개내압 조절력 감소로 인해 뇌압상승 증상(천문팽창, 과민성 증가, 구토, 봉합선 분리 등)

06 인후염으로 입원해 있는 영아의 체온이 39℃로 상승하고 입에 거품이 나며 안구가 위쪽으로 편위되는 전신 강직간대발작을 하고 있다. 우선적인 간호는?

① 고개를 옆으로 돌려준다.　　② 알코올 마사지를 한다.
③ 심폐소생술을 실시한다.　　④ 처방된 해열제를 경구투여한다.
⑤ 경련하는 동안 안아준다.

해설 [간호]
① 해열제 투여 : 경련 시 좌약 사용
→ 약물 : 아세트아미노펜 투약, 바이러스 질환일 때 아스피린 투약 금지(레이증후군 발생 우려)
② 발열 간호 : 미온수 목욕
③ 탈수와 경련 사정
④ 경련 간호 : 분비물이 흡인되지 않도록 고개를 옆으로 돌림, 자극주지 않음, 억제대 사용 안함, 외상 방지
⑤ 심한 경련 시 항경련제 투여

07 이분척추 영아에게 뇌수종 발생 가능성을 인식하기 위해 필요한 검사는?

① 요추 천자 시행
② 뇌혈류검사
③ 두개골 X-ray 촬영
④ MRI
⑤ 머리둘레 측정

해설 증상 발현 감지 : 두위측정

08 뇌실과 지주막하 공간에 뇌척수액의 생산율과 흡수율 간의 불균형으로 뇌척수액이 비정상적으로 축적된 질환은?

① 간질
② 뇌수종
③ 뇌막염
④ 뇌출혈
⑤ 수막척수류

해설 뇌수종 : 뇌실과 지주막하 공간에 뇌척수액의 생산율과 흡수율 간의 불균형으로 뇌척수액이 비정상적으로 축적된 질환

09 다음 중 간질발작 후 나타나는 응급 상황은?

① 발작 후 피로호소
② 발작 후 구토
③ 발작 전 울음
④ 발작 후 수면 상태
⑤ 발작 후 비대칭적인 동공

해설 발작 후의 비대칭적인 동공은 두부의 손상을 의미하므로 응급을 요하는 경우

10 수두증의 가장 흔한 원인은 무엇인가?

① 경련
② 고혈압
③ 임부의 풍진감염
④ 임부의 엽산 결핍
⑤ 실비우스 수도관의 협착증

해설 [수두증의 원인]
- 가장 흔한 원인은 실비우스 수도관의 협착증
- 후천적 뇌수종은 종양, 뇌실기형, 낭종, 두개내 출혈에 의한 감염 등

11 열성 경련 환아의 특징으로 옳은 것은?

① 가족력이 있다.
② 뇌파 검사에서 비정상적인 소견이 나타난다.
③ 발작이 주기적으로 나타난다.
④ 항경련제 복용을 중지한 경우 나타난다.
⑤ 발작 후 신경결합의 후유증이 남는다.

해설 열성 경련은 가족력이 있으며 고열 발생 후에 경련이 나타나는 특징

12 뇌출혈로 인해 뇌압이 상승된 아동을 위한 적절한 간호 중재는?

① 머리를 낮춘다.
② 수분을 섭취시킨다.
③ 보온을 해준다.
④ 아동을 자극시킨다.
⑤ 머리를 높인다.

해설 뇌압 상승 시에는 머리를 상승하여 뇌압을 줄임

13 다음 중 이분척추 환아를 위한 적절한 간호는 무엇인가?

① 저섬유식이
② 무균적 습윤 드레싱
③ 기저귀를 잘 채워 줌
④ 단단한 매트리스 사용
⑤ 수술 후 둔부가 노출되지 않게 함

해설 [이분척추의 치료 및 간호]
(가) 수술 전 간호
① 낭포가 터지지 않도록 복위로 눕힘
② 감염 예방 : 둔부 공기에 노출, 척추 하부에 기저귀 채우지 않도록 함
③ 하지의 괴사와 기형 예방
④ 무균적 습윤 드레싱
⑤ 피부관리 : 압력감소(공기매트, 울시트, 양피)
⑥ 말단부위 신경계 사정
⑦ 비뇨기계 관리 : 간헐적 카테터, 약물사용, 방광절개술
⑧ 고섬유질 식이
(나) 외과적 봉합
(다) 수술 후 간호
① 감염 방지, 대변, 소변 오염이 되지 않도록 함, 둔부를 노출시킴
② 쇼크 예방 : 척추보다 머리를 낮추어 뇌척수압 유지, 수술 부위 압력을 낮춤

14 뇌의 운동영역의 손상으로 인한 만성적이고 비진행적인 운동기능부전을 무엇이라 하는가?

① 간질
② 뇌수종
③ 뇌막염
④ 뇌성마비
⑤ 수막척수류

해설 뇌성마비의 정의 : 뇌의 운동영역의 손상으로 인한 만성적이고 비진행적인 운동기능부전

15 뇌성마비 환아에 대한 간호중재로 옳은 것은?

① 뇌압상승 예방에 대해 교육한다.
② 주기적으로 뇌파검사를 받도록 교육한다.
③ 특수교육 프로그램을 활용한다.
④ 위관영양을 실시한다.
⑤ 물리치료는 가능한 천천히 시작한다.

해설 [뇌성마비 아동 치료]
물리치료, 석고붕대, 브레이스와 부목대기, 수술, 특수교육 프로그램을 활용

16 **간질 아동을 위한 간호 중재로 옳은 것은?**

① 증상이 없으면 약을 중단하도록 한다.
② 간질로 인해 뇌압이 상승되지 않도록 한다.
③ 대부분 유전적 요인이므로 유전상담을 받도록 한다.
④ 지능에 영향을 미치므로 특수교육을 받도록 한다.
⑤ 간질 발작이 5분 이상 지속될 경우 즉시 내원하도록 한다.

해설 [간질의 치료 및 간호]
① 항경련제(페니토인, 카바마제핀, 페노바비탈) : 발작 행동 조절, 보통 2~3년간 발작이 없을 때까지 계속 투여, 갑자기 중단 하지 않고 완치 때까지 점차 감소
② 뇌전증 수술
③ 간질 발작이 5분 이상 지속되면 즉시 내원
④ 사전 설명, 안전교육, 발작 간호가 아닌 아동 간호에 초점
⑤ 발작 시 우선적 간호
　• 기도유지 : 분비물이 흡인되지 않도록 고개를 옆으로, 옷을 느슨하게 풀어줌, 몸을 옆으로 돌림, 발작 동안 아동을 붙잡거나 입안에 어떤 것(경구약 등)도 넣지 않음, 자극을 주지 않음
　• 외상 방지 : 주위 위험한 물건은 치워 둠

CHAPTER 13

We Are Nurse

전염성 문제를 가진 아동 간호

위아너스
간호사
국가시험
이론편

아동간호학

● ● ● ●

🩺 UNIT 01　요충증 ⭐

1) 정의

　요충(Enterobius vermicularis)감염에 의한 항문 기생충 질환

2) 증상

　항문 주위 심한 소양증

3) 진단

　① tape test : 테이프를 이용하여 항문에 여러 번 접착하여 충란을 채취 후 현미경 검사
　　→ 밤에 테이프를 붙이고 아침에 채취, 충란이 채취될 때까지 반복
　② 잘 때 항문 주위에서 눈으로 확인

4) 치료 및 간호

　① alvendazole, mebendazole(vermox) 구충제 투약, 재감염 고려하여 20일 간격으로 반복투여
　② 철저한 손씻기, 위생교육, 침구류와 옷은 분리해 뜨거운 물로 세탁
　③ 통목욕 보다는 매일 샤워, 손톱 밑 청결, 좌변기 청소
　④ 충란의 저항력과 전파력이 강하여 가족 전원 치료

🩺 UNIT 02　수족구

1) 원인 및 특징

　① Coxsackie virus A16, ② 높은 전염력, ③ 7~10일 안에 회복

2) 증상

　① 감기 증상, ② 손바닥, 발바닥 수포성 구진(가려움증은 없음), ③ 구강 내 통증성 궤양, 수포, 입 안 통증으로 섭취 곤란

3) 치료 및 간호

① 예방이 최선, ② 대증요법, 항생제 불필요, ③ 철저한 손씻기, ④ 자가 격리

UNIT 03 기타 전염성 문제

	디프테리아(diphtheria)	파상풍(tetanus) ★	백일해(pertussis) ★★★★
원인균	Corynebacterium diphtheriae	Clostridium tetani	Bordetella pertussis
전파	비인두 비말, 공기, 직접접촉	오염된 흙이나 장분비물로부터 상처 부위 통해 전염	공기, 비인두물 직접 접촉, 비말
임상 증상	• 코 부위 : 콧물 장액혈액성에서 화농점액성, 콧물로 윗입술 헒 • 편도/인두/후두 : 식욕부진, 권태감, 미열, 인두와 후두를 덮는 희거나 회색의 유착성 점막, 쉰목소리, 호흡곤란, 개 짖는 기침, 경부임파절증. 심폐허탈 • 피부 : 점막의 궤양성 병변 • 진단 : Shick test(+)	• 신경계 침범하여 강직성 경련, 근 수축 • 전형적인 아관긴급(trismus), 저작근 경련으로 턱을 벌리기 어려움 • 자극과민증, 불안정, 연하곤란, 경소증 • 치명적인 성문경련과 후두경련, 고열, 빈맥, 저혈압, 심장마비	• 카타르기(1~2주) : 콧물, 결막염, 눈물, 기침, 미열, 두통, 식욕부진, 전염성 강함 • 경해기(4~6주) : 발작적 기침, 흡기 길어지고, 흡기 말에 '흡'하는 소리 남, 다량의 점성 가래 • 회복기(1~2주) : 기침을 여러 달 지속, 모든 간헐적인 호흡기 감염은 기침, 구토 동반
치료 & 간호	• 디프테리아 항독소나 Erythromycin 항생제 투여 (14일간 경구 또는 정맥투여) • 페니실린G를 14일간 IM투여 • 항생제 투여 후 48시간이 경과하면 전염력 소실 • 치료 후 두 번 연속 배양검사 상 균이 자라지 않는 것 확인 • 지지요법, 안정, 가습기 • 호흡유지를 위한 기관절개세트 준비 • 합병증(심근염) 예방 : 절대안정	• 파상풍 항독소 투여 • 증상이 발현된 시점은 파상풍 독소가 신경계에 이미 침범된 상태이므로 대증요법 시행 [Diazepam, Midazolam의 Propofol의 Benzodiazepine계 약불, 신경근 차단술, TIG, Metronidazole] • 필요 시 상처부위 배농이나 절제 시행 • 경련예방 위해 자극을 최소화 : 조용하고 조명이 밝지 않으며, 외부자극이 적은 공간에서 간호 • 단기간 동안 기계호흡 적용 • 회복기에 접어들면 파상풍 백신 접종 필요 [이환된 후에도 면역 획득 안됨] • 격리 불필요	• 격리 • 대증치료 • 기도유지, 안위제공, 식이요법, 습도유지, 수분섭취 • 항생제(erythromycin 또는 ampicillin) 투여 → 전염력 감소 및 증상 호전에 도움이 되지만, 발병 초기에 투여하지 않으면 증상 경감은 기대하기 어려움 • 해열제 • 합병증 예방 : 기관지 폐렴 • DPT 예방접종

	홍역(measles) ★★★★★	이하선염(볼거리(mumps)) ★★★★	풍진(rubella) ★
원인균	measles virus	Paramyxovirus	Rubella virus
전파	감염자의 직접접촉, 비말감염	감염자의 직접접촉, 비말감염	직접접촉, 비말, 비인두분비물
임상 증상	• 전구기(카타르기) : 열, 코플릭 반점(구강점막 모래알 모양), coryza(콧물), conjunctivitis (결막염), cough(기침) → 눈부심, 광선기피증 • 발진기 : 얼굴 및 귀 뒤에서 시작 → 아래로 확산 • 회복기 : 발진이 났던 순서대로 소실, 색소침착, 허물 벗겨짐 • 전염기간 : 발진 전 4일~발진 후 5일(전구기)	• 전구증상(고열, 근육통, 두통, 권태감) 나타난 후 귀밑샘 종창 • 뇌척수막염, 고환염, 난소염 합병증 가능 • 전염기간 : 종창시작 전·후에 전염력 강함	• 전구기 : 미열, 두통, 결막염, 권태감, 콧물 • 발진기 : 얼굴에서 시작, 귀 뒤, 목 뒤, 후두부 림프절 발진 후 하루 만에 온몸으로 확산 • 전염기간 : 발진 전 7일~발진 후 5일
치료 & 간호	• 감염 후 3일 이내 감마글로불린 투여 • 침상휴식, 해열제, 눈간호, 방 어둡게 함(눈부심 완화) • 차가운 습기 제공, 콧물, 기침 완화 • 홍역 진단 환아의 형제나 아동 : 일주일 내 면역글로블린 투여	• 격리(종창과 열이 가라 앉을 때까지) • 자연치유되므로 대증요법 • 고열과 통증완화 위해 해열진통제 투약 • 자극 없는 부드러운 유동식 제공, 씹는 음식 피함, 신맛은 통증 유발하므로 제한 ★ • 합병증(고환염, 난소염) 예방	• 해열제 & 진통제 • 임산부 감염 : 태아기형 • 가임기 여성 임신 전 예방접종(임신 3개월 전 태반을 통해 수직감염 되어 태아 기형의 원인) • 격리

	장티푸스(typhoid fever)	콜레라(cholera)	성홍열(scalet fever) ★★
원인균	Salmonella typhosa	Vibrio cholerae	A군 β-용혈성 연쇄상구균
전파	오염된 물과 음식물	오염된 물과 음식	감염자와 보균자의 비인두 분비물
임상 증상	• 영아 : 경미한 위장염에서 심한 패혈증까지, 구토, 복부팽만, 설사가 흔하며 발열, 경련, 간비대, 황달, 식욕부진, 체중 감소 • 연장아 : 발열, 기면, 근육통, 두통, 복통, 불규칙한 경과를 가짐	• 통증 없는 물 같은 설사 갑자기 발생 • 대변은 색깔이 옅어지면 점액 섞여 있음 • 탈수와 전해질 불균형, 발작과 혼수로 진행될 수도 있음	• 전구기 : 갑작스러운 고열 • 내발진기 　– 편도선 비대, 인후통 　– 흰 딸기혀(1~2일) → 붉은 딸기혀(4~5일) • 발진기 : 3일째 전신, 관절 접히는 부위 밀도 증가, pastia sign(팔오금에 분홍이나 붉은색 가로선), 입주위 창백 • 피부낙설기 • Dick test 피내반응

| 치료 & 간호 | 수분과 전해질 평형 유지, 손 세척 등의 위생습관, 꼭 끓인 물 마시기, 어패류는 완전히 익혀서 먹기 | • 보존적 치료
• 경구 또는 정맥으로 수분, 전해질 공급
• 증상이 가벼운 경우 경구 수액 치료만으로 충분하며 구토를 동반한 심한 탈수 환자는 정맥 수액 치료 필요
• 예방 : 물과 음식물은 반드시 끓여 먹음, 개인위생 철저
• 관리 : 격리기간은 설사 증상이 소실되고 48시간 후까지(입원 또는 자가 격리) / 환자, 보균자의 배설물에 오염된 물건 소독 | • Penicillin(효과적), Erythromycin, 침상안정, 해열제, 유동식(자극 감소)
• 피부발진이 없어도 전염력 있을 수 있음
• 비말감염예방(칫솔 폐기, 음식물 용기 개별적으로 사용)
• 류마티스열, 급성사구체신염 등 합병증 예방 관리 |

	수두(chickenpox varicella) ★★★★	전염성 홍반 (erythema infectiosum)	소아장미진, 돌발진 (roseola infantum)
원인균	Varicella-zoster virus	Human parvovirus B19	Human herpesvirus type6
전파	직접접촉, 비말감염	호흡기 분비물과 혈액	불명
임상 증상	• 전구기 : 미열, 심한 소양증 동반한 발진 • 발진기 : ①반점 ②구진 ③수포 ④가피 순으로 진행 • 전염기간 : 발진 1일 전부터 가피 형성까지(첫 수포 발생 6일 후) • 분포 : 몸통에서 → 전신으로(심한 소양증)	• 1단계 : 얼굴, 뺨 맞은 듯한 홍반 • 2단계 : 1일 후 상하지에 구진성 홍반 • 3단계 : 발진 사라지나 피부자극이 있을 경우 다시 나타남(태양, 열·냉)	• 건강한 아동이 3~4일 동안 고열지속 • 발진의 출현과 함께 열이 급격히 떨어짐 • 발진은 몸통에서 시작 • 소양증은 없음
치료 & 간호 ★	• 항바이러스 제제 투여(Acyclovir) • 소양증 간호(손톱 짧게, 칼라민 로션, 보습, 면제품 착용, 헐렁한 옷, 전분목욕, 서늘한 환경) • 수포를 터뜨리지 않음 :전염, 상흔을 남길 수 있음, 수포를 긁지 않게 함 • 격리(수포가 건조할 때까지)	• 해열제, 진통제, 소염제 • 임신 6개월 이전 모성 감염시 태아사망 10% 차지	• 해열제

	인플루엔자(influenza)	대상포진(herpes zoster)	소아마비(polioyelitis)
원인균	Orthomyxovirus	Herpesvirus hominis	Poliovirus
전파	공기, 직접, 간접접촉	접촉, 공기	공기, 접촉
임상 증상	• Influenza A : 열(38.9℃ 이상), 오한, 두통, 식욕부진, 권태감, 근육통, 기침, 콧물, 인후통, 객담, 쉰 목소리, 복통, 오심, 구토, 설사 • Influenza B, C : 증상징후 비슷, 더 약하고 기간이 짧음	• 전구기 : 발진이 생기기전 신경절을 따라 통증 & 소양증 • 급성기 : 말초지각신경절을 따라 병소 위치, 1~4일 동안 수포가 나타나다 발진은 7~14일이 되면 사라짐	• 부정형 : 단기간의 열성질병, 열이 39.5℃ 넘지 않음 • 비마비형 : 부정형 증상, 두통, 오심, 목, 몸통, 사지의 근육 강직 • 마비형 : 비마비형 증상, 골격근과 두개근육의 허약, 장 & 방광근 마비, 호흡근부전 마비
치료 & 간호	대증요법, 침상안정, 적당한 수분섭취, 열과 근육통은 acetaminophen 투여, 비강충혈제, 가습된 공기, 진해제 등	• 항바이러스제 치료 • 치료가 늦어지면 2차 세균감염 발생 • 증상이 호전되어도 바이러스는 잠복 상태로 몸 안에 존재 • 휴식과 영양공급	• 이환된 신경의 급성 증상에 대한 보존 치료, 마비에 대한 재활 • 소아마비 유행지역 환자 발생 시 소아 대상으로 백신 투여 • 환자 격리 및 장 배설물, 구강 분비물 등에 오염된 물품 소독

단원별 문제

01 결혼을 앞 둔 여성이 태아의 선천성 기형 발생이 높다는 이야기를 듣고 풍진 예방 접종을 받으러 내원하였다. 간호교육 내용으로 맞는 것은?

① "임신 전 풍진 예방접종은 받을 필요가 없습니다."
② "임신 초기 감염 시 치료 받으면 되고 태아에게 영향은 없습니다."
③ "생백신이므로 다른 생백신과 함께 접종하시면 안 됩니다."
④ "접종하고 3개월 이내에는 피임을 하셔야 됩니다."
⑤ "풍진 접종은 일생동안 한번 하면 되고 과 투여는 오히려 위험할 수 있습니다."

> **해설** [풍진 간호중재]
> • 해열제 & 진통제
> • 임산부 격리 : 태아기형
> • 가임기 여성 임신 전 예방접종(임신 3개월 전 태반을 통해 수직감염 되어 태아 기형 원인)

02 14세 철수는 발열, 귀밑샘에 종창, 연하곤란, 부종 부위에 동통을 호소한다. 레몬을 먹었을 때 신맛보다는 통증이 심해졌다고 하는데, 이 아동에게 발생할 수 있는 합병증은?

① 풍진   ② 심내막염
③ 다발성관절염   ④ 고환염
⑤ 급성사구체신염

> **해설** 유행성이하선염 합병증 : 고환염, 난소염

03 유아가 2주전부터 지속적으로 기침을 했고, 밤마다 기침이 심해지더니 발작적으로 진행되며, 흡기 시 '흡(whoop)'하는 고음의 소리를 낸다. 의심되는 질환의 주요 감염원은?

① 혈액   ② 소변
③ 대변   ④ 공기
⑤ 기도분비물

해설 백일해 전파경로 : 공기, 비인두물 직접 접촉, 비말

04 수두의 발진 양상에 대한 설명으로 옳은 것은?

① 귀 뒤에서 시작하여 전신으로 퍼진다.
② 구강 점막에 코플릭반점이 생긴다.
③ 발진은 뺨에서 시작하여 얼굴을 맞은 것처럼 보인다.
④ 귀 밑에서 붉은 색 발진이 커져 종창으로 변해가면서 퍼져간다.
⑤ 발진은 반점, 구진, 수포, 가피 순으로 변한다.

해설 [수두의 양상]
- 전구기 : 미열, 심한 소양증 동반한 발진
- 발진기 : ① 반점, ② 구진, ③ 수포, ④ 가피
- 전염기간 : 발진 1일 전부터 가피형성까지(첫 수포 발생 6일 후)
- 분포 : 몸통에서 → 전신으로(심한 소양증)

05 홍역 환아의 방을 어둡게 하는 이유로 옳은 것은?

① 기도유지   ② 눈부심 완화
③ 소양증 완화   ④ 정서적 안정
⑤ 감염원 활동 저하

해설 [홍역]
- 감염 후 3일 이내 감마글로불린 투여
- 침상휴식, 해열제, 눈간호, 방 어둡게 함(눈부심 완화)
- 차가운 습기 제공, 콧물, 기침 완화
- 홍역 진단 환아의 형제나 아동 : 일주일 내 면역글로블린 투여

06 바이러스로 인해 발생하는 감염성 질환으로 묶인 것은?

① 디프테리아, 백일해, 홍역
② 성홍열, 풍진, 유행성이하선염
③ 백일해, 파상풍, 수족구
④ 결핵, 홍역, 풍진
⑤ 풍진, 유행성이하선염, 수두

바이러스 : 홍역, 풍진, 유행성이하선염, 수두, 수족구
세균 : 디프테리아, 백일해, 결핵, 성홍열, 파상풍

07 요충증 감염 아동의 부모교육으로 옳은 것은?

① "가족에게 전염은 안 되니 걱정 마세요."
② "진단을 위해 테이프는 일어나자마자 붙이고 검사물은 자기 전에 채취하세요."
③ "샤워보다는 통목욕을 합니다."
④ "충란이 채취될 때까지 반복하여 시행하며, 테이프를 밤에 붙이고 아침에 채취하세요."
⑤ "침구는 차가운 물로 자주 빨고 매일 좌변기를 닦습니다."

해설 [진단 및 중재]
① tape test : 테이프를 이용하여 항문에 여러 번 접착하여 충란을 채취 후 현미경 검사
→ 밤에 테이프를 붙이고 아침에 채취, 충란이 채취될 때까지 반복
② 잘 때 항문 주위에서 눈으로 확인
③ alvendazole, mebendazole(vermox) 투약, 재감염 고려하여 20일 간격으로 반복투여
④ 철저한 손씻기, 위생교육, 침구류와 옷은 분리해 뜨거운 물로 세탁
⑤ 통목욕 보다는 매일 샤워, 손톱 밑 청결, 좌변기 청소
⑥ 충란의 저항력과 전파력이 강하여 가족 전원 치료

08 파상풍 진단을 받은 아동의 간호중재 및 교육내용으로 옳은 것은?

① 의식을 주기적으로 확인하기 위해 자극을 준다.
② 경련이 있을 때는 근육의 수축을 막기 위해 마사지를 한다.
③ 증상이 나타나면 즉시 격리한다.
④ 영구면역이므로 접종은 평생 1회만 하면 된다.
⑤ 경련을 예방하기 위해 어두운 곳에 있게 한다.

해설 [치료 및 간호]
• 파상풍 항독소 투여
• 증상이 발현된 시점은 파상풍 독소가 신경계에 이미 침범된 상태이므로 대증요법 시행
  [Diazepam, Midazolam의 Propofol의 Benzodiazepine계 약물, 신경근 차단술, TIG, Metronidazole]
• 필요 시 상처부위 배농이나 절제 시행
• 경련예방 위해 자극을 최소화 : 조용하고 조명이 밝지 않으며, 외부자극이 적은 공간에서 간호
• 단기간 동안 기계호흡 적용
• 회복기에 접어들면 파상풍 백신 접종 필요 [이환된 후에도 면역획득 안됨]
• 격리 불필요

09 풍진에 걸린 환아를 위한 적절한 간호 중재는 무엇인가?

① 해열제와 진통제를 공급한다.
② 유동식이를 제공한다.
③ 눈에 냉찜질을 해준다.
④ 격리는 발진이 있을 때만 한다.
⑤ 빈맥과 저혈압의 증상을 확인한다.

> **해설** [풍진 시의 치료와 간호]
> • 해열제 & 진통제(대증요법)
> • 산부 감염 : 태아기형
> • 격리(발진 7일 전~발진 후 7일)

10 다음 중 성홍열의 전파 경로는 무엇인가?

① 공기감염   ② 피부감염
③ 불명   ④ 오염된 물과 공기
⑤ 감염자와 보균자의 비인두 분비물

> **해설** 감염자와 보균자의 비인두 분비물

11 다음 중 수두의 전파 경로는 무엇인가?

① 공기감염   ② 대변
③ 불명   ④ 오염된 물과 음식
⑤ 직접접촉, 비말감염

> **해설** 수두 전파경로 : 직접접촉, 비말감염

12 공기나 비인두물의 직접 접촉에 의해 전파되며 Bordetella pertussis가 원인균인 질환은 무엇인가?

① 콜레라   ② 대상포진
③ 칸디다   ④ 백일해
⑤ 수두

> **해설** 백일해는 Bordetella pertussis가 원인균이며 공기, 비인두물의 직접 접촉에 의해서 전파되며 전염성이 높은 질환

13 콜레라를 일으키는 전염원은 무엇인가?

① Bordetella pertussis   ② Vibrio cholerae
③ Herpesvirus hominis   ④ 진균
⑤ 기생충

해설 콜레라는 Vibrio cholerae에 의해서 발생한다.

14 백일해의 임상 증상 중 기침발작이 심해지는 시기는?

① 카타르기   ② 경해기
③ 회복기   ④ 전염기
⑤ 활동기

해설 [백일해의 분류]
• 카타르기(1~2주) : 콧물, 결막염, 눈물, 기침, 미열, 두통, 식욕부진
• 경해기(4~6주) : 기침발작, 흡기 길어지고, 흡기 말에 '흡'하는 소리남, 다량의 점성 가래
• 회복기(1~2주) : 기침을 여러 달 지속, 모든 간헐적인 호흡기 감염은 기침, 구토 일으킴

15 소아 디프테리아의 증상으로 옳은 것은?

① 치유 양상은 석회화이다.
② 국소 림프절 침범이 흔하다.
③ 코 부위 감염시 장액혈액성에서 화농점액이 분비된다.
④ 초기 감염 병변은 폐 하부에 침범한 후 상부로 감염이다.
⑤ 폐첨부위에 감염이 쉽게 온다.

해설 [디프테리아의 임상증상]
• 코 부위 : 콧물 장액혈액성에서 화농점액성, 콧물로 윗입술 헒
• 편도/인두 : 식욕부진, 권태감, 미열, 인두와 후두를 덮는 희거나 회색의 유착성 점막, 쉰 목소리, 개 짖는 기침, 경부임파절증. 심폐허탈
• 피부 : 점막의 궤양성 병변

정답 해   **13.** ②   **14.** ②   **15.** ③

16 이하선염을 앓고 있는 아동의 간호중재로 옳은 것은?

① 손톱을 짧게 깍아준다.
② 방 안을 서늘하게 해준다.
③ 가볍고 헐렁한 옷을 입힌다.
④ 씹는 음식을 피한다.
⑤ 하루 2차례 일광욕을 하게 한다.

> **해설** [유행성 이하선염 간호중재]
> • 격리(종창과 열이 가라 앉을 때까지)
> • 자연치유되므로 대증요법
> • 고열과 통증완화 위해 해열진통제 투약
> • 자극 없는 유동식 제공, 씹는 음식 피함, 신맛은 통증 유발되므로 제한
> • 합병증(고환염, 난소염) 예방

17 성홍열 아동의 회복기 간호중재로 가장 중요한 것은?

① 금식을 한다.
② 급성 사구체신염 발생에 주의한다.
③ 항바이러스제로 치료한다.
④ 고농도의 산소를 투여한다.
⑤ 감염의 전파를 차단하기 위해 격리한다.

> **해설** 성홍열의 합병증으로 급성 사구체신염, 류마티스열이 나타날 수 있으므로 주의

18 수족구병의 특징으로 옳은 것은?

① 피부 감염 이후에 나타난다.
② 바이러스 감염이다.
③ 연령이 어릴수록 발생빈도가 낮다.
④ 수포가 발생하며 소양증이 심하다.
⑤ 발진은 수포성으로 손보다 발에 더 흔히 발생된다.

19 **홍역 환아에게 있어 카타르기의 특징은 무엇인가?**

① 흰 딸기혀   ② koplik 반점
③ pastia sign   ④ 귀 뒤의 발진
⑤ 발진의 허물이 벗겨짐

20 **수두 환아의 감염기간은?**

① 미열 발생 시   ② 다양함(2~4주)
③ 증세 발현 전   ④ 발진 4일 전에서 5일 후까지
⑤ 발진 1일 전부터 가피가 형성될 때까지

21 **수두를 앓고 있는 아동에게 수포가 발생했다면 적절한 간호중재로 옳은 것은?**

① 항생제를 투여한다.   ② 금식을 시킨다.
③ 손톱을 짧게 깎는다.   ④ 방안의 조명을 어둡게 한다.
⑤ 수포를 위생적으로 터트리고 항생제 연고를 도포한다.

22 수두 환아의 소양증 완화를 위한 간호로 옳은 것은?

① 전분 목욕을 시킨다.　　　② 병실을 고습하게 해준다.
③ heat lamp를 적용한다.　　④ 따뜻한 물로 비누 목욕을 해준다.
⑤ 단백질 제한 식이를 한다.

> **해설** [수두 간호]
> • 항바이러스 제제 투여(Acyclovir)
> • 소양증 간호(손톱 짧게, 칼라민 로션, 보습, 면제품 착용, 헐렁한 옷, 전분목욕, 서늘한 환경)
> • 격리(수포가 건조할 때까지)

23 오염된 물과 음식물로 전파되는 감염성 질환은 무엇인가?

① 파상풍　　　　　　　② 홍역
③ 장티푸스　　　　　　④ 수두
⑤ 수족구

> **해설** 물과 음식을 통해서 전파되는 질환 : A형 감염, 콜레라, 장티푸스, 세균성이질 등

24 다음 중 이하선염의 전파 경로는 무엇인가?

① 조류　　　　　　　　② 음식
③ 기관지 분비물　　　　④ 분변
⑤ 혈액

> **해설** 이하선염의 전파 경로 : 비말, 타액, 소변

25 발진이 얼굴 및 귀뒤부터 시작해서 24시간 뒤에 손, 발, 전신적으로 퍼지고, 사라질 때는 발진이 났던 순서대로 사라지는 질병은?

① 볼거리　　　　　　　② 홍역
③ 수족구　　　　　　　④ 성홍열
⑤ 이하선염

> **해설** [홍역의 증상]
> • 전구기(카타르기) : 열, 코플릭 반점(구강점막), coryza, conjunctivitis, cough → 눈부심, 광선기피증
> • 발진기 : 얼굴 및 귀 뒤에서 시작 → 3~4일 전체 확산
> • 회복기 : 발진이 났던 순서대로 소실, 색소침착, 허물 벗겨짐
> • 전염기간 : 발진 전 4일~발진 후 5일(전구기)

C H A P T E R   1 4

We Are Nurse

위아너스
간 호 사
국가시험
이 론 편

종양 문제를 가진 아동 간호

아동간호학

UNIT 01 백혈병 ★★★★★★

1) 정의

① 골수의 비정상적인 증식과 성숙으로 인해 비정상적인 백혈구가 과도하게 증식하여 정상적인 백혈구와 적혈구, 혈소판의 생성이 억제되는 질환

② 15세 이전 아동의 가장 흔한 악성 종양

③ 남아 〉 여아

2) 증상

① 골수기능장애

    ㉠ 적혈구 감소 → 창백, 피로

    ㉡ 혈소판 감소 → 출혈

    ㉢ 호중구 감소 → 감염, 발열

    ㉣ 골수침범(침윤) → 통증

cf. 혈액의 송류 및 참고치(병원, 나이에 따라 상이할 수 있으니 참고만 하기) ★

종류	소아마비(polioyelitis)
헤모글로빈(Hb)	12~14g/dl 10g/dl이하일 때 빈혈
헤마토크릿(Hct)	평균:40%, 하한:35%(6-12세 참고 기준) 성인 남자: 36~52% 여자: 36~48 %
백혈구수(WBC)	4000~10000/㎣
혈소판수(PLT)	15만~45만/㎣ 10만/㎣이하 시 출혈 위험, 2만/㎣이하 시 수혈 고려
절대호중구수(ANC)	호중구는 백혈구의 60%를 차지, 백혈구수×호중구(%)/100 1000/㎣이하시 감염 위험성

※ 호중구는 세균과 곰팡이에 대한 식균 작용

② 간과 비장의 비대, 림프 비대

③ 중추신경계 증상 : 두통, 구토, 기면, 혼수, 강직

④ 체중감소, 식욕부진, 잇몸 비대

⑤ 오심과 구토 : 화학요법의 부작용 또는 구토 중추를 자극하여 발생

3) 진단

혈액검사(CBC), 혈액화학검사, 방사선검사, 골수검사(영아 : 전장골능과 경골, 아동 : 후장
골능 ★ 에서 흡인)

4) 치료 및 간호 ★★★★★★

① 진단이 내려지면 즉시 치료 : 항암화학요법, 조혈모세포 이식

> **cf. 동종 조혈모세포 이식 부작용 ★**
> ㉠ 이식편대숙주병 : 공여자의 건강한 골수(림프구)가 환자의 신체를 공격하는 반응, 생착기간(이식 후
>   2~6주경, 가장 주의 요함)
>   • 증상 : 발열, 피부 홍반, 혈변, 간 기능 이상, 설사, 범혈구 감소증 등
> ㉡ 거부반응 : 환자의 세포가 공여자의 골수를 공격하는 반응

② 빈혈, 혈소판감소증, DIC로 인한 출혈, 감염, 고요산혈증(대사이상) 먼저 치료

③ 항암화학 요법의 가장 흔한 부작용 간호 : 구내염(중재 : 생리식염수, 중탄산나트륨(가글
용액)으로 입안을 헹굼), 탈모증, 영양문제

④ 감염예방 : 손 씻기를 철저히, 방문객 제한, 체온 하루 3회 이상 측정, 발한 시 이불 자주
교환

⑤ 출혈예방 간호
  • 근육주사 제한
  • 부드러운 칫솔 사용 (치간 칫솔 금지)
  • 직장체온 피함, 관장 금지

⑥ 적절한 영양 공급
  • 고열량, 고단백식이
  • 생야채, 생과일은 피함
  • 수분 공급
  • 제한음식 : 달고 기름진 음식, 고염식이, 강한 냄새가 나는 음식

⑦ DIC 간호
  ㉠ 원인이 되는 질병을 적극적으로 치료하는 것이 최선
  ㉡ 보통 출혈을 막기 위해, 혈소판 수혈, 동결침전제제와 같은 응고인자 투여, 신선 냉동
     혈장 수혈이 필요하며 간혹 전혈구 수혈이 요구

⑧ 조혈모세포 이식 부작용 발견 시 즉시 알리고 감염예방 관련해서 부모교육 ★

신경 아세포종(신경모세포종, Neuroblastoma) ★★

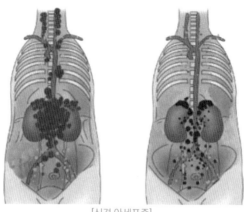

[신경 아세포종]

1) 정의

신경관 원세포(배아)에서 기원하는 악성신생물로 부신과 자율신경계(교감신경절)에서 발생

2) 원인 및 빈도 ★

① 원인불명

② 1세 미만 영아에서 가장 많이 발생, 5세 이하의 아동에게서도 볼 수 있음

③ 원발 부위는 복부이며, 주로 부신

④ 70% 이상 전이가 된 이후 발견('침묵의 종양'), 전이가 빠름, 주로 뼈(특히 두개골, 골반, 대퇴, 상완골), 골수, 간, 림프절, 피부 등

3) 증상

① 중앙선을 넘는 단단하고 불규칙적이며 만져도 아파하지 않는 복부덩어리 ★

② 고혈압(카테콜라민 상승, 종양에 의한 심혈관계 압박), 고열, 전이된 경우 통증

③ 신장, 요관, 방광 압박으로 요정체, 빈뇨, 혈뇨

④ 두개 내 전이 : 두개내압 상승, 안구 돌출, 안와 부위 부종

4) 치료 및 간호

① 수술, 방사선 치료, 화학요법

② 항암치료 부작용 사정 및 중재 : 오심, 구토, 빈혈, 탈모, 감염, 식욕부진, 변비

③ 통증 간호, 감염예방, 수분과 전해질 균형, 영양공급, 출혈예방, 환아와 가족지지

④ 신경독성 증상 간호 : 허약감, 마비, 심부건 반사 소실

⑤ 소변검사물 수집 : 진단 및 치료과정 확인

UNIT 03 뇌종양

1) 원인

① 원인불명, 유전적
② 환경적 요인 : 산업용 물질, 화학성 독성물질, 방사선 노출
③ 항암 치료 : 방사선 치료 후 뇌종양 발생위험 증가

2) 증상

① 짜증을 많이 내고(어린아동 일수록 ↑) 구토, 식욕부진
② 두개내압(ICP) 상승
   ㉠ 천막하부(대뇌와 소뇌 사이의 중간 막) 종양에서 흔히 발생
   ㉡ 종양자체에서 야기하거나 간접적으로 발생
   ㉢ 두통과 구토 발생(아침에 더 심화)
   ㉣ 머리둘레 상승
   ㉤ 영아 : 대천문(8개월~18개월 사이 닫힘)이 위로 솟아 팽윤
   ㉥ 영, 유아 : 발달과업의 지연, 부재
   ㉦ 복시나 이중시
   ㉧ 운동실조증
③ 뇌신경 이상, 편마비, 일측성 쇠약, 강직성 보행, 발작, 시야 변화, 인지적 문제 등
④ 신경계 검진 시, 바빈스키 징후 양성
⑤ 유두부종 : ICP 상승 증상의 말기에 나타남

3) 치료 및 간호

① 수술, 방사선요법(3세 미만은 금기), 화학요법
② 수술 : 뇌기능을 보존하면서 최대한도로 종양을 제거 시도
③ 뇌부종을 예방하기 위해 Dexamethasons과 같은 스테로이드 제제 IV투여
   → 투약 중지 시 서서히 감량(단번에 끊지 않음)
   → 스테로이드 제제로 인한 부작용 교육 : 만월형 얼굴과 체중증가는 약물중단 시 차차
      사라짐
④ 항경련제 투약 : 발작 가능성
⑤ 영아 머리 둘레 측정과 대천문 사정
⑥ 수술 전 간호
   ㉠ 신체 검진, 활력징후 측정
   ㉡ 진통제(비마약성)
   ㉢ 조용한 환경
⑦ 수술 후 간호
   ㉠ 기도 유지, 산소공급, 활력징후 변화, 오심과 구토, 경련여부 확인

ⓛ 두개내압 상승 증상 모니터링 : 의식의 변화, 동공반응(크기가 비대칭이거나 동공반사가 느린 경우 즉각 대처)

ⓒ 1~2시간마다 체위변경, 뇌척수액 유출 사정

ⓔ 수액공급 관찰(체액과다 예방)

🫘 UNIT 04 　신아세포종(윌름스 종양, Nephroblastoma, Wilm's tumor) ★

소아에서 많이 나타나는 신장의 악성종양

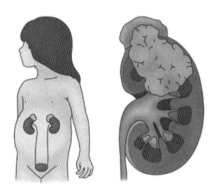

[윌름스 종양]

1) 원인과 발생빈도

① 유전적 요인 : 상염색체 이상

② 2~3세, 청소년, 드물게 성인

③ 무홍채증, 신장 기형, 골격계 기형, 비뇨생식계 기형과 같은 선천성 기형 동반

2) 증상

① 복부 중앙선을 넘지 않는 크고 딱딱한 복부 덩어리

② 전이되거나 악화될 때 복통

③ 기면, 식욕부진, 고열, 혈뇨, 고혈압(과도한 레닌 분비) 등

3) 치료 및 간호

① 수술(신장 적출술), 방사선, 화학요법

② 수술 전 간호 : 종양 파열 주의

　• 종양세포가 촉진에 의해 퍼뜨릴 수 있기 때문에 종양을 만지지 않음

　→ 침대에 '복부를 만지지 마시오.'라는 팻말을 걸어둠

③ 수술 후 간호 : 장폐색 증상 사정, 비뇨기계 감염 예방, 적절한 수분공급, 회음부 청결 등

④ 건강한 신체상 증진

⑤ 예후가 좋음

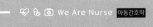

단원별 문제

01 16세 아동이 림프종 진단을 받고 항암치료를 받고 있다. 식욕부진이 있는데, 구강 점막이 부어오르고 염증이 생겨서 먹지 못하겠다고 호소한다. 적절한 간호중재는?

① 영양이 부족하므로 비타민 보충을 위해 생야채를 제공한다.
② 염증 치료를 위해 단단한 칫솔모와 치실로 양치질을 한다.
③ 금식시키고 위관영양과 TPN을 제공한다.
④ 평상시 즐겨먹는 매운 라면으로 식욕을 증진시켜준다.
⑤ 생리식염수나 중탄산나트륨 가글 용액으로 입을 헹구도록 한다.

> **해설** [항암요법 간호중재]
> ① 항암화학 요법의 가장 흔한 부작용 간호 : 구내염(중재 : 생리식염수, 중탄산나트륨(가글용액)으로 입 안을 헹굼), 탈모증, 영양문제
> ② 감염예방 : 손 씻기를 철저히, 방문객 제한, 체온 하루 3회 이상 측정, 발한 시 이불 자주 교환
> ③ 출혈예방 간호
>   • 근육주사 제한
>   • 부드러운 칫솔 사용(치간 칫솔 금지)
>   • 직장체온 피함, 관장 금지
> ④ 적절한 영양 공급
>   • 고열량, 고단백식이
>   • 생야채, 생과일 피함
>   • 수분 공급
>   • 제한음식 : 달고 기름진 음식, 고염식이, 강한 냄새가 나는 음식

02 뇌종양 제거 수술을 받은 10세 아동의 동공이 이완되어 있고 동공의 크기가 비대칭이며 동공반사가 느리다. 적절한 간호중재는?

① 두개뇌압 상승 증상이므로 즉시 머리를 낮춘다.
② 절대 안정시킨다.
③ 수술하지 않은 쪽으로 눕힌다.
④ 안과에 의뢰한다.
⑤ 즉시 의사에게 보고한다.

      ⓐ 기도 유지, 산소공급, 활력징후 변화, 오심과 구토, 경련여부 확인
      ⓑ 두개내압 상승 증상 모니터링 : 의식의 변화, 동공반응(크기가 비대칭이거나 동공반사가 느린 경우 즉각 대처)
      ⓒ 1~2시간마다 체위변경, 뇌척수액 유출 사정
      ⓓ 수액공급 관찰(체액과다 예방)

03 신아세포종(윌름스 종양)에 대한 설명으로 옳은 것은?

① 아동에게 흔한 뇌 내 종양이다.
② 환아의 예후가 좋지 않다.
③ 주로 학령기에 호발한다.
④ 유전과 상관없다.
⑤ 다른 선천성 기형과 동반되어 나타난다.

해설 [원인과 발생빈도]
      ① 유전적 요인 : 상염색체 이상
      ② 2~3세, 청소년, 드물게 성인
      ③ 무홍채증, 신장 기형, 골격계 기형, 비뇨생식계 기형과 같은 선천성 기형 동반

04 윌름스 종양 아동의 수술 전 간호로 옳은 것은?

① 저혈압이 있으므로 혈압을 자주 측정한다.
② 종양이 파열되지 않도록 복부를 만지지 않는다.
③ 장음을 확인하고 촉진한다.
④ 예후가 좋지 않으므로 수술은 되도록 늦게 한다.
⑤ 화학요법이 근본치료이다.

해설 [치료 및 간호]
      ① 수술(신장 적출술), 방사선, 화학요법
      ② 수술 전 간호 : 종양 파열 주의
         • 종양세포가 촉진에 의해 퍼뜨릴 수 있기 때문에 종양을 만지지 않음
          → 침대에 '복부를 만지지 마시오.'라는 팻말을 걸어둠
      ③ 수술 후 간호 : 장폐색 증상 사정, 비뇨기계 감염 예방, 적절한 수분공급, 회음부 청결 등
      ④ 건강한 신체상 증진
      ⑤ 예후가 좋음

05 신아세포종과 감별 진단이 필요한 질환은?

① 난소종양   ② 호지킨병
③ 간암   ④ 신경모세포종
⑤ 방광암

> **해설** 신경모세포종과 감별 필요

06 윌름스 종양의 증상으로 옳은 것은?

① 저혈압   ② 복부 중앙선을 넘는 덩어리
③ 초기 심한 복통   ④ 혈변
⑤ 복부에 딱딱한 덩어리

> **해설** [증상]
> ① 복부 중앙선을 넘지 않는 크고 딱딱한 복부 덩어리
> ② 전이되거나 악화될 때 복통
> ③ 기면, 식욕부진, 고열, 혈뇨, 고혈압 등

07 골수의 비정상적인 증식과 성숙으로 인해 비정상적인 백혈구가 과도하게 증식하여 정상적인 백혈구와 적혈구, 혈소판의 생성이 억제되는 질환은?

① 범혈구감소증   ② 혈우병
③ 백혈병   ④ 신경아세포종
⑤ 윌름스 종양

> **해설** 백혈병 : 골수의 비정상적인 증식과 성숙으로 인해 비정상적인 백혈구가 과도하게 증식하여 정상적인 백혈구와 적혈구, 혈소판의 생성이 억제되는 질환

08 백혈병 아동에 대한 간호 중재로 적절한 것은?

① 고열량, 고단백식이를 제공한다.
② 항응고제를 투여한다.
③ 진통제로 아스피린을 투여한다.
④ 신경독성 증상을 확인한다.
⑤ 또래친구들과 어울릴 수 있게 한다.

09 소아에서 많이 나타나는 신장의 악성종양은 무엇인가?

① 호지킨림프종   ② 비호지킨림프종
③ 백혈병   ④ 신경아세포종
⑤ 윌름스 종양

10 뇌종양 있는 아동에게 나타나는 두개내압 상승 증상으로 옳은 것은?

① 비출혈   ② 구역질
③ 체온 상승   ④ 호흡 상승
⑤ 맥박 상승

11 신경아세포종이 있는 아동에게 고혈압이 발생하는 이유는 무엇인가?

① 심장부종   ② 카테콜라민 증가
③ 나트륨 분비 억제   ④ 혈관수축
⑤ 스트레스

아동간호학 간결

초판 1쇄 인쇄 2023년 7월 14일
초판 1쇄 발행 2023년 7월 14일

편저자   위아너스 편집위원회
발행처   (주)IMRN
주 소   경기도 파주시 금릉역로 84, 청원센트럴타워 606호 (금촌동)

ISBN   979-11-982212-9-2